Julie von Bismarck
84 Monate

JULIE VON BISMARCK

84 Monate

Sieben Jahre gefangen
im Kinderwunsch

PIPER

Mehr über unsere Autoren und Bücher:
www.piper.de

MIX
Papier aus verantwortungsvollen Quellen
FSC® C083411
www.fsc.org

ISBN 978-3-492-06163-6

Satz: Kösel Media GmbH, Krugzell
Gesetzt aus der Adobe Garamond Pro
Litho: Lorenz & Zeller, Inning am Ammersee
Druck und Bindung: CPI books GmbH
Printed in the EU

Für alle Frauen und Männer,
die nicht einfach so
ein Kind bekommen können.

Vorwort

Eine Geschichte zu veröffentlichen, die von derart schrecklichen und persönlichen Erlebnissen handelt, war für mich eigentlich undenkbar. Es gab nur einen einzigen Grund, es dennoch zu tun: den Gedanken, wie sehr es mir geholfen hätte, eine Geschichte wie die meine zu lesen. Wie sehr mich die Erkenntnis getröstet hätte, nicht allein zu sein mit meinem Leid, die Versicherung, mir die Verzweiflung und die Hoffnungslosigkeit nicht einzubilden.

Ich hoffe von ganzem Herzen, dass ich mit dem Veröffentlichen meiner Geschichte anderen diese Unterstützung geben kann. Dass dieses Buch all jenen Trost spendet, die sich in einer ähnlichen Situation befinden, und dass es allen nicht betroffenen Menschen einen Eindruck davon zu vermitteln in der Lage ist, was es wirklich bedeutet, in einem Kinderwunsch gefangen zu sein.

Ich hoffe, es hilft.

1. Kapitel

Ich sehe zu, wie sich mein Blut in der Toilette verteilt. Hellrote Muster bilden sich, die zu ständig wechselnden Formen verschwimmen. Da ist ein Engel. Ein Engel aus Blut. Meinem Blut. Johns Blut. Vielleicht sind es auch nur die Flügel eines Engels. Dann könnten es ebenso gut die Flügel eines Vogels sein, schwer zu sagen. Mein Blut verläuft im Wasser, und ich starre gebannt und wie aus weiter Ferne auf die feinen roten Linien, die dort schwimmen. Wie ein Mandala, denke ich, diese Sandbilder, die buddhistische Mönche in wochenlanger Arbeit erschaffen, nur um sie dann in einem Ritual zusammenzufegen und in einen Fluss zu streuen. Als Symbol für die Vergänglichkeit. Meine Mandalas bestehen aus Blut statt aus Sand. Und ihre Zerstörung ist nicht meine Entscheidung, aber sie erfüllt ihren Zweck: Sie erinnert mich jeden Monat wieder daran, wie vergänglich all meine Mühen sind.

Ich brauche vier Wochen für ein solches Mandala. Dann kommt die Blutung wie ein böser Drache und fegt mein Bild mit einem einzigen Schlag des gezackten Schwanzes zusammen. Statt in einem Fluss enden die Überreste meiner Mandalas in der Toilette – aber Wasser ist Wasser, nehme ich an. Wie aus weiter Ferne starre ich unablässig auf die roten Muster. Es fühlt sich an, als hätte ich meinen Körper verlassen und als wäre das Blut dort auch nur noch Materie. Ich fühle nichts. Einfach nichts. Nur eine vollkommene Leere, die sich in meinem gesamten Körper ausgebreitet hat. Es fühlt sich an, als sei ich gelähmt, aber ich bin nicht gelähmt, nur leer. Diesmal scheint die Leere auch noch meine Kraft verdrängt zu haben, denn in meinen Muskeln ist nichts mehr. Ich versuche, den

Arm anzuspannen, aber es ist einfach nichts mehr da. Vielleicht ist die Grenze überschritten. Vielleicht kann ich nicht mehr. Nicht mehr hoffen, nicht mehr bangen, nicht mehr leiden.

Heute ist es das 84. Mal, dass ich statt eines positiven Schwangerschaftstests einen Klumpen blutigen Toilettenpapiers in der Hand halte. Es ist der 84. Monat, in dem ich versucht habe, schwanger zu werden. Es ist das 84. Mandala, das von der Menstruation in die Toilette befördert wurde. Es ist das 84. Mal, dass sich größte Zuversicht und Hoffnung in größter Trauer und Verzweiflung auflösen. Sieben Jahre meines Lebens, die ich dem Wunsch nach einem Kind untergeordnet habe. Vergebens.

Ich lasse den blutigen Klumpen in meiner Hand zu den hellroten Mustern ins Wasser sinken und betätige die Spülung. Das Wasser rauscht, und die Überreste meiner letzten Anstrengungen verschwinden gemeinsam mit den letzten Resten meiner Hoffnung in der Kanalisation. Auch diese Embryonen werden im Chemiebad irgendeiner Kläranlage zersetzt werden. Die beiden perfekten Blastozysten aus meinem letzten IVF-Versuch.

Sekunden später ist das Wasser in der Toilette wieder so klar, als wäre es nie anders gewesen. Als wären dort nicht gerade vier Wochen meines Lebens verschwunden. Oder sieben Jahre.

Mir ist schlecht. Ich klammere mich mit weißen Knöcheln an das Waschbecken und versuche zu atmen. Mit der linken Hand drehe ich das kalte Wasser auf und wasche mir das Gesicht. Meine Arme zittern, das Handtuch hängt in unerreichbarer Ferne. Ich gebe auf und trockne mein Gesicht an meinem T-Shirt ab. Im Spiegel erscheint mein grün, blau, gelb und violett verfärbter Bauch. Das, was übrig bleibt von meinen Mühen. Keine Schwangerschaft. Kein Baby. Jeden Tag zwei bis vier Spritzen, wochenlang.

Mechanisch öffne ich die Schublade mit den Tampons und löse meinen Klammergriff vom Waschbecken. Als ich mich hinüberbeuge, sehe ich kurz mein Gesicht. Erschüttert wende ich den Blick ab und denke an meine preußischen Vorfahren. Ich muss mich zusammenreißen. »Das Leben geht weiter«, murmele ich mein Mantra, »es geht immer weiter, jetzt nur nicht zusammenbrechen.« Ich taumele aus dem Badezimmer ins Esszimmer.

Starken Kaffee kochen und dann etwas tun, ablenken, nicht darüber nachdenken. Etwas arbeiten, mit den Hunden rausgehen, irgendwann Abendessen machen, weil John nach Hause kommt …

Der Gedanke trifft mich wie ein Schlag. John wird nach Hause kommen. John, der immer noch daran glaubt, dass es diesmal geklappt hat. John, der noch glaubt, dass ich schwanger bin. John, der wie ich seit sieben Jahren alles diesem einen Wunsch unterordnet …

Jemand rammt mir ein Messer in Unterleib und Magen. Stöhnend krümme ich mich zusammen und greife nach der Tischkante. Preußen. Disziplin. Zusammenreißen.

Ich frage mich verzweifelt, was meine Großmutter getan hätte in einer solchen Situation. Sie hätte Haltung bewahrt und sich nichts anmerken lassen, denke ich – und richte mich von Schmerzen gepeinigt auf.

Da trifft mein Blick den meines Hundes, der mich aus seinen klugen braunen Augen von seinem Platz aus ansieht. Sein Blick ist so voller Trauer, Sorge und Kummer, dass Preußen mir nicht mehr helfen kann. Ich breche neben ihm zusammen, vergrabe mein Gesicht in seinem weichen Fell und weine bitterlich.

Ich bin am Ende. Ich kann nicht mehr.

Ich wache davon auf, dass mein Hund mir über die Hände leckt. Für einen Moment bin ich mir nicht sicher, was passiert ist, doch dann spüre ich die Krämpfe in meinem Unterleib toben und den schmerzenden Hohlraum in meiner Seele. Meine Augen brennen, mein Kopf hämmert, und ich bin unendlich müde. So müde, dass es sich anfühlt, als würden meine Arme und Beine jemand anderem gehören. Ich schiebe meine Hände unter die Vorderbeine meines alten Gefährten, in seine »Achselhöhlen«, wie John es nennt, um etwas zu fühlen, um mich zu vergewissern, dass es meine eigenen Hände sind.

Wie lange liege ich schon hier? Wie spät ist es? Ich müsste aufstehen und nachsehen, aber ich bin zu erschöpft. Es spielt auch keine Rolle mehr, es ist wieder alles umsonst gewesen. Auch diesmal, alles umsonst.

»Sie können jederzeit wieder schwanger werden!«, hatte der Arzt gesagt. Damals, einige Tage nach dem einen Tag. »Sie können jederzeit wieder schwanger werden!«

Ich hatte ihm geglaubt. In jedem Zyklus wieder. Auch in diesem letzten. Die Spritzen, die Hormone, die Nebenwirkungen, die Operationen, die Vollnarkosen, die brutalen Schmerzen. Die Hoffnung, diese immer wieder aufkommende riesige Hoffnung. Seit sieben Jahren hoffen, seit sieben Jahren zusehen, wie die Hoffnung zerstört wird, neue Hoffnung aufbauen. Immer und immer wieder. Immer umsonst. Sie können jederzeit wieder schwanger werden …

Und nun liege ich hier und blute und blute und bin es nicht. Wieder nicht. Noch ein Mandala, welches nach wochenlanger Arbeit in einem kurzen Moment zerstört wurde und verschwunden ist.

Vergänglichkeit. Die letzten 83 Male habe ich mich immer wieder aufgerafft und wieder von vorn angefangen. Heute scheint irgendetwas anders zu sein. Ich fühle mich so schwach und erschöpft wie an dem Tag damals. Ich kann mir nicht vorstellen, wie ich es schaffen soll aufzustehen. Ich bin froh, die Wärme der Hundearme auf meinen Händen zu fühlen, vertraut und lebendig – und nicht allein zu sein.

Mein Hund ist da, Henry. So, wie er in den letzten sieben Jahren immer da gewesen ist. Mein treuester und bester Freund. Vielleicht der Einzige, der dieses Wort verdient. Außer John natürlich. Ich ziehe meine rechte Hand aus seiner Achselhöhle und streiche ihm über das von meinen Tränen durchnässte Fell. Tausende weiche schwarze Haare bleiben an meiner Hand kleben. Wie oft ich mir den Kopf darüber zerbrochen habe, wie ich diese Haare wohl vom Mund meines Kindes fernhalten könnte …

Des Kindes, das nicht da ist.

Ich denke an meine Kindheit. An die Sommer, die erfüllt waren von dem Geruch frischen Heus, strahlend blauen Himmeln und weißen Wolken, dem leuchtenden Rot des Mohns und dem schönsten Kornblumenblau an den Feldrändern; dem betörenden Duft der wilden Kamille, von Blumenwiesen, Schmetterlingen und jubilierenden Lerchen, die so hoch in den sommerlichen Lüften schwebten, dass man nur ihren Gesang hörte und sie erst nach einigem Suchen als winzige Punkte in den weißblauen Höhen ausmachen konnte.

Die Sommer, die erfüllt waren von den gewaltigen Konzerten der Grillen in lauen Sommernächten, von Glühwürmchen zwischen den uralten knorrigen Linden der Allee, die zum Haus meiner Großeltern führte, dem Geruch von faulenden Aprikosen unter den Obstbäumen und dem einzigartigen Duft von Quitten und Rosen sowie dem aufziehenden Nebel über dem Moor, wenn es dunkel wurde.

Die Sommer, die erfüllt waren von taunassem Gras am Morgen, goldgelbem Stroh, das süßlich schmeckte, wenn man auf den Halmen kaute, dem Schnauben der Pferde, vom Schwimmen in sumpfigen Seen, Blutegeln, zerschundenen Knien und Armen, moosbewachsenen Bäumen, dem Spielen, Entdecken, Reiten, Pferde striegeln und Sattelzeug putzen – bis es irgendwann zu dunkel wurde, um noch draußen zu sein. Es waren die unbeschwertesten Tage und wir waren von morgens bis abends barfuß, schmutzig und glücklich.

Ich erinnere mich an das Basteln und Malen an verregneten Sommertagen. Vögel malte ich meist. Hunderte fliegender Vögel. Und Pferde. Gemeinsam mit meiner Cousine schrieb ich Gedichte in kleine Bücher, die meine Mutter uns kaufte, jede schrieb eines, und zu jedem Gedicht malten wir ein Bild in unser Buch. Oder wir dachten uns Geschichten aus, welche wir dann unseren kleinen Geschwistern vorlasen.

Wir gründeten Clubs für unsere Kuscheltiere. Da keine von uns mit Puppen spielte, saßen bei unseren Teestunden Krokodile,

Affen, Löwen, Papageien, Bären und Pferde am Tisch und führten mit ihren Hufen, Tatzen, Pfoten und Klauen die kleinen chinesischen Porzellantassen an ihre Mäuler, Schnauzen und Schnäbel. Die Clubhäuser dieser exklusiven Gemeinschaft befanden sich meist in Bäumen und wurden von uns mit größter Emsigkeit und voller Tatendrang errichtet. Ich erinnere mich noch ganz genau an dieses besondere Gefühl, das ich damals empfand: Man hatte eine Idee und war so begeistert davon, dass man sie sofort in die Tat umsetzen musste. Der Eifer, mit dem wir derartige Projekte angingen, war so groß, dass uns jedes Rufen zum Mittagessen, ja sogar sonst willkommene Ausflüge ins Schwimmbad oder an den See außerordentlich ungelegen kamen. Wir hatten keine Zeit für derartige Ablenkungen, wir mussten unser Clubhaus fertig bauen.

Und dann war es geschafft, und wir saßen zufrieden und voller Stolz in unseren Baumbuden, die Namen trugen wie »SchiBärKuFuAff«: Schiwa = mein Papagei, Bär = der Bär meines Bruders – ich frage mich gerade, wie der es in unseren Club geschafft hatte –, Kuschelmuschel = das Krokodil meiner Cousine, Fuchs = der Fuchs meines Cousins – offenbar durften unsere Brüder auch mitspielen – und natürlich Affe = mein Affe.

Dort saßen wir also stolzerfüllt, tranken höchst zufrieden Himbeersaft zur feierlichen Einweihung und erfanden Fantasielieder. Die Hymnen unserer Clubs.

Wir gründeten eine Ungeheuerbande, die wir mit größter Geheimhaltung behandelten: Wann immer Nichtmitglieder wie unsere kleinen Schwestern in der Nähe waren, flüsterten wir oder sprachen in unserer Geheimsprache. Ich weiß bis heute nicht genau, ob die Erwachsenen uns verstanden, wenn wir so sprachen.

Löffelsprache hieß das bei uns: »Passhasslefass aufhauflefauf diehielefie Kleiheinlefein nenhenlefen komhommlefomm enhenlefen!« Seltsam, dass ich mich daran noch erinnere. Manche Dinge vergisst man einfach nicht …

Jedenfalls führte es dazu, dass die »Kleinen« unbedingt ebenfalls alle Ungeheuer werden wollten. Also erklärten wir ihnen, sie müssten erst einmal die Hexenprüfung bestehen, bevor sie Ungeheuer werden könnten, dachten uns eine Vielzahl von Zaubersprüchen aus, die sie auswendig lernen mussten, und ließen sie etliche »Prüfungen« ablegen.

Die meisten dieser »Prüfungen« bestanden daraus, uns in unseren Baumbuden mit Limonade und Eis zu versorgen, welches sie heimlich aus der großen, uralten Tiefkühltruhe im Keller entwenden mussten. Es war also ziemlich angenehm für uns, dass die »Kleinen« so unbedingt und um jeden Preis in unsere Bande aufgenommen werden wollten ...

Irgendwie gab es keine Erwachsenen in meiner Kindheit. Zumindest nicht in diesen Sommern.

Ich denke an mein Kind, das Sommer wie diese erleben sollte. Mein Kind, das nicht da ist. Es sollte eine solch unbeschwerte Kindheit haben. Eine Kindheit, die sich jetzt anfühlt, als hätte sie sich in einer anderen Zeit und in einer anderen Welt ereignet. Einer Welt, die für mich endgültig verschlossen scheint.

Was gäbe ich darum, nur einen Tag wieder dort sein zu dürfen! Nur einen Tag noch einmal Kind zu sein und unbeschwert, in einem solchen Sommer. Ich sehne mich dorthin zurück, während ich hier auf dem Hundeplatz liege und die Reste meiner Hoffnungen, meiner Opfer, meiner Anstrengungen unter den tobenden Schmerzen in meinem Unterleib aus mir herausbluten.

Nur einen Tag.

Mit den dicken Brummern, die aus irgendeinem Grund immer ins Haus kamen und schwerfällig an die Fenster pockten. Brumm brumm pock, brumm brumm pock – und die mir durch ihre pure Größe und Lautstärke den letzten Nerv raubten. Besonders, wenn ich las, was häufig der Fall war. Ich verschlang unzählige Bücher, am liebsten an Orten, an denen ich nicht gestört wurde, und tauchte ein in die Geschichten anderer.

Ich hatte sie stets hartnäckig gejagt, die Brummer. Wie leicht diese riesigen Fliegen zu erledigen waren! Ich musste sie nicht einmal richtig treffen mit dem Buch, in das ich gerade vertieft war.

Meistens war ich allerdings lieber auf Nummer sicher gegangen und hatte sie an der Fensterscheibe zerquetscht. Sicher ist sicher. Die andere Hälfte des Brummermatsches hatte dann an meinem Buch geklebt, und es galt, ihn unauffällig am Fensterbrett abzuwischen.

An meinem mehrere Sommer überdauernden Lieblingsbuch hatten etliche Fliegenreste geklebt. Das Buch war ungefähr zehn Zentimeter dick und wog bestimmt zwei Kilo, und ich schleppte es überallhin mit: an den See, in den Garten, auf den Dachboden. Bald hatte es beide Pappdeckel eingebüßt und bestand nur noch aus den Seiten. Es hatte dadurch jeglichen Halt verloren, was es schwierig machte, darin zu lesen.

Einmal, auf dem Dachboden, war mir das Buch aus der Hand gefallen und hatte sich in Einzelteilen auf den uralten, staubigen Dielen verteilt. Ein paar wenige Seiten hafteten noch an dem Buchrücken aus Band und Klebstoff, die allermeisten lagen jedoch in einem heillosen Durcheinander lose um mich herum. Ich saß in einem Meer aus Buchseiten. Und es dauerte nicht einmal fünf Minuten, bis ich die Seiten wieder korrekt zusammengesetzt und mein Buch mit Klebeband repariert hatte. Seitenzahlen hätte ich dafür nicht benötigt, ich kannte das Buch nämlich auswendig.

Dieses Lieblingsbuch erlaubte es mir, in eine Welt abzutauchen, die für mich die schönstmögliche schien, und es machte mir absolut nichts aus, dass ich es schon so oft gelesen hatte. Wenn ich darin las, war ich jemand anderes. Ich konnte der Realität entkommen und in einer Welt sein, die sich für mich beim Lesen so wirklich anfühlte, dass ich, wenn ich das Buch zugeschlagen hatte, immer eine Weile brauchte, bis ich wieder im tatsächlichen Leben angekommen war.

Was gäbe ich dafür, noch einmal dorthin zurückzukönnen, in diese unbeschwerte Zeit.

Nur einen Tag.

Der Dachboden war ein Ort, an dem ich nicht so schnell gefunden wurde, wenn ich in Ruhe lesen wollte. Tagsüber herrschte dort schummerige Dunkelheit, die nur von einzelnen Sonnenstrahlen durchbrochen wurde, welche durch Löcher in den tönernen roten Dachziegeln schräg auf die alten, knarzenden Dielen fielen. In den Strahlen tanzten Millionen kleiner Staubkörner, und sie hoben sich deutlich ab gegen die Dunkelheit des Raumes. Pfeiler aus Licht, vom Dach bis zum Boden, wo sie scharf umrissene runde Flecken bildeten.

Ich setzte mich dann auf ein altes, staubiges Kissen mit einem dicken, mit Rosen bestickten Bezug aus grobem Leinen, das irgendjemand einmal dort vergessen hatte, genau auf einen der Sonnenflecken. Sie waren meine Leselampe. Wenn ich lange dort saß, musste ich währenddessen mehrmals umziehen, um den wandernden Lichtflecken zu folgen.

Am liebsten aber las ich im Bett. Zuvor investierte ich mein Taschengeld in Süßigkeiten in dem Tante-Emma-Laden im Dorf. Dort gab es die großen Plastikbehälter hinter dem Tresen, aus denen man sich von der dicken Verkäuferin – je nach finanzieller Lage – eine größere oder kleinere Zellophantüte befüllen lassen konnte. Mit dieser Tüte saß ich dann auf meinem Bett, aß Süßigkeiten und tauchte ab in mein Buch und die Welt eines Mädchens, das in meinen Augen das schönstmögliche Leben hatte: mit einem eigenen Pony, auf einem Gestüt, am Meer. Ich wünschte mir jeden Tag, so zu sein wie sie.

Wie oft habe ich mir in den letzten sieben Jahren ausgemalt, wie wir unseren Kindern die schönste aller Kindheiten schaffen würden. Wie unsere Kinder von morgens bis abends durch die von Sonne und Heu und Lerchen und Sommerregen erfüllten Tage streifen würden, von Wärme durchdrungen, unbeschwert und glücklich. Wie meine Tochter das Pony bekommen sollte, das ich nie hatte, wie mein Sohn mit seinem Vater ein Baumhaus bauen würde. Wie wunderschön es alles werden würde für unsere Kinder. Und für uns.

Jedes Mal, wenn ich andere Kinder beobachtete, dachte ich an unsere eigene Familie. Zuerst: »Das haben wir auch bald!«, und bei diesem Gedanken hatten mich größte Vorfreude und Glück durchströmt. Später nur noch: »Das werden wir niemals haben.« Und dann zerbrach etwas in mir. Bei jedem Kind, das ich sah. Etwas, das nicht zu reparieren war.

»Sie können jederzeit wieder schwanger werden.«

Sieben Jahre später muss ich feststellen, dass diese Aussage die größte Lüge meines Lebens ist.

Mich durchfährt ein stechender Schmerz, und ich stöhne leise auf. Es gibt so vieles, das nicht mehr zu reparieren ist. So vieles, das unwiederbringlich zerstört wurde. Aufgelöst, einfach nicht mehr da. Seelen und Körper, Vertrauen, Hoffnung und Zuversicht, Beziehungen zu Familienmitgliedern und Freunden, der Glaube daran, dass noch einmal etwas Gutes passiert. Leben.

Ich blicke auf das, was übrig ist von unseren übergroßen Anstrengungen. Ich blicke auf das, was übrig ist von unserer Existenz. Ich blicke ins Nichts. In diesem Moment ist es, als sei einfach nichts mehr da.

2. Kapitel

Wie anders doch alles vor etwas über sieben Jahren war! Unser Leben war angefüllt mit Freude, Glück, Liebe, Zuversicht, Fröhlichkeit, Freunden, Familie und Lachen. Wir waren die glücklichsten Menschen auf dem Planeten – verliebt und voller Kraft, Glauben und Tatendrang. In unserem Leben war so viel Glück und Zuneigung vorhanden, dass wir die Menschen in unserer Umgebung mit vollen Händen daraus beschenken konnten. Alles war licht und hell und sonnendurchflutet.

John und ich, das war die buchstäbliche Liebe auf den ersten Blick gewesen. Ich hatte ihn gesehen und in dem Moment gewusst, dass dies der Mann ist, mit dem ich um jeden Preis mein Leben verbringen wollte. Und ihm war es mit mir genauso ergangen. »Ich glaube«, hatte er nach unserer ersten Begegnung zu seinem ehemals besten Freund gesagt, »ich glaube, ich bin in Schwierigkeiten.«

Um jeden Preis. Wie hoch der Preis sein würde, wussten wir damals nicht. Aber hätte ich es gewusst, ich hätte ihn trotzdem geheiratet.

Wir waren vielleicht das glücklichste Paar, das es je gegeben hat. Wir gingen stundenlang mit unseren Hunden spazieren, saßen nächtelang am Lagerfeuer, führten endlose Gespräche, während es dunkel wurde und nach frisch gemähtem Gras und Freiheit roch ... Es war die schönste Zeit meines erwachsenen Lebens. Nach eineinhalb Jahren heirateten wir. Gegen erhebliche Einwände und Befürchtungen: »Der passt doch überhaupt nicht zu dir ...«, »Das geht viel zu schnell, du kennst den doch gar nicht ...«, solche Dinge.

Stimmte von außen betrachtet vielleicht sogar. Er, der strukturierte und durchtrainierte Ex-Polizist, der direkt nach dem Abschluss seiner Berufsausbildung zum Polizisten zur Ausbildung in der Spezialeinheit der deutschen Bundespolizei abgeordnet wurde und sich bereits im darauffolgenden Jahr selbstständig machte, der international als Krisenmanager die schwierigsten Konflikte löste. Und ich, die ebenfalls weltweit tätige Pferdeosteopathin und Akupunkteurin, die sich außerdem als Autorin und Dozentin für das Wohl der Tiere einsetzte und dabei immer ein bisschen zu sehr an das Gute in allem glaubte und deswegen immer ein bisschen zu idealistisch an die Dinge heranging. Teil meines Jobs eben.

Mir war das gleichgültig. Es ging nicht um unsere Berufe, es ging um uns. Ich hatte den Mann, diesen einen besonderen Mann meines Lebens gefunden, von dem so wenige das Glück haben, ihn zu finden. Und ich heiratete ihn. Und wie!

Unsere Hochzeit ist heute, zehn Jahre später, zuweilen immer noch Thema unter den damaligen Hochzeitsgästen. Es war ein ausgelassenes Fest geworden, wider Erwarten. Es schien, als würde sich die Liebe, die John und ich füreinander empfanden, auf die Anwesenden und ihre Skepsis übertragen und so, für diesen einen Tag und diese eine Nacht, alle Querelen, Streitigkeiten und Dramen überstrahlen.

Johns kurze Rede zum Beginn des Abends hatte sicher einen großen Anteil daran. Er hatte nichts in der Hand gehabt, keinen Zettel, kein Glas, nichts. Hatte einfach dagestanden in seinem Smoking, wie ein Leuchtturm oder etwas sehr Besonderes, das man noch nie gesehen hat und von dem man sich sicher ist, dass es einmalig ist. Es wirkte, als würde er alle Gäste gleichzeitig ansehen, so fest und ruhig ließ er seinen Blick über die vielen Tische schweifen. Er stand einfach da.

Es kam mir vor wie eine Ewigkeit. Alle waren mucksmäuschenstill, wie in der Erwartung von etwas Außergewöhnlichem. Nicht wissend, ob es etwas Gutes oder Schlechtes sein würde. Und dann, in diese völlige Stille, diese angespannte Erwartung, sagte er mit seiner klaren, ruhigen, lauten Stimme:

»Liebe Freunde, liebe Familie, liebe Julie«, (Pause) »ich freue mich sehr, dass ihr alle hier seid. (Stille) Einmal abgesehen davon, dass ich wahnsinnig nervös bin (Lacher unter den Gästen), was man nicht merkt (brüllendes Gelächter an allen Tischen, Applaus), seht ihr hier heute einen sehr, sehr glücklichen Mann (Pause). Ich war noch nie in meinem ganzen Leben so frei, so geborgen, so sicher und – so glücklich wie jetzt. Und das habe ich einer Frau zu verdanken. (Applaus) Meiner Frau. (Tosender Applaus, zustimmende Pfiffe) Die jetzt endlich mal weint.« (Lautes Gelächter, Applaus)
Und an mich gerichtet: »Julie, ich liebe dich so sehr, dass ich es mit Worten nicht fassen kann, und ich freue mich wahnsinnig darauf, mit dir den Rest unseres Lebens zu teilen. (Tosender Applaus, zustimmende Rufe) Und jetzt ist das Buffet eröffnet.« (Gelächter, Pfeifen, Bravo-Rufe, Klatschen)

Meine Arme um seinen Hals, die glücklichste Frau der Welt. Es war das rauschendste Fest, das je gefeiert wurde.

Einige Tage nach der Hochzeit lagen wir glückstrunken an unserem See. Eine meiner Freundinnen hatte uns gerade eröffnet, dass sie ein Baby erwarte, und halb im Spaß gesagt, ich solle doch dann jetzt auch schwanger werden, damit die Kinder später zusammen spielen könnten.

»Und? Wollen wir jetzt schwanger werden?«, fragte ich John halb im Spaß, der schläfrig in die Sonne blinzelte.

»Aber ganz bestimmt«, sagte er und grinste. »Was bemerkenswert ist, weil Kinder zuvor nie weit oben auf meiner Wunschliste standen, aber das hat sich geändert.« In seinen Augen blitzte es. »Denn«, fuhr er fort, »hast du dir schon mal überlegt, wie süß unsere Kinder werden?«

Ich war glücklich.

»Wir müssen eine richtige Familie sein«, sagte John und schloss mich in seine Arme »Das meine ich ernst.«

»Abgemacht«, erwiderte ich lachend.

Ich weiß noch, wie aufgeregt ich bei diesem Gedanken war. Es war dasselbe Gefühl, wie ich es damals als Kind beim Bauen der Baumhäuser gehabt hatte: eine Idee, für die ich mich so begeisterte, dass ich sie am liebsten auf der Stelle in die Tat umgesetzt hätte.

Wir lagen den ganzen Abend am See und redeten darüber, was wir alles mit unseren Kindern erleben würden, malten uns aus, nach wem sie wohl kämen, ob sie so aussehen würden wie einer von uns oder eine Mischung aus uns beiden und welche Charakterzüge von uns sich in ihnen widerspiegeln würden.

Weder John noch ich hatten uns bislang damit auseinandergesetzt, was »Schwangerwerden« eigentlich bedeutete – man wurde eben schwanger und bekam ein Kind. Ganz einfach. Als ich am Ende desselben Zyklus die Pille absetzte, waren wir beide so aufgeregt wie kleine Kinder vor ihrem Geburtstag.

»Na, dann wollen wir mal ein Baby bekommen«, sagte ich zu John.

Er grinste sein unverwechselbares Spitzbubengrinsen. »Jawoll. Ab heute wird scharf geschossen.«

Ich war so voller glücklicher Vorfreude, dass ich mich nicht einmal über den blöden Spruch beschwerte. Wir würden ein Kind bekommen, die Krönung unserer Liebe! Wie aufregend das war! Nach ein paar Tagen setzte der Arbeitsalltag wieder ein, und wir beide dachten nicht mehr allzu oft daran, dass wir nun nicht mehr verhüteten.

Einige Wochen später saßen wir abends mit einer riesigen Pizza auf dem Sofa, als ich wie selbstverständlich in die Küche ging, mir Ketchup und Mayonnaise holte und diese, als sei das ein normaler Vorgang, großzügig auf dem Pizzastück auf meinem Teller verteilte.

John sah mich irritiert an. »Sag mal, was isst du denn da? Kann es sein, dass du schwanger bist?«

Ich starrte ihn mit dem Mund voller Ketchup-Mayonnaise-Pizza an. Ich hatte gar nicht darüber nachgedacht. Irgendwie hatte ich einfach plötzlich Appetit auf Pizza mit Ketchup und Mayonnaise.

Als ich jetzt darüber nachdachte, war es in der Tat etwas befremdlich. Konnte es sein, dass es wirklich so schnell ging? So einfach?

Ich hatte mich immer gewundert, dass in meiner Familie alle Frauen immer genau auf den Punkt an dem Tag ihre Kinder bekamen, an dem sie sie haben wollten. Achtzehn Monate auseinander. Maximum. Sonst können die Kinder nicht miteinander spielen, hieß es immer. Wenn es tatsächlich so einfach war, schwanger zu werden, war es ja überhaupt kein Wunder, dass ihnen das mit dieser Präzision gelang. Aber konnte das wirklich sein? Ich wusste ja nicht einmal, wann mein Eisprung gewesen war, und hatte gerade erst die Pille abgesetzt. Es hieß doch immer, nach Absetzen der Pille dauere es mindestens ein halbes Jahr, ehe man schwanger werden könne? Das hatte meine Mutter immer gesagt, daran sollte ich immer denken, wenn ich »meine Kinder planen« würde …

Am nächsten Morgen machte ich einen Test. Den Moment, als ich die Treppe herunterstürmte, John um den Hals flog und ihm meine Schwangerschaft verkündete, werde ich niemals vergessen. Ich war überwältigt vor Freude und verspürte so etwas wie Stolz auf dieses Baby, auf uns, es war unbeschreiblich. Wir würden eine richtige Familie werden!

Es war ein absolut einzigartiges Gefühl, es war mit nichts zu vergleichen, was ich jemals zuvor gefühlt hatte. Ein Gefühl, als sei ich schlagartig zu einem anderen Menschen geworden. Ich war eine schwangere Frau, und das machte mich augenblicklich zu etwas Besonderem: In mir wuchs ein Mensch heran!

In dem Augenblick, in dem ich den positiven Test in den Händen hielt, wurde mir klar, warum schwangere Frauen dieses besondere Leuchten haben, das ihnen immer nachgesagt wird: Ich habe mich in meinem ganzen Leben nie wieder so außergewöhnlich, so wichtig, so stolz, so selbstbewusst, so unangreifbar, so zufrieden und so in mir ruhend gefühlt wie damals.

»Ich bin schwanger!«, jubelte ich ein ums andere Mal. »Ich bin schwanger! Wir bekommen ein Kind!«

Ich lachte und lachte, und auf Johns Gesicht lag eine solch pure und reine Freude, ein solch glückseliges Strahlen, als habe jemand in seinem Inneren ein ewiges und unlöschbares Feuer entzündet, dessen Widerschein nun auf seinem Gesicht lag. (Wie sich später herausstellte, war es das nicht, unlöschbar. Ich habe diesen Ausdruck nie wieder auf Johns Gesicht gesehen.)

»Hab ich es doch gewusst!«, strahlte er. »Das ist die beste Botschaft meines Lebens! Außer, dass du mich geheiratet hast, natürlich!«

Wir lagen uns in den Armen und lachten und waren glücklich wie nie zuvor.

Alle Tage und Wochen, die auf diesen Tag folgten, waren erfüllt von einer neuen, ungekannten Freude. Wir waren glückstrunken in der Gewissheit, dass wir nun eine Familie werden würden. Alles drehte sich um die Schwangerschaft und das Baby. Wann immer John mich sah, begrüßte er mich mit: »Na, wie geht es euch beiden?« Jeden Morgen und jeden Abend sprachen wir mit unserem Baby.

Henry, mein Hund und bester Freund, wurde noch wachsamer, als er es ohnehin schon war, wich mir keinen Zentimeter mehr von der Seite und sah irgendwie immer aus, als lächelte er. Seine großen, schwarzen, ordentlichen Mundwinkel waren nun immer ein bisschen angehoben, und in seinen braunen Knopfaugen lag ein fröhliches Zwinkern.

Gemeinsam lagen wir stundenlang im Gras, Henry passte auf und die Labradorin, unser zweiter Hund, stöberte in Kreisen um uns herum und suchte vergnügt nach Essbarem. John hatte seine Hand schützend auf meinen Bauch gelegt. Wir sprachen über Namen und ob wir unser Kind in meiner zweiten Heimat Afrika aufwachsen lassen könnten und ob es wohl ein Junge oder ein Mädchen werden würde.

Johns Vatergefühle beeindruckten mich. Ich hätte nie erwartet, ihn so verändert zu sehen. Er hatte so oft gesagt, er wolle nicht unbedingt Kinder haben, und wenn, dann nur mit der richtigen

Frau … Die hatte er jetzt, und nun konnte er gar nicht genug bekommen von den Plänen und Tagträumen für unser Leben mit unserem Kind. Bereits in diesen ersten Tagen ließ er dem Baby seine uneingeschränkte Aufmerksamkeit und Treue zuteilwerden. Es schien für ihn überhaupt keine Rolle zu spielen, dass es sich bisher nur um einen winzigen Zellhaufen handelte. Mir ging es genauso. Wir beide dachten von dem Moment des positiven Tests an nur an ein Baby. An unser Kind.

Die Gewissheit, dass er Vater werden würde, schien die stabilen Mauern, die John vor die Erinnerungen an seine eigene Kindheit und Jugend gebaut hatte, zum Bröckeln zu bringen. Er sprach plötzlich über seine Vergangenheit, etwas, das er zuvor nicht gerne getan hatte. Er hatte keine besonders schönen Erinnerungen an seine Kindheit. Ich vermute, dies war einer der Gründe, warum er nie hatte Kinder bekommen wollen. Aber nun, wo er Vater wurde, war er wie ausgewechselt. Er malte sich aus, wie er seine eigene Kindheit gewissermaßen an seinem Kind heilen könnte.

Eines Tages zeigte er mir seine alte Schule, genauer gesagt, den Sportplatz seiner alten Schule. John hatte es als Junge und Jugendlicher zu einiger Berühmtheit gebracht, da er dort so manchen Rekord auf den Kurzstrecken gebrochen hatte. Laufen war seine Leidenschaft, und offenbar besaß er eine besondere Begabung für diesen Sport. Seine Eltern hatten ihn fast nie begleiten können und so war er zu den meisten seiner Wettkämpfe allein gefahren, hatte vor jedem Lauf mutterseelenallein auf dem Platz gestanden. Er hatte einen Rekord nach dem anderen gebrochen, in der Hoffnung, es würde sich irgendwann jemand dafür interessieren – und war trotzdem beim nächsten Wettkampf wieder alleine gewesen. Ich glaube, seine Rekorde waren nicht viel wert für ihn – weil niemand da war, der sie mit ihm auskostete. Niemand, der ihn anfeuerte, niemand, der seine Leistungen mit Stolz verfolgte, niemand, der ihn lobte und mit ihm mitfieberte.

Es war Samstag, und auf dem Sportplatz tummelten sich etliche kleine Jungen und Mädchen. Auf den Rasenflächen um den Platz herum standen die Eltern und feuerten ihre Zöglinge an. Gerade liefen einige Jungen einen Staffellauf, eine andere Gruppe maß sich im Weitsprung. John blickte strahlend, zufrieden und mit so etwas wie Stolz auf die rennenden und springenden Kinder.

»Ha, da werden Erinnerungen wach!« Er deutete mit der Hand auf die rote Tartanbahn. »Der Kleine da unten, der gerade den Stab übernommen hat, der ist gar nicht schlecht. Aus dem könnte was werden. Lauf, Junge! Jetzt noch mal Gas geben! Sehr gut gemacht! Hast du gesehen, wie geschickt er den Stab übergeben hat? Der Junge ist richtig schnell. Und das Mädchen da, die jetzt läuft, die kann auch richtig gut werden.« Er schien die Eltern nicht weiter zu beachten und hatte nur Augen für die Kinder.

Ein älterer Herr kam über den Rasen zielstrebig auf uns zu.

»Kennst du den Mann?«, fragte ich. »Der sieht so aus, als wolle er zu dir?«

John folgte meinem Blick, und auf seinem Gesicht breitete sich absolute Verblüffung aus. »Das gibt es ja gar nicht, das ist mein alter Leichtathletiktrainer!«

Und mit einem Satz war John über den Zaun gesprungen, hinter dem wir standen, und lief dem Mann entgegen.

»Herr Jansen, das ist ja eine Überraschung! Immer noch hier im Dienst?«

Der alte Mann lachte. »Natürlich, Junge, wo soll ich denn sonst sein?«

Er schien ehrlich erfreut, John zu sehen, und gab ihm die Hand. »Na, wenn das man nicht mein schnellster Schüler ist! Das ist aber man schön, dich zu sehen! Wie geht's denn immer?«

John strahlte. »Sehr gut, danke! Und Ihnen? Sie unterrichten immer noch hier?«

Herr Jansen lachte. »Na ja, in meinen Alter – nur noch die richtig Guten. Aber da gibt es kaum noch welche von.« Er zuckte mit den Achseln. »Zumindest keinen, der so rennen kann wie du damals.«

John schaute ihn an, als habe er sich verhört. »Wirklich?«, fragte er, und ich konnte sehen, wie er noch ein paar Zentimeter größer wurde.

Herr Jansen nickte. »Immer noch der Schnellste von meinen Schützlingen.«

John starrte seinen alten Trainer ungläubig an, und dann sah er aus, als habe man ihm gerade den Ritterschlag verliehen oder einen Orden – und etwas Ähnliches war es ja auch.

»Das ist ja verrückt«, sagte er strahlend.

»Ist das die werte Frau Gemahlin?« Herr Jansen streckte mir die Hand hin.

»Oh, ja, Entschuldigung. Das ist meine Frau Julie, Julie, Herr Jansen, mein alter Leichtalethiktrainer!« John freute sich, als sei er wieder ein kleiner Junge. Ich konnte nicht aufhören zu lächeln.

»Sehr erfreut«, sagte Herr Jansen und deutete eine Verbeugung an. »Ist wirklich so – der Bursche hier war der beste Hundertmeterläufer, den ich je trainiert habe. Der Junge konnte rennen – man konnte meinen, er liefe vor etwas davon. Hat alle besiegt, auch die aus den höheren Klassen. Das hat manch einer von denen nicht gut verwunden.« Herr Jansen schmunzelte. »Und überheblich war der Bursche! Hat sich immer erst im letzten Moment die Schuhe zugebunden und ist immer als Letzter an den Startblock. Als könnte er die anderen auch dann noch überholen, wenn er am Start zu spät wäre. Konnte er allerdings auch.«

Herr Jansen lachte, und ich beobachtete gerührt, mit welcher Begeisterung John an Herrn Jansens Lippen hing und wie es ihm gleichzeitig unangenehm und die größte Ehre war, so gelobt zu werden.

»Wirklich?«, fragte ich skeptisch. »Er hat die anderen überholt, auch wenn sie vor ihm losgelaufen sind? Auf hundert Metern?«

Herr Jansen nickte, und auf seinem freundlichen, faltigen Gesicht lag jetzt unverhohlener Stolz. »Einmal hat er am Start Faxen gemacht, das hat er immer gemacht, aber da hat er den Start verpasst. Die anderen hatten schon zwei, drei Schritte hinter sich, als er schließlich loslief. Wie Sie schon sagen – das ist 'ne Menge auf hundert Meter. Ich hatte mich schon gefreut, dachte, na endlich, heute bekommt er mal die Quittung für seine Faxen. Der Junge war nämlich kein guter Verlierer, müssen Sie wissen, der konnte tagelang schmollen, wenn er mal nicht gewonnen hat, wahrscheinlich gewann er deshalb immer. Na, jedenfalls hatte ich mich schon gefreut, da gibt der Bursche auf einmal Gas, mit einer Entschlossenheit und einem derart eisernen Willen, so was habe ich davor und danach nie wieder gesehen. Die ersten vier Konkurrenten hatte er mit wenigen Schritten überholt, die letzten drei schaffte er so fünf Meter vor dem Ziel. Und dann gewinnt der Kerl mit einem Schritt Vorsprung! Das war das Verrückteste, was ich je gesehen habe. Ja, der konnte rennen, und wenn der sich was in den Kopf gesetzt hatte, hat er es auch erreicht.«

Die ehrliche Bewunderung in Herrn Jansens Stimme war nicht zu überhören. Etwas verlegen klopfte er John kurz auf die Schulter, und in dieser kleinen Geste zeigten sich der ganze Stolz und die Zuneigung, die dieser Mann für ihn empfand.

Ich spürte wie sich mein Herz zusammenzog vor Dankbarkeit und Rührung. Also war John doch nicht ganz allein gewesen, es hatte jemanden gegeben, der unübersehbar stolz auf ihn war und der ihn offenbar ehrlich mochte.

»Kann mich nicht dran erinnern, deinen Vater bei den Wettkämpfen gesehen zu haben«, sagte Herr Jansen und gab sich keine große Mühe, sein Unverständnis zu verbergen. »Hat wirklich was verpasst, der Mann. Hab ich nie verstanden. Ich hab mir immer so 'nen Jungen gewünscht wie dich. Wenn ich das Glück gehabt hätte, so einen Sohn zu haben, hätte ich keinen einzigen Wettkampf verpasst.«

Ich konnte sehen, wie sehr John diese Worte berührten. »Haben Sie doch auch nicht!«, sagte er und lachte. »Sie waren jedes Mal da und haben mir die Hölle heißgemacht!«

Herr Jansen lachte jetzt auch. »Allerdings! Und es hat sich ja wohl gelohnt. Scheinst ja immer noch 'n büschen Sport zu machen, so wie du aussiehst. Na, hat nicht sollen sein mit einem eigenen, meine Gerda ist ja leider so früh verstorben. Und mit 'ner anderen Frau wollte ich nix zu schaffen haben.« Herr Jansen lachte und zog ein Stofftaschentuch aus der Tasche seiner beigen Altmännerhose, mit dem er sich über den Nacken fuhr. »Die wahre Liebe gibt's nur einmal im Leben, sach ich immer. Zumindest war das bei mir so.« Er zwinkerte mir zu und steckte das Taschentuch behutsam wieder ein wie eine Kostbarkeit.

Auf dem Weg zum Auto schwiegen wir, jeder in seine Gedanken versunken. Aber kaum waren wir losgefahren, sprudelte es aus John heraus: »Wenn unser Sohn nach mir kommt, möchte er bestimmt auch in die Leichtathletik, meinst du nicht? Glaubst du, er kann die hundert Meter auch so schnell rennen, wie ich es konnte? Ab wann dürfen Babys Sport machen? Wann kann ich anfangen, mit ihm laufen zu gehen? Ich bin dann jedes Wochenende mit ihm unterwegs, darauf kannst du dich schon mal einstellen. Ich werde keinen einzigen seiner Wettkämpfe verpassen! Mein Sohn wird nie allein auf der Bahn stehen!«

Ich runzelte die Stirn und unterdrückte ein Lächeln. »Was macht dich eigentlich so sicher, dass es ein Junge wird?«

John schaute ertappt. »Na ja, oder meine Tochter halt. Die kann ja auch Leichtathletik machen.«

Ich lachte. Er sah so fröhlich aus, wie er dasaß, mit vor Aufregung roten Wangen, in die Vorstellungen seiner Zukunft als Vater versunken.

»Du wirst die schlimmste Hockey-Mum aller Zeiten«, sagte ich trocken.

»Kann schon sein«, schmunzelte er.

*

Ich schleppe mich in die Küche, drehe den Wasserhahn auf und trinke ein Glas Wasser. Kaltes, klares Wasser.

Henry verfolgt mich mit seinem bekümmerten Blick. Selbst die

Labradorin öffnet nun ein Auge und wirft mir einen prüfenden Blick zu, offenbar scheint auch sie zu merken, dass heute etwas nicht in Ordnung ist. Wenn es sogar der stets unbesorgten Mabel auffällt, muss es schlecht um mich stehen.

Kühles, klares Wasser hat immer etwas Tröstendes für mich. Wenn ich es trinke, aber auch, wenn ich darin schwimme. Es weckt in mir die Hoffnung, es würde alles Schlechte von mir abwaschen oder aus mir herausspülen und ich könnte mich erneuern. Ohne jedes Übel neu beginnen. Es ist nie zu spät, sein Leben zu ändern … Wer hat das neulich gesagt? Ich kann mich nicht erinnern. Was Herr Jansen wohl damit meinte, als er sagte, John sei vor etwas davongelaufen? Ich habe John nie gefragt.

Gekrümmt taumele ich wieder zum Hundeplatz und lege mich zu Henry. Ich denke an den Tag zurück, an dem wir zum ersten Mal das Herz unseres Babys hatten schlagen sehen.

*

Wir fuhren durch einen strahlenden Sommertag, die Sonne schien aus einem stahlblauen Himmel, an dem einzelne blitzweiße Wolken den Horizont zu vergrößern schienen. Die wellige, weite Landschaft Schleswig-Holsteins zog an uns vorbei, und wir redeten und redeten.

Wir waren auf dem Weg zum ersten Ultraschall, der Bestätigung der Schwangerschaft durch den Arzt. John löcherte mich mit Fragen. Das tat er immer, wenn er aufgeregt war oder sich sehr auf etwas freute. Er stellte dann unzählige Fragen, auf die er die meisten Antworten ziemlich sicher selber wusste. So auch an diesem Tag.

»Meinst du, man kann schon etwas sehen?«

»Weiß nicht, mit Glück vielleicht den Herzschlag.«

»So früh schon? Ab wann schlägt denn das Herz?«

»Ab der sechsten Woche.«

»Aber du hast gesagt, es ist bisher nur ein Haufen Zellen, wie kann dann ein schlagendes Herz da sein?«

»Weiß ich auch nicht, aber das habe ich gelesen.«

Nach kurzem Nachdenken: »Kann man dann auch schon sehen, ob es ein Junge oder ein Mädchen wird?«

»Natürlich nicht, sei nicht albern!«

»Wieso, ein Herz ist doch komplizierter als ein Geschlechtsorgan, oder etwa nicht?«

Da hatte er recht. »Das Herz selbst kann man ja auch noch nicht richtig erkennen, nur einen schwarzen Punkt, der schlägt, schätze ich.«

»Das wäre trotzdem das Aufregendste, was ich je gesehen hätte. Hast du das schon mal gesehen?«

»Nein.«

»Findest du die Vorstellung nicht komisch, dass in deinem Bauch ein zweiter Mensch lebt? Mit Herzschlag und allem?«

Darüber hatte ich noch nicht nachgedacht. Wo er es jetzt sagte, doch, das war ein seltsames Gefühl. »Wir müssen erst einmal abwarten, ob man den Herzschlag heute überhaupt schon sieht, wir wissen ja nicht mal genau, in welcher Woche ich bin.«

»Okay, aber gleich, gleich wissen wir es.«

Auf dem Weg zum Wartezimmer in dem Krankenhaus, in dem mein Arzt arbeitete, kam uns eine Frau entgegen, die aussah, als würde sie jeden Moment gebären. Und zwar definitiv mehr als ein Kind. Sie stöhnte und watschelte breitbeinig den Flur hinunter, eine Hand in den Rücken gestemmt, die andere auf einen winzigen Mann gestützt, der jeden Moment zusammenzubrechen drohte. Die Frau war … gewaltig.

Entgeistert starrten John und ich dem ungleichen Paar hinterher. »Das ist bestimmt eine Ausnahme …«, sagte ich, »hoffentlich.«

Als wir das Wartezimmer betraten, mussten wir jedoch feststellen, dass es das offenbar nicht gewesen war, eine Ausnahme. Der Raum war voll mit hochschwangeren Frauen, die ihre riesigen Bäuche mühsam auf ihren Oberschenkeln balancierten. Es war ein einigermaßen verstörender Anblick für uns. Natürlich kannten wir Bilder von schwangeren Frauen, aber in dieser Masse, alle so weit fortgeschritten, so viele auf einen Streich, das war etwas anderes. Keine der Frauen strahlte von innen, der berühmte Schwangerschafts-Glow schien völliger Erschöpfung und absoluter Genervtheit gewichen zu sein. Alle sahen aus, als würden sie jeden Augenblick anfangen zu schreien oder zu weinen.

Die Blicke, mit denen ich beim Betreten des Raumes von oben bis unten gemustert wurde, in meinem dünnen Sommerkleid, ohne Anzeichen einer Wölbung, mit schlanken Fesseln und ohne geschwollene Füße, waren derart böse, dass ich befürchtete, gleich in Flammen aufzugehen. Ich schämte mich und fürchtete mich ehrlich gesagt auch ein bisschen vor diesen Blicken. Am liebsten wäre ich direkt wieder hinausgegangen, aber es gab leider nur dieses eine Wartezimmer.

»Wenn man sich hier so umsieht«, flüsterte ich John zu, »machen wir ein ganz schönes Bohei um meine Schwangerschaft, bei mir sieht man ja noch nicht mal was!«

John starrte entgeistert und einigermaßen indiskret auf die riesigen Körper und geschwollenen Beine um uns herum. »Sehen alle schwangeren Frauen so aus in dem Stadium?«, raunte er zurück und sah sehr besorgt aus.

»Ich glaube schon«, flüsterte ich. »Vielleicht werden manche Frauen nicht ganz so riesig …«

»O Mann, das hoffe ich wirklich.« John schien ehrlich schockiert zu sein.

»Warum? In ein paar Monaten sehe ich auch aus wie ein Wal mit Elefantenbeinen! Gewöhn dich lieber schon mal an den Anblick! Das Wunder des Lebens geht eben mit ein paar Opfern einher …«

John verzog das Gesicht.

»Du brauchst gar nicht so zu gucken, ihr Männer könnt froh sein, dass das alles nicht mit euren Körpern passiert! Das Mindeste, was wir Frauen ja wohl erwarten können, ist Respekt, Dankbarkeit und Liebe für die Opfer, die wir bringen, um eine Familie zu gründen!«

»Natürlich«, raunte John beschwichtigend. »Ich habe das bloß noch nie gesehen, das ist alles. Die Frauen sehen trotzdem toll aus. Nur eben … anders«, versuchte er sein Glück.

Ich lachte. »Lass es gut sein, du verschlimmbesserst es.«

Der Arzt erschien.

»Kommen Sie«, er winkte uns zu, »dann wollen wir mal gucken!«

Und einige Minuten später erschien auf dem Monitor des Ultraschalls, in all dem schwarz-weiß-grauen Gewusel tatsächlich deutlich und stark: das schlagende Herz unseres Babys! Alle Elefantenbeine und Walkörper waren schlagartig vergessen. Wir waren vollkommen überwältigt. Wir hatten einen Menschen erschaffen!

Mit einem Blick auf John sah ich, dass ihm die Tränen über die Wangen liefen. Er war genauso ergriffen wie ich. Ich war so gebannt von diesem winzigen schlagenden Herzen, dass ich meinen Blick keine Sekunde abwenden konnte.

Das Herz unseres Kindes schlug, dasselbe Herz, das es sein ganzes Leben haben würde, mit dem es uns lieben und vermutlich hin und wieder hassen würde; das Herz, das es in die Lage versetzen würde, zu rennen, auf Bäume zu klettern und mit vor Aufregung roten Wangen zu uns gelaufen zu kommen, weil es etwas Besonderes im Wald entdeckt hatte …

Hier schlug das Herz unseres Babys, in meinem Bauch war tatsächlich ein zweiter Mensch, der dort heranwuchs, der unsere Familie vervollständigen würde, mit dem wir von nun an den Rest unseres Lebens teilen würden. Es war das größte Wunder und das größte Geschenk unseres Lebens. Sowohl für John als auch für mich.

Später erzählte er mir, dass dieser Moment, in dem er zum ersten Mal das Herz unseres Kindes hatte schlagen sehen, der überwältigendste seines Lebens gewesen sei. Ich glaube, für mich war er das auch. Keiner von uns hatte sich zuvor darüber Gedanken gemacht, was es eigentlich bedeutete, ein Baby zu bekommen. Frauen wurden eben schwanger und bekamen Kinder, so einfach war das.

Aber jetzt, wo sich dieses kleine Wesen in meinem eigenen Bauch heranbildete, war es ein vollkommen anderes, vollkommen neues

Gefühl. Als würden wir zum ersten Mal zu realisieren beginnen, welch komplizierte Abläufe und Entwicklungen dafür nötig waren.

*

»Keine Ahnung hatten wir«, sage ich traurig zu den Hunden und kraule Henry das linke Ohr.

Er grumpft leise.

Vielleicht hätten wir es verhindern können, denke ich, wie schon so oft in den letzten sieben Jahren, wenn wir nur mehr gewusst hätten. Ich weiß, dass das nicht stimmt. Dennoch durchströmen mich augenblicklich Selbstvorwürfe, Schuld, Verzweiflung und Hoffnungslosigkeit. Ich ziehe meine Beine näher an mich heran. Die Schmerzen. Diese unvorstellbaren Schmerzen.

*

Mit welcher Freude ich damals die körperlichen Beeinträchtigungen auf mich genommen hatte, die die Schwangerschaft mit sich brachte! Die permanente Übelkeit, die Schmerzen, wenn sich die Mutterbänder dehnten, die bleierne Müdigkeit, jede Nacht stündlich auf die Toilette zu müssen. Der Verzicht auf meinen geliebten Sport, auf Laufen, Reiten, auf Kaffee, Sushi, Wurst, schwarzen Tee, Rohmilchkäse, etliche Lebensmittel, die sonst auf meinem täglichen Speiseplan standen.

Nichts davon hatte mir auch nur das Geringste ausgemacht. Im Gegenteil: Ich liebte es. Ich liebte die bleierne Müdigkeit, das mehrmals nächtlich auf die Toilette Gehen, die schmerzenden Brüste – alles davon erschien mir herrlich. Waren es doch sichere Zeichen dafür, dass in mir ein neues Leben heranwuchs. Und nicht irgendein neues Leben: unser Kind! Ich war so verliebt in mein Baby, ich hätte alles in Kauf genommen, um seine Unversehrtheit und sein gesundes Wachstum sicherzustellen.

Darunter fiel auch die für mich wirklich traurige Entscheidung, schweren Herzens mein Pferd zu verkaufen. Trotz Schwangerschaft weiterzureiten, wäre einfach zu gefährlich gewesen. Ich war schon so oft wirklich schlimm vom Pferd gefallen, das Risiko konnte und wollte ich nicht eingehen. Es wäre schon ziemlich seltsam gewesen, auf Camembert und Kaffee zu verzichten, aber einen Sturz vom Pferd in Kauf zu nehmen ... Pferde und Reiten gehörten seit meiner frühesten Kindheit zu meinem Leben, waren Quell für Kraft und Freude und vor allem ein absolut selbstverständlicher Bestandteil meines Daseins. Ohne Pferd zu sein würde eine vollkommen neue Situation für mich darstellen, und unter anderen Umständen hätte ich mein Pferd niemals verkauft.

Aber dieses spezielle Pferd war ein Trakehner, ein etwas schwieriger Charakter, der unbedingt eine Bezugsperson brauchte, die sich tagtäglich um ihn kümmerte. Ihn irgendwo auf die Weide zu stellen oder eine »Reitbeteiligung« zu suchen, die dann im Zweifel nach dem dritten Mal schon keine Lust mehr gehabt hätte und regelmäßig ausgetauscht hätte werden müssen, wäre daher keine Lösung gewesen. Vorausgesetzt, ich hätte überhaupt eine gefunden, denn das gute Tier setzte fremde Leute reihenweise in den Sand.

Nein, ich musste einen neuen Besitzer und ein neues Zuhause für ihn finden.

»Trakehner – unner duisend löppt eener!«, wie man bei uns in Norddeutschland zu sagen pflegt. Ich war immer bestens mit dem Pferd zurechtgekommen, anderen Menschen aber hatte er erhebliche Schwierigkeiten bereitet.

Am Morgen des Termins mit einer Kaufinteressentin war ich daher angespannt. Hoffentlich war sie nett, hoffentlich kam sie mit dem Pferd zurecht!

»Guten Morgen, ihr zwei!« John stand vor dem Bett, zwei dampfende Kaffeetassen in der Hand.

»Ich habe geträumt, wir hätten einen Sohn bekommen, und er war das hübscheste Kind, das du dir vorstellen kannst!«

Ich nahm ihm den Becher ab, den er mir reichte.

»Einmal koffeinfrei.«

Gentleman wie immer.

»Heute ist wieder ein großer Tag, oder?«

Ich trank einen Schluck. »Ja, zumindest ist es wieder ein Versuch. Mal sehen, ob es diesmal klappt …«

»Versprich mir aber, dass du dich nicht aufregst«, sagte John besorgt, »so wichtig ist das nicht.«

Ich lachte. »Nein, keine Sorge. Irgendwann wird sich schon jemand finden.«

Zwei Stunden später stand ich im Stall. Es war kalt und stürmisch. Ich fühlte mich schon seit einigen Tagen nicht wohl und hätte mich am liebsten mit einem heißen Tee und meinem Baby im Bett eingemummelt, aber es nutzte ja nichts, das Pferd musste einen neuen Besitzer finden.

Die Stalltür sprang auf, und die Interessentin wurde hereingeweht. Sie war mir sofort sympathisch. Eine fröhliche Frau mit freundlichen Augen und einem ansteckenden Lachen.

»Moin! Sturm ist erst, wenn die Schafe keine Locken mehr haben, nech? Da bin ich! Wo ist mein neues Pferd?«, rief sie zur Begrüßung.

Ich musste lachen. »Das steht hier.« Ich streckte ihr die Hand entgegen. »Freut mich, Sie kennenzulernen.«

»Mich ebenfalls! Der ist ja noch hübscher als auf den Bildern! Warum wollen Sie den denn bloß verkaufen?«

Ich zeigte auf meinen Bauch. »Ich bin schwanger und werde ihm daher nicht mehr gerecht. Er braucht sehr viel Beschäftigung …«

»Ach, wie toll!«, rief sie. »Herzlichen Glückwunsch! Ich habe auch zwei Kinder. Aber die sind jetzt gerade so alt, dass ich endlich wieder Zeit habe.«

Was meinten Eltern bloß damit, »endlich wieder Zeit zu haben, weil die Kinder groß sind«? Es klang immer so, als seien sie froh, wenn sie die Kinder nicht mehr um sich haben müssten. Und hier stand ich mit meinem Bauch und konnte es nicht erwarten, mein Kind persönlich kennenzulernen und im Arm zu halten. Seltsam.

Die Interessentin lachte fröhlich. »Das mit der Beschäftigung ist überhaupt kein Problem, ich verbringe den Tag ohnehin am allerliebsten im Stall. Gell, mein Dicker?« Sie tätschelte dem Pferd freundlich den Hals. »Darf er ein Leckerli?«

»Natürlich!«, sagte ich und beobachtete überrascht, wie freundlich sich mein Pferd der Frau gegenüber verhielt. Das war ungewöhnlich.

»Ich würde ihn dann gerne selber satteln und mal 'n büschen reiten, wenn das geht?«

»Klar! Ich zeige Ihnen, wo seine Sachen sind.«

Die Interessentin putzte und sattelte das Pferd fachmännisch und redete dabei ununterbrochen freundlich auf es ein. Mein Pferd schien die Interessentin zu mögen. Es machte einen aufmerksamen und entspannten Eindruck.

Das war ein komisches Gefühl. Bisher war kein Fremder mit ihm zurechtgekommen, und unbewusst hatte mich das vielleicht ein bisschen gefreut, weil meine Beziehung zu dem Pferd dadurch zu etwas Besonderem wurde. Aber hier, mit der fröhlichen Interessentin, gab es keinerlei Schwierigkeiten. Eine Stunde später stieg sie mit roten Wangen und strahlend vom Pferd.

»Gekauft!«, verkündete sie.

»Ich werde ihn gleich mitnehmen, wenn das okay ist!«

»Wie, jetzt gleich?«, fragte ich etwas verwirrt.

»Ja. Also nur, wenn das für Sie okay ist.«

»Haben Sie denn einen Hänger dabei?« Die Frage war wirklich ziemlich dumm, aber ich wusste einen Moment lang nicht, was ich sagen sollte.

»Ja, natürlich! Und das Geld.« Sie klopfte meinem Pferd den Hals. »Sie müssen sich keine Sorgen machen, wir zwei verstehen uns prächtig.«

Das stimmte. Trotzdem kam das sehr plötzlich. Was, wenn ich mein Pferd nie wiedersehen würde? Und konnte ich nach einer Stunde wirklich sicher sein, dass es ihm bei der Frau gut gehen würde?

»Kommen Sie uns doch einfach nächste Woche einmal besuchen!«, sagte die Interessentin, als habe sie meine Gedanken erraten. »Bis dahin hat er sich bei uns eingelebt, und Sie können sich ein Bild machen von seinem neuen Zuhause.«

»Okay«, sagte ich. »So machen wir es. Das kommt bloß ein bisschen überraschend. Aber ich bin sicher, Sie beide werden sich gut verstehen.«

»Daran gibt es überhaupt keinen Zweifel. Ich hatte mich schon im Internet in ihn verliebt, und er hat das hier live bestätigt. Oder, wie wir Norddeutschen sagen, wenn wir jemandem eine Liebeserklärung machen: Er ist mir nicht ganz unsympathisch.« Sie legte dem Pferd den Arm um den Hals und lachte.

Ich lachte auch, aber die Traurigkeit wollte nicht weichen. Du hast ja noch dein Baby, versuchte ich mich zu trösten.

Wir unterzeichneten den Vertrag.

»Herzlichen Glückwunsch zu Ihrem neuen Pferd!«, sagte ich und reichte ihr die Hand.

»Vielen Dank!«, strahlte die neue Besitzerin meines Pferdes. »Ich bin der glücklichste Mensch auf der Welt.«

Das war vermutlich sogar wahr in dem Moment. Auf jeden Fall war sie glücklicher als ich.

Kurz darauf stand ich im Sturm und Regen des dunklen Oktoberabends und sah dem Pferdeanhänger nach, wie er die lange Auffahrt hinunterfuhr und hinter einer Kurve verschwand. Die Traurigkeit legte sich über mich wie ein Vorhang, und mir stiegen die Tränen in die Augen.

»Reiß dich zusammen«, sagte ich zu mir selbst, »dein Baby ist ja wohl wichtiger als dein Pferd! Außerdem hast du das Pferd nun schon fast vier Monate lang vernachlässigt. Es wird es sehr gut haben in seinem neuen Zuhause! Nächste Woche besuchst du es.«

Dennoch wollte das Gefühl der Traurigkeit nicht verschwinden. Ich konnte es mir nicht erklären. Und wie hätte ich auch wissen sollen, dass ich mein Pferd in der nächsten Woche nicht besuchen würde. Und in den Wochen darauf auch nicht.

3. Kapitel

Der Tag, an dem sich unser Leben für immer verändern sollte, war der Tag einer Routineuntersuchung.

Fünf Tage, nachdem ich mein Pferd verkauft hatte. Wir hatten uns seit vielen Wochen auf die Untersuchung gefreut: Endlich würden wir unser Baby wiedersehen!

Der Moment, als wir sein kleines Herz hatten schlagen sehen, war immer noch das Größte für uns, und wir konnten es nicht erwarten zu sehen, wie sehr es gewachsen war. Nun saßen wir im Sprechzimmer und warteten auf den Arzt.

»Meinst du, man kann schon die Hände und Füße erkennen?«, fragte der strahlende John mich ein ums andere Mal. »Ob es wohl schon wie ein richtiges Baby aussieht? Vielleicht kann man schon sagen, ob es ein Junge oder ein Mädchen wird. Willst du es wissen? Ich ja.«

Er war der glücklichste und stolzeste angehende Vater.

Der Arzt kam herein und fragte, wie es mir ginge. Ich berichtete ihm von dem unterschwelligen Unwohlsein der letzten Tage und der immer schlimmer werdenden Müdigkeit.

»Das ist ganz normal«, sagte der Arzt. »Dann wollen wir mal schauen, wie groß Ihr Baby geworden ist!«, fügte er hinzu und begann mit der Ultraschalluntersuchung.

John stand strahlend neben mir. Wir schauten gebannt auf den Monitor. Da waren sie, die Umrisse unseres Babys! Mein Herz quoll über vor Liebe. Johns Glück neben mir bei dem Anblick des grau-schwarz-weißen Flecks, der die Form eines winzigen Menschen hatte. Gleich würden wir das Herz schlagen sehen. Das Herz, mit dem unser Kind leben würde, durch das es rennen und toben und lachen können würde.

Dieses Mal schien es unendlich lange zu dauern, bis das Herz endlich zu sehen war. Ungeduldig suchte ich den Bildschirm ab.

Plötzlich stieg ein alarmierendes Gefühl in mir auf, irgendetwas stimmte nicht. Ich konnte nicht sagen, was, es war eher eine unbestimmte Vorahnung. Ein Instinkt. Ein Instinkt, der mich warnen sollte. Alles an mir war plötzlich alarmiert, mein Inneres verkrampfte sich in Erwartung einer drohenden Gefahr.

Der Arzt war so merkwürdig still ...

»Ist alles in Ordnung?«, fragte ich.

»Ja, ich denke schon ...«

Er suchte weiter konzentriert mit dem Schallkopf nach irgendetwas.

Das dauerte zu lange! War etwas nicht in Ordnung? Eine ungekannte Panik stieg in mir auf.

»Wonach suchen Sie denn?«, fragte ich und versuchte, mir meine plötzliche Angst nicht anmerken zu lassen.

Der Arzt sagte nichts. Stumm suchte er weiter. Dann, nach einer Ewigkeit, sagte er die Worte, die unser Leben zerstören sollten: »Ich sehe keinen Puls.«

Ich fühlte mein Herz bei vollem Bewusstsein stillstehen und mein Blut stocken. Als hätte mich jemand schockgefroren. Das konnte nicht sein, das war bestimmt ein Irrtum! Wenn mit dem Baby etwas nicht in Ordnung gewesen wäre, hätte ich das doch gemerkt! Sicher war nur irgendetwas im Weg, was den Blick auf das Herz versperrte.

Ich wollte ihn anschreien, er solle weitersuchen, das könne nur ein Irrtum sein – aber mein Mund bewegte sich nicht.

Es bewegte sich gar nichts mehr.

Mein Herz, mein Blut, meine Nervenzellen, mein Gehirn – alles stand still.

So wie das Kind in meinem Bauch.

Der Arzt steckte den Schallkopf weg und schaltete das Gerät ab.

John, der diesen Satz genauso wenig verstehen wollte wie ich, fragte unsicher: »Und was bedeutet das?«

Der Arzt nahm seine makellos saubere Brille ab und polierte sie sehr gründlich mit einem Zipfel seines weißen Kittels. »Es tut mir sehr leid«, sagte er zu der Brille in seinem Kittel, »der Fötus hat sich nicht weiterentwickelt. Wir nennen das einen verhaltenen Abort.«

»Heißt das, unser Kind ist tot?« Johns Stimme war rau. Jedes Wort Panik und blankes Entsetzen.

»Ja.«

Um mich herum wurde alles weiß und grau und rauschend. Eine Wand aus Rauschen, ein Vakuum. Zusammenreißen. Reiß dich zusammen!

»Und was machen wir jetzt?«, hörte ich mich sagen.

»Ziehen Sie sich erst einmal wieder an, dann sprechen wir in Ruhe.«

Ich verschwand hinter dem Paravent und zog mich an, glaube ich. Ich kann mich nicht mehr daran erinnern. Aber ich weiß, wie ich mit jeder Faser meines Körpers fühlte, welche Verzweiflung gerade von John Besitz ergriff und was für eine erschütternde Welle aus Schmerz ihn überwältigte. Ich hörte ihn sagen: »Aber gerade war es doch noch am Leben …« Ich hörte ihn weinen. Er weinte, und seine Stimme war so voller Verzweiflung und Trauer und Leid und Schmerz, dass es mir das Herz brach. Ich hörte es brechen. Mein tiefgefrorenes Herz.

»Nein, leider nicht. Es tut mir wirklich sehr leid.«

Was folgte, nahm ich durch das grauweiße Rauschen wahr, wie von sehr, sehr weit weg. Der Arzt erklärte uns, dass das Kind wohl schon seit etwa einer Woche nicht mehr lebte, und dann, immer und immer wieder, solche verhaltenen Fehlgeburten seien absolut nichts Ungewöhnliches, drei von fünf Frauen erlitten in ihrem Leben eine Fehlgeburt, es würde wirklich sehr häufig passieren und sei ein ganz normaler Vorgang.

Für John und mich war es das nicht. Für uns stand die Welt still.

Alles blieb unbeweglich stehen in der Erwartung des Zusammenbruchs.

Wir konnten nicht glauben, dass unser Kind nicht mehr lebte. Mein tiefgefrorenes Herz fiel in Stücken auseinander, Stück für Stück in tausend Teile. Ich musste funktionieren. Für John, für mich. Preußen kam mir zu Hilfe.

»Wie ist denn jetzt das weitere Vorgehen?«, unterbrach ich den Arzt.

»Wir machen einen Termin für morgen früh zur Ausschabung. Wir müssen das Schwangerschaftsmaterial entfernen, da es nicht von selbst abgeblutet ist. Am besten sprechen Sie jetzt gleich noch mit der Anästhesistin, dann können wir morgen früh gleich operieren.«

Das Schwangerschaftsmaterial.

Mein Kind! Unser Kind!

Unser geliebtes Kind, mit dem wir seit vier Monaten lebten und sprachen. Für das wir jeden Tag Pläne schmiedeten. Mit dem wir in den letzten vier Monaten unser gemeinsames Leben entworfen hatten. Uns vorgestellt hatten, wie es in Afrika mit den Tieren aufwachsen würde, wie es lachen und im Staub spielen und im Meer schwimmen und auf seinem Pony durch die Savanne galoppieren und glücklich sein würde. Unser Kind, über das wir uns so sehr gefreut hatten wie noch nie über irgendetwas in unserem Leben. Unser Kind, dessen Herz gerade noch stark und gesund geschlagen hatte …

Das alles konnte doch nicht weg sein!

In einer einzigen Sekunde ausgelöscht.

Tot. Schwangerschaftsmaterial.

Ich nickte. Ich konnte John nicht ansehen, so durchdringend spürte ich seine Verzweiflung und den Horror, den diese Situation für ihn bedeutete. Es musste so furchtbar für ihn sein – er hatte sein Leben lang andere Menschen beschützt und Leben gerettet, aber sein eigenes Kind hatte er nicht beschützen können. Niemand hätte das gekonnt. Aber das spielte keine Rolle. Das winzige Leben, für das er vom ersten Moment an die innigsten Vatergefühle entwickelt und das er in sein großes Herz geschlossen hatte, war fort. Für immer. Unwiederbringlich.

Keiner von uns hatte auch nur einen Gedanken daran verschwendet, dass unserem Kind etwas passieren könnte. Wir hatten absolut keinen Zweifel daran gehabt, in einigen Monaten Eltern eines gesunden Kindes zu werden.

Der Arzt schickte uns in einen anderen Flur des Krankenhauses, wo wir auf die Narkoseärztin warteten. Ich weiß noch, wie wir dasaßen und beide versuchten, nicht zusammenzubrechen, stark zu sein für den jeweils anderen. Beide voller Sorge um den jeweils anderen. Wie es um einen selbst bestellt ist, kann man beurteilen. Die Sorge um den anderen ist viel größer … Hoffen, dass der andere von uns der Situation würde standhalten können. Wir funktionierten beide im Ausnahmezustand. Überleben.

Die Anästhesistin kam nach einer gefühlten Ewigkeit.

»Na, Sie machen ja ein Gesicht wie drei Tage Regenwetter!«, begrüßte sie uns.

Ich sah sie ungläubig an, und dann schossen mir die Tränen in die Augen, und ich weinte und weinte und konnte nicht mehr aufhören zu weinen.

So fuchsteufelswild wie damals habe ich John nur noch zwei Mal erlebt. In einer einzigen blitzschnellen Bewegung war er aufgesprungen und hatte sich vor mich gestellt. »Haben Sie sie nicht mehr alle?«, fuhr er die Ärztin an. »Meine Frau hat gerade ihr Kind verloren, was glauben Sie denn, wie es ihr geht?« Es sah aus, als würde er sie jeden Moment niederstrecken.

Die Ärztin wurde rot und wich einen Schritt zurück. »Tut mir leid«, stammelte sie, »ich wusste ja nicht, dass Ihnen das so nahegeht – wir haben das hier mehrmals täglich …«

»Dass uns das nahegeht???«, donnerte John über den Flur. »Unser Kind ist tot!!!«

»Deshalb«, gab die Ärztin beleidigt zurück, »deshalb macht man sich in den ersten drei Monaten nicht so viele Hoffnungen. Das weiß ja nun wirklich jeder.«

Ich verspürte einen solchen Schmerz bei den Worten der Ärztin, dass ich meinte, sterben zu müssen. Ich schluchzte auf. Ich wollte sie anschreien: Drei Wochen oder vier Monate ist doch völlig unerheblich! Wie kann man denn wissen, dass ein Baby in einem heranwächst, und keine Verbindung zu ihm aufbauen? Welche Gefühlskälte müsste eine Frau dafür haben? Aber alles, was aus meinem Mund kam, war herzzerreißendes Schluchzen.

John bebte vor Wut und Fassungslosigkeit. Er nahm meine Hand. »Komm, wir gehen.«

In diesem Moment trat der Arzt auf den Flur.

»Was ist denn hier los?«, fragte er mit einem Blick auf mich weinendes Häuflein Elend, den vor Wut bebenden John und die rot angelaufene Ärztin.

»Ich kann Ihnen genau sagen, was hier los ist: Ihre Narkoseärztin hier ist der Meinung, dass es nicht schlimm ist, sein Kind zu verlieren!«

Der Arzt runzelte die Stirn und sah aus, als sei er es leid. Als sei er alles leid. »Das ist unverzeihlich«, sagte er. »Kommen Sie, ich bringe Sie zu einem anderen Anästhesisten.« Er schoss der Ärztin einen vernichtenden Blick zu und begleitete uns in einen hellen Raum, in dem ein freundlicher junger Arzt saß und mir die Risiken der Narkose erläuterte.

Ich hörte nichts von dem, was er sagte, unterzeichnete die Papiere, bestätigte, dass ich durch die Narkose sterben, eventuell bleibende geistige Schäden erleiden oder nicht mehr würde sprechen können. Es war mir gleichgültig. Ich fühlte nichts mehr.

Ich wusste nur, dass das tote Kind aus meinem Körper musste. Der tote Körper unseres Kindes. Des Kindes, mit dem wir jeden Tag gesprochen hatten. Des Kindes, mit dem wir jede Minute unser Leben geplant hatten. Des Kindes, auf das wir uns so sehr gefreut hatten wie noch nie auf irgendetwas in unserem Leben. Des Kindes, das wir bereits vom ersten Tag in meinem Bauch an so sehr geliebt hatten.

Ich weiß nicht mehr, wie wir nach Hause kamen, nur dass John den Wagen fuhr. John, der an das Funktionieren in Extremsituationen gewöhnt ist, der daran gewöhnt ist, in den schlimmsten Lagen einen klaren Kopf zu behalten und umso stärker zu sein, je schlimmer die Situation ist. Der auch an diesem Tag keine Rücksicht auf sein eigenes Befinden nahm und stark blieb und mich beschützte. Es muss einer der härtesten Einsätze seines Lebens gewesen sein.

Zu Hause angekommen, hatte er mir ein Glas Rotwein in die Hand gedrückt und versucht, mich aufzuheitern. Normalität zu schaffen. Nun könne ich immerhin wieder Wein trinken, hatte er gesagt, und dass der Arzt ja versichert habe, wie häufig solche Fehlgeburten seien und dass wir trotzdem jede Menge Kinder bekommen könnten. Vielleicht, sagte er, habe das Kind entschieden, wir seien noch nicht bereit, Eltern zu werden, und wir würden es schon noch bekommen, nur eben später.

Er gab sich wirklich jede erdenkliche Mühe. Ich hörte ihn reden und wusste, dass er mich aufheitern wollte, und ich glaube, ich versuchte auch, heiter zu wirken. Aber ich war unter einer Glocke. Abgeschnitten von der Welt und von mir selbst. Allein in meinem tiefgefrorenen Körper, in dem kein Leben mehr war.

*

Tränen laufen mir über die Wangen, und ich kralle verzweifelt meine Hände in Henrys Fell. Warum nur denke ich jetzt wieder an das alles?

Ausgerechnet heute, ausgerechnet an dem Tag, an dem sich unsere letzten Hoffnungen in Nichts aufgelöst haben? Warum tue ich mir das an, ist nicht alles schon schlimm genug? Denk an etwas anderes, sage ich mir, versuche, an etwas Fröhliches zu denken.

Aber ich weine und weine, und Henry sieht mich aus seinen traurigen Augen an. Er versucht nicht, mich zu trösten. Er weiß, dass es keinen Trost gibt für mich.

»Es tut mir leid!«, flüstere ich unter Schluchzen. »Es tut mir so leid!«

Ich presse meine Hände voller Hundehaare auf meine Augen, aber es hört nicht auf. Und die Erinnerung verschwindet nicht aus meinem Kopf.

*

Am nächsten Morgen fuhren wir wieder ins Krankenhaus.

Verabschiedung von John auf dem kargen Krankenhausflur unter grellem Neonlicht. Mit den Worten des Anästhesisten im Ohr: »Eine Narkose ist immer mit einem Risiko verbunden. Es kann zu Sauerstoffmangel kommen oder Schock. Beides kann lebensbedrohlich sein. Der Eingriff selbst kann zu starken Blutungen führen. Dann muss unter Umständen die Gebärmutter entfernt werden. Es ist sehr selten, aber ich muss Sie darüber aufklären.«

»Es wird alles gut«, sagte John. »Ich liebe dich.«

»Ich liebe dich«, sagte ich. »Bis später«, fügte ich hinzu. »Bis später« war ein Versprechen, und es bedeutete, dass ich nicht sterben würde.

Meine Füße schienen an dem grauen Linoleumboden festzukleben. Ich konnte mich nicht aus Johns Armen lösen. Ich wäre am liebsten für immer dort stehen geblieben, in der Sicherheit seiner Arme, in der alles andere unwichtig wurde.

»Die Schwester wartet, glaube ich«, hörte ich Johns Stimme leise an meinem Ohr.

Stumm löste ich mich aus seiner Umarmung und folgte der Schwester, ohne mich noch einmal umzudrehen, in den Vorbereitungsraum.

Ich wurde in den OP gebracht und auf einem Gynäkologietisch festgegurtet, meine Beine auf den Halterungen, mein Leib am Tisch.

In meinem ganzen Leben habe ich mich nie so ausgeliefert und wehrlos gefühlt. Konnte man die Patientin nicht in Narkose versetzen, bevor man sie festschnallte? Musste man Frauen wie mich, denen gerade das Schlimmste widerfahren war, das eine schwangere Frau treffen kann, auch noch erniedrigen und in Panik versetzen? Denn das war genau das, was in mir aufstieg, als die Schwestern mich routiniert auf dem Tisch festbanden: blanke Panik.

Ich musste an eine Szene aus einem Psychothriller denken, in den mich mein Bruder einmal geschleppt hatte. Wir gingen damals noch zur Schule, und er hatte geglaubt, es handle sich um einen harmlosen Krimi. Nach einer halben Stunde waren wir panisch aus dem Kino gerannt, aber die Bilder hatten sich mir schon eingeprägt. Und jetzt, auf diesem Tisch, kehrten sie wieder zurück und mit ihnen das blanke Grauen von damals. Glücklicherweise kam eine ältere Dame herein, die sich als die diensthabende Narkoseärztin erwies, welche mir in Sekundenschnelle einen Zugang legte und das Narkosemittel in meine Vene fließen ließ.

»Denken Sie an etwas Schönes, Kind«, sagte sie ruhig, und es waren so viel Mitgefühl und Sanftheit in ihrer Stimme, dass mir wieder Tränen in die Augen traten. Diesmal vor Dankbarkeit.

»Sie schaffen das. Sie sind stark.«

Und dann legte sie mir ihre warme Hand auf die Schulter und drückte mir die Maske auf das Gesicht. Mir wurde übel und schwindelig, und ich versank in der Nacht.

Als ich aufwachte, war John an meinem Bett.

»Es ist vorbei«, sagte er. Und dann: »Ich bin so froh, dass du wieder wach bist.«

In diesem Satz konnte ich das ganze Ausmaß der Hilflosigkeit und Angst erahnen, die ihn quälen mussten. Nicht nur war sein Kind gestorben, nun hatte er auch noch hilflos zusehen müssen, wie man mich, gewissermaßen alles, was ihm blieb, in den OP schob, wissend, dass dort Dinge geschahen, auf die er keinen Einfluss hatte. Musste warten und konnte absolut nichts tun. Er konnte mich nicht beschützen, er hatte keinerlei Kontrolle darüber, was mit mir geschah. Und dann brachte man ihn in ein Zimmer, in dem ich noch in Narkose lag, mit einem Schlauch im Arm, bleich und wie tot. Er musste entsetzliche Angst und Ohnmacht verspürt haben. Ich versuchte zu lächeln.

»Ich auch«, sagte ich, »da bin ich wieder.«

»Ja«, erwiderte er erleichtert. »Gott sei Dank!«

Die Schwester brachte Tee und Kekse. »Sie sind ja schon wieder munter! Sehr schön. Sie sind bald wieder auf den Beinen. Und denken Sie daran: Das, was Ihnen widerfahren ist, passiert fast jeder Frau einmal im Leben.«

Auch die nächste Schwester, die die Infusion erneuerte, und die übernächste, die nach der Blutung sah, wurden nicht müde zu betonen, wie häufig so etwas sei. Keine von ihnen sagte, dass es ihr leidtue. Schnell wieder nach vorne sehen, hieß die Devise. Abhaken. Das Kind ist weg, Haken dahinter. Und in mir drehte sich nur ein Gedanke: Dass es beinahe jeder Frau passiert, macht es für mich nicht weniger unerträglich … Aber ich sagte nichts, lächelte höflich und bedankte mich für die Aufmunterung.

Am Abend verließen wir das Krankenhaus, leer und erschöpft, ohne unser Kind. Mein Unterleib war ein einziger Schmerz, aber ich war betäubt. Es spielte keine Rolle.

John hielt durch. Er blieb stark, benachrichtigte unsere Familien und Freunde, sodass mich keiner versehentlich auf meine Schwangerschaft ansprechen würde; er versuchte in jeder Hinsicht, mich zu beschützen. Er managte die Krise und beschützte mich. Er tat, was seine Profession war. Worauf ihn sein Berufsleben vorbereitet hatte. Und dann, nach ein paar Tagen, verschwand er in seiner Arbeit.

Ich konnte es ihm nicht verübeln. Es war für mich schon unerträglich, jeden Tag durch alles in unserem Haus an unser Kind erinnert zu werden, an die Schwangerschaft, daran, wie über alle Maßen glücklich wir gerade noch gewesen waren … Ich wollte mir gar nicht erst vorstellen, wie schlimm es für ihn sein musste, mich anzusehen. Seine schwangere Frau, bei deren Anblick er in den letzten Monaten immer voller Glückseligkeit an sein Kind, an seine Familie gedacht hatte … Seine schwangere Frau, die nicht mehr schwanger war. Sein Kind, das nicht mehr da war. Seine Familie, die weiterhin nur aus uns beiden bestand.

Ich hatte vollstes Verständnis – und es war mir recht. Ich ertrug keine Gesellschaft. Am wenigsten die von John. Denn ganz gleich, welche Erklärung die Ärzte bereitgehalten hatten, wie oft man mir sagte, es sei sicher einfach ein Webfehler in der Genetik gewesen und die Natur würde eben die schlechten aussortieren – »Sei doch froh, am Ende hättest du noch ein behindertes Kind bekommen!« –, ganz gleich, wie oft mir versichert wurde, dass solche Fehlgeburten absolut normal und durch nichts zu verhindern seien: Ich gab mir die Schuld am Tod unseres Kindes und fühlte mich, als hätte ich John sein Kind weggenommen.

Ich hatte sein Kind nicht am Leben halten können. Ich hatte versagt. Unser Kind war gestorben. Irgendetwas musste ich falsch gemacht haben. Warum hatte ich nicht gemerkt, dass mit dem Baby etwas nicht stimmte? Ich hätte das doch merken müssen! Das war es doch, was eine gute Mutter ausmachte, ich hätte es merken müssen! Dieser Gedanke brachte mich fast um den Verstand.

Stundenlang streifte ich mit den Hunden durch den verregneten Herbst, tagelang, wochenlang. Ich weinte dabei unaufhörlich, und als ich keine Tränen mehr hatte, biss ich die Zähne so fest zusammen, dass Teile davon abbrachen. Die Labradorin stöberte Fasanen auf, und Henry wich mir nicht eine Sekunde von der Seite. Henry, der jetzt immer besorgt aussah.

*

So wie heute. Ich kraule ihm die weichen Ohren, es tut mir so leid, dass er mitbekommt, wie schlecht es mir geht. Schon wieder. Für die Hunde muss mein Zustand etwas Bedrohliches haben, denke ich, denn sie wissen ja nicht, ob es irgendwann wieder besser wird. Ehrlich gesagt weiß ich es auch nicht.

Und was, wenn Henry denkt, es sei seine Schuld?

»Ist es nicht«, sage ich schnell, »du hast absolut nichts falsch gemacht. Im Gegenteil, ohne dich hätte ich diese Zeit gar nicht überstanden. Ich werde dir für immer dankbar sein.«

Ich streichele sein dickes Bärengesicht, und er nickt bedächtig mit dem Kopf.

*

Henry ließ mich nicht einen Moment aus den Augen, auch nicht im Haus. Wohin ich auch ging, er folgte mir wie ein Schatten. Mabel lief um uns herum und versuchte, gute Laune zu verbreiten. So strichen wir drei Tag für Tag durch den Herbstnebel und den kalten, grauen Regen, durchnässt und frierend und leer.

An einem dieser Tage, an denen es nicht richtig hell wurde und um zwei Uhr mittags bereits wieder dämmerte, streiften die Hunde und ich am Meer entlang. Die Schaumkronen der Wellen, die auf den Strand liefen, sahen im Dämmerlicht noch weißer aus als sonst. Man merkte, dass die Ferien vorbei waren, die Touristen waren vom Strand verschwunden, nur ein paar vereinzelte Hundebesitzer trotzten in der Ferne mit hochgezogenen Kragen und Schultern dem ungemütlichen Wetter.

Ich atmete tief ein und ging an den auslaufenden Wellenrändern entlang in Richtung Steilküste den Strand hinunter. Nach einer Weile sah ich zwei kleine Kinder, beide in froschgrüne Schneeanzüge gekleidet und mit dicken Mützen auf dem Kopf, neben ihrer Mutter – ich nahm zumindest an, dass es sich um die Mutter handelte – am Wasser spielen.

Zwillinge, dachte ich. Wie es wohl ist, alles zweimal kaufen zu müssen? Wie es wohl ist, zwei Kinder auf einen Streich zu bekommen? Ich rief die Hunde zu mir, ging ein Stück weiter oben am Strand entlang und schaute angestrengt in die Düne, weg von den Kindern.

»Wauwaus!«, hörte ich sie aufgeregt rufen.

Warum um Himmels willen können Eltern ihren Kindern nicht das Wort HUND beibringen?, dachte ich zornig, meine Wut viel zu groß, im Verhältnis.

Wieder rief das Kind: »Blöder Wauwau!«

»Ich geb dir gleich blöder Wauwau, du dummes Kind!«, sagte ich vor mich hin und wurde immer wütender. Wauwau, blöder Wauwau, fehlte nur noch, dass die Mutter mich anmaulte, ich solle gefälligst meine Hunde anleinen.

Ein Strudel aus Wut, Trauer und Selbstmitleid stieg in mir auf, und ich ließ mich ohne zu zögern hineinfallen. Verbissen stapfte ich weiter durch den Sand, als hätte ich ein Ziel. Irgendeins.

Sturm kam auf, und es begann zu regnen. Nach einer Stunde war ich völlig durchnässt und fror erbärmlich.

Ich gab auf. »Kommt, wir drehen um.«

Die Hunde schienen glücklich über die Entscheidung, es war nun fast vollständig dunkel und sehr kalt.

Als wir wieder an der Stelle vorbeikamen, wo ich die Kinder gesehen hatte, waren sie immer noch da und spielten vergnügt im Sturm im nassen Sand. Das gibt's doch gar nicht, dachte ich, was soll denn das? Wieder ging ich in weitem Bogen um sie herum und starrte in die andere Richtung. Kein Blickkontakt, einfach weitergehen, an etwas anderes denken.

»Sind das Labradore?«, rief die Mutter durch den Sturm zu mir herüber.

Verdammt! Sollte ich einfach weitergehen? Nein, das war wirklich zu unhöflich. Aber einfach so tun, als habe ich nichts gehört, das könnte klappen …

»Also der eine ja bestimmt, aber der andere doch eher nicht, oder?«

Die Frau kam auf mich zugestapft, und es war einfach niemand anderes da – es war unübersehbar, dass sie mit mir sprach.

Seufzend blieb ich stehen. Diese Mutter konnte ja nicht wissen, was mir widerfahren war. Sie konnte nicht wissen, dass ich die Anwesenheit von Kindern gerade nicht besonders gut verkraftete, wie viel Anstrengung ich aufwenden musste, nur um eine Situation wie diese zu überstehen, ohne zu weinen …

»Ja, der eine ist ein Labrador, der andere ein Mischling«, sagte ich kurz angebunden in der Hoffnung, es würde die glückliche Mutter vertreiben.

»Sehen Sie, das dachte ich mir! Wir haben nämlich auch einen Labrador zu Hause.«

Die Kinder waren näher gekommen, und ich versuchte, besagten Hund (Labrador) davon abzuhalten, sich vor Freude auf sie zu stürzen. Die Labradorin liebt Kinder, und hier waren gleich zwei – die mussten unbedingt abgeleckt werden. Das fehlte noch.

»Lassen Sie den Hund ruhig laufen, die Jungs sind an Hunde gewöhnt.«

Jungs. Okay.

»Wie Sie meinen.« Ich gab der Labradorin ein Zeichen und sah schulterzuckend zu, wie sie sich mit ihrer ganzen Masse, ihrem nassen Fell und ihrer Schlabberigkeit auf die kleinen Jungen stürzte. Dabei bereitete ich mich innerlich auf das große Geheule vor, das zweifellos gleich einsetzen würde.

Aber – nichts. Die Jungs juchzten unter dem schwarzen Hundeleib hervor und quiekten vor Freude, während die riesige, nasse Hundezunge ihnen permanent durch die Gesichter leckte. Es bildete sich ein Knäuel aus kleinen Jungen und einem Labrador außer Rand und Band, und bald rollten alle drei durch den Sand.

Schönen Dank auch, Mabel. Wieder einmal hatte mich die Labradorin mit ihrer völligen Arglosigkeit in Bedrängnis gebracht. Nun war es fast unmöglich, einfach weiterzugehen.

»Sind das Zwillinge?« Ich wollte nicht unhöflich sein.

»Nein, die beiden sind ein Jahr und eine Woche auseinander.«

Nicht zum ersten Mal staunte ich über die Präzision, mit der die meisten Eltern, denen ich begegnete, das Alter ihrer Kinder angaben.

»Mein Sohn ist 416 Wochen alt.«

»Wie bitte?«

»96 Monate!«

»Sie meinen, Ihr Sohn ist acht?« So in etwa.

Ich unterdrückte einen Seufzer.

Die Kinder begannen, den Hunden große Steine ins Wasser zu werfen. Henry war beiläufig zu den Jungs und der Labradorin hinübergeschlendert und stürzte sich nun mit Feuereifer in die Wellen, um die Steine zu retten.

Ganz toll, jetzt würde ich zwei klitschnasse, mit Sand panierte Hunde im Auto sitzen haben. Das war mein erster Gedanke. Doch während ich den kleinen Jungen bei ihrem vollkommen furchtlosen und begeisterten Spiel mit den Hunden zusah, verschwanden diese Gedanken, und es kam zum ersten Mal das Gefühl in mir auf, welches mich die nächsten sieben Jahre meines Lebens begleiten sollte, immer, wenn ich Kinder sah: eine überwältigende Sehnsucht, solche Momente mit meinen eigenen Kindern zu erleben.

In dem Moment spürte ich zum ersten Mal diesen Stich im Herzen. Diesen Stich, der von da an mit jedem Tag schmerzhafter werden sollte.

»Mein Kleinster hat Asthma«, sagte die Frau. »Wir sind zur Kur hier, im Mutter-Kind-Heim. Hat er wohl von mir geerbt.«

Ich wusste nicht, dass Asthma erblich ist.

»Ich bin eine späte Mutter, es könnte natürlich auch daher kommen. Haben Sie Kinder?«

»Nein«, antwortete ich kurz.

»Ach, Sie Glückliche. Ich vermisse mein Leben vor den Kindern. Ich bin damals um die ganze Welt gereist und habe Schulungen gegeben …«

Erstaunt sah ich die Frau an. Sie machte in der Tat keinen besonders glücklichen Eindruck, fiel mir auf. Eher erschöpft und ausgebrannt. Ich blickte auf die tobenden, glücklichen Jungs und meine Hunde und dachte, dass ich zwei so süße Kinder wohl gegen meinen Job tauschen würde. Und warum musste man sich als Frau immer dazwischen entscheiden? Es musste doch möglich sein, Kinder zu haben und trotzdem zu arbeiten und um die Welt zu reisen?

Waren alle Eltern, die ich kannte, einfach nicht dazu in der Lage – oder war es tatsächlich unmöglich, sein eigenes Leben zu behalten, Reisen zu unternehmen und Abenteuer zu erleben, wenn man Kinder hatte? Die Zahl der wegen ihrer Kinder unglücklichen Frauen schien mir immer größer zu werden. Sollte ich vielleicht dankbar dafür sein, dass es »nicht geklappt« hatte, dass ich kinderlos und frei war? War das vielleicht ein Zeichen, dass ich keine Kinder bekommen sollte? Um mein Leben zu behalten?

»Mami, Mami! Ich habe einen Schatz gefunden!«, rief der größere der beiden Jungs aufgeregt in meine Überlegungen hinein und kam mit roten Wangen strahlend auf uns zugelaufen. Bevor die Mutter etwas sagen konnte, stand er vor mir, streckte die Hand aus und sagte: »Für dich!«

Verdutzt hielt ich die Hand auf.

»Du schenkst mir deinen Schatz? Da freue ich mich aber sehr! Vielen Dank!«

Der Junge hatte den Schatz noch nicht einmal seiner Mutter gezeigt – das war seltsam. Er drehte sich um und rannte zurück zu seinem Bruder und den Hunden.

Ich schaute in meine Handfläche. Dort lag ein kleiner Stein. Ein unscheinbarer kleiner Stein. Einer von Milliarden nur auf den paar Hundert Metern Strand, auf denen wir gerade standen.

»Hey!«, rief ich dem Jungen hinterher. »Vielen Dank! Was macht den Stein denn zu einem Schatz?«

Der Junge kam zurück, sah mich verständnislos an und nahm den Stein aus meiner Handfläche. »Da.« Er drehte ihn um, und die ganze Rückseite funkelte. Reinstes Katzengold schimmerte im letzten Dämmerlicht des Tages. »Er ist aus Gold«, sagte der Junge ehrfürchtig.

»Wow! Das ist wirklich ein Schatz! Den kann ich aber nicht annehmen!«, sagte ich gerührt.

Er legte den Stein entschlossen in meine Hand zurück. »Du brauchst das Gold mehr als ich«, stellte er fest. »Du bist traurig.« Und damit war er auf und davon.

Ich war traurig? Woher wusste er das? Ich sah doch ganz normal aus und ließ mir nichts anmerken? Das konnte er doch nicht wissen!

Ich spürte die Tränen in mir aufsteigen. »Sie haben wirklich tolle Kinder!«, brachte ich mühsam hervor. »Ich muss jetzt leider los. Alles Gute für Sie und gute Erholung an unserer stürmischen Küste.«

Die Mutter lächelte dankbar. »Danke sehr! Und vielen Dank, dass die Jungs mit den Hunden spielen durften!«

»Natürlich, gerne!«

Ich wandte mich ab, der Regen peitschte über das aufgewühlte Meer und den Strand und mein Gesicht, wo sich die Regentropfen mit meinen Tränen vermischten. Mit kalten Lippen pfiff ich nach den Hunden und stapfte durch den Sturm und den Regen davon. In meinem Inneren ein Gefühl der Unvollständigkeit. In meiner geballten Faust einen warmen Stein.

*

Henry lässt ein leises, fast unhörbares Fiepen verlauten. Was bedeutet, dass er ganz dringend rausmuss.

Ich rappele mich stöhnend auf, alles schmerzt, und ich bin immer noch so schwach. »Na, dann kommt mal«, sage ich zu den Hunden.

Die Labradorin, die bis eben auf ihrem Platz geschlafen hat, gähnt, streckt sich und kommt schwanzwedelnd zur Tür. Dank ihrer schlichteren Natur hat sie wirklich immer gute Laune. Ich beneide sie aufrichtig. Ich lasse die Hunde hinaus. Henry schaut sich noch einmal zu mir um, er muss sich vergewissern, dass er mich allein lassen kann.

»Ist schon gut. Lauf!«, ermuntere ich meinen alten Freund.

Erschöpft sehe ich den Hunden nach, wie sie im Dunst des nebligen Vormittags verschwinden. Einsamkeit umschließt mich wie eine schwarze Wolke und dringt schleichend in mein Inneres. Ich sollte etwas tun, mich »ablenken«, zumindest irgendetwas »wegschaffen«, was liegen geblieben ist in den letzten Wochen. Alles wäre besser, als auf dem Hundeplatz zu liegen und an die letzten sieben Jahre zu denken. Die schrecklichsten sieben Jahre meines Lebens.

Aber ich kann es nicht. Diesmal scheint nicht nur mein Uterus auszubluten, sondern mein ganzer Körper. Alle Kraft, sämtliche Muskelspannung, jede Energie – alles blutet aus mir heraus. Ich wanke zurück, rolle mich auf dem Hundeplatz zusammen und starre in den Raum.

*

Damals, in den Wochen nach dem Tag, hatte mich ein befreundeter Arzt angerufen und mir erklärt, es sei jetzt besonders wichtig, sich sehr gesund zu ernähren, auf ausreichend Schlaf zu achten und einen Psychologen aufzusuchen. Der Verlust eines Kindes, sagte er, auch in einem verhältnismäßig frühen Stadium der Schwangerschaft, könne eine posttraumatische Belastungsstörung hervorrufen. Ich solle unbedingt darauf achten, dass John und ich seine Ratschläge umsetzten.

Posttraumatische Belastungsstörung, hatte ich gedacht, was für ein Unfug! Wir waren ja nun keine Irak-Veteranen. Und wenn tatsächlich so viele Frauen auf der ganzen Welt an jedem Tag, in jeder Stunde, in jeder Minute Kinder verlören, wie man es mir in letzter Zeit nicht müde wurde zu versichern, dann würden ja so unendlich viele Frauen unter einer posttraumatischen Belastungsstörung leiden, dass ich wohl schon einmal davon gehört hätte. Hatte ich aber nicht. Ich tat die Warnung des Arztes also als übertriebenen Unsinn ab und gab vor, gesund zu sein. Physisch und psychisch.

Von heute aus betrachtet, weiß ich, dass ich es nicht war. Gesund. Und ich weiß heute, dass der Arzt recht hatte. Aber damals richtete ich mich lieber nach der Aussage des Frauenarztes, der gar nicht erst nach meiner seelischen Verfassung gefragt und mir bei der Nachuntersuchung einige Wochen später versichert hatte, es sei alles in bester Ordnung.

4. Kapitel

Ich war allein zu der Nachuntersuchung gefahren. John hatte mich gefragt, ob es mir recht wäre, wenn er nicht mitkäme. »Ich hasse Krankenhäuser«, hatte er gesagt, »und ich möchte die Ärzte dort nicht wiedersehen. Und außerdem kann ich ja eh nichts tun.«

Ich konnte alles davon verstehen, die letzte Aussage war aber die entscheidendste. Hatte ich mich schon vollkommen hilflos gefühlt, wie musste es erst für John gewesen sein, der nicht nur sein Baby verloren hatte, sondern auch noch um seine Frau bangen musste – während ich in Narkose im OP lag und von all dem nichts mitbekam. Ich hatte ihm versichert, dass er nicht mitzukommen brauche. Was sollte noch passieren? Es war ja schon das Schlimmste eingetreten.

Und außerdem, wirklich: Was hätte er dort gesollt? Es reichte doch wohl, dass einer von uns (ich in diesem Fall) wieder in diese Umgebung zurückkehren musste, wo überall die Bilder von dem Tag lauerten. In das Behandlungszimmer mit dem Ultraschallmonitor, auf dem wir das kleine Herz unseres Babys nicht mehr hatten schlagen sehen …

Als ich vor dem Krankenhaus stand, bekam ich solches Herzrasen und derartige Schweißausbrüche, dass ich dachte, ich würde sterben. Mein Hals zog sich zusammen, ich bekam keine Luft mehr, konnte nur noch verschwommen sehen und nur unter Auferbietung der Disziplin aller meiner preußischen Vorfahren die Kraft aufbringen, meine Beine in Bewegung zu setzen und in das Gebäude zu gehen.

Als ich das Sprechzimmer des Arztes erreichte, war ich trotz allen

Zusammenreißens schweißgebadet und hatte mich mental vollständig von mir selbst abgekoppelt, um nicht verrückt zu werden. Ich hatte mich in einen Zustand versetzt, in dem ich weder meine Umgebung noch mich selbst wahrnahm. Man hätte mir wahrscheinlich ein Messer in den Körper rammen können, ohne dass ich es gemerkt hätte.

Ich war wie betäubt und gleichzeitig unter einer solchen Anspannung, dass mich jedes Geräusch, jeder piepende Monitor, jede knallende Tür zusammenfahren ließ. Was in einem Krankenhaus, wo es permanent piept und klingelt und knallt, natürlich nicht optimal ist. Ich konzentrierte mich nur noch darauf, lebend wieder herauszukommen.

Glücklicherweise hatte der Arzt sich sehr beeilt mit der Untersuchung. Er beschränkte sich auf eine knappe Begutachtung meines Unterleibs, für meine sonstige körperliche Verfassung oder meinen seelischen Zustand interessierte er sich nicht. Ich glaube nicht, dass ihm überhaupt auffiel, dass ich gerade so etwas wie eine Panikattacke erlebte. Wie durch einen Nebel hörte ich ihn sagen: »Alles bestens, keine Komplikationen. Glauben Sie mir, eine Fehlgeburt ist ein ganz normaler Vorgang. Ihr Kind wäre sehr wahrscheinlich ohnehin nicht lebend zur Welt gekommen. Die Natur sortiert die aus, die nicht in Ordnung sind.«

Er war aufgestanden und hatte mir die Hand hingestreckt. »Und denken Sie daran«, mit festem Händedruck, ein Versprechen: »Sie können jederzeit wieder schwanger werden!«

Sechs Worte, die mich sieben Jahre lang begleiten sollten.

Kurz darauf fand ich mich vor dem Gebäude wieder, in der Hand ein paar Zettel. Ich hatte keine Ahnung, wie sie dorthin gekommen waren. Die frische Luft löste meine Anspannung und Betäubung, mit jedem Atemzug ging es mir besser.

Ich sah auf die Zettel. Es waren eine Diagnose mit Behandlungsempfehlung und ein Rezept: Schilddrüsenunterfunktion nach missed abortion. Täglich eine Tablette soundso viel Milligramm Schilddrüsenhormon für sechs Monate. Dann Kontrolle der Werte.

Ungläubig starrte ich auf die Zettel. Wie sehr ich mich auch anstrengte, ich konnte mich nicht daran erinnern, dass der Arzt etwas davon gesagt hatte, dass meine Schilddrüse nun nicht mehr richtig funktionierte.

*

Ich ziehe meine Beine näher an meinen Körper heran. Wenn ich damals auf den befreundeten Arzt gehört hätte, mich zumindest kurz damit befasst hätte, was eine solche posttraumatische Belastungsstörung eigentlich ausmacht, hätte ich mir und uns viel Leid ersparen können.

Heute weiß ich es. Symptome, die vorliegen müssen, damit eine solche Diagnose gestellt wird, sind unter anderem: Selbstvorwürfe, Schuldgefühle, Erinnerungslücken in Bezug auf das traumatische Ereignis, Albträume, ein Gefühl von Betäubtsein, ausgeprägte Freudlosigkeit oder Gleichgültigkeit, das Vermeiden von Aktivitäten und Situationen, die Erinnerungen an das traumatische Erlebnis hervorrufen können … Ich hatte alles davon.

Ich hätte gerne gemieden, was mich an das Trauma erinnerte. Nur ist das eben vollkommen ausgeschlossen, wenn diese Situationen ausgerechnet durch Gynäkologen, Ultraschalluntersuchungen, Krankenhäuser und OPs herbeigeführt werden und man mit allen Mitteln versucht, ein Kind zu bekommen. Sie ließen sich nicht vermeiden, keine davon. Und so litt ich jahrelang unter allen Symptomen einer posttraumatischen Belastungsstörung, nur ohne es zu wissen. Weshalb ich auch hierfür die Schuld bei mir suchte. Im Rückblick erklären sich dadurch die unzähligen Albträume, die mich Nacht für Nacht quälten, die Entfremdung von Freunden und Familie, meine unbehandelbaren muskulären Verspannungen … Es erklärt sich überhaupt so einiges.

»Sie können jederzeit wieder schwanger werden.«

Ich lache bitter. Das sieht man ja. Hier und heute. Sieben Jahre später.

Ich spähe durch die Terrassentür, um zu sehen, wo die Hunde bleiben, aber der Nebel an diesem Spätsommertag ist immer noch so dicht, dass ich nicht einmal bis zu den Bäumen sehen kann. Für gewöhnlich vertreibt die Sonne ihn bereits am Morgen, und dann glitzern die letzten Tropfen der zurückbleibenden Feuchtigkeit in Millionen und Abermillionen von Spinnweben. In der Luft und im Gras und an den Bäumen. Es glitzert und funkelt überall. Spätsommer. Die Zeit der Spinnen. Seltsam, dass sich der Nebel nicht lichtet, es ist schon später Vormittag.

*

Am Abend berichtete ich John von der Nachuntersuchung. Allerdings nur davon, dass der Arzt gesagt hatte, es sei alles in Ordnung und ich könne jederzeit wieder schwanger werden. Den Teil mit dem, was man wohl am besten als eine extreme Panikattacke oder eben einen Flashback beschreiben kann, ließ ich weg.

»Das sind doch gute Neuigkeiten!«, freute sich John. »Dann ist ja jetzt alles wieder gut.«

»Ja, alles wieder in Ordnung«, sagte ich betont fröhlich. »Wie war's im Büro?«

»Da ist auch alles bestens. Dann kannst du ja jetzt auch wieder arbeiten, das ist doch toll!«

»Ja, ich freue mich sehr.«

Zwei Menschen ohne Orientierung, die nach Kräften versuchen, Normalität zu schaffen.

»Wollen wir nicht morgen ins Möbelhaus fahren und das neue Sofa und den Schrank kaufen? Das wollten wir doch schon die ganze Zeit machen.«

»Das ist eine sehr gute Idee«, stimmte ich zu. »Wo ich jetzt wieder tragen darf, kann ich auch endlich das Wohnzimmer umdekorieren. Lass uns morgen früh gleich hinfahren!«

»Abgemacht«, sagte John. »Am besten nehmen wir den Pferdehänger mit, dann können wir gleich alles nach Hause schaffen.«

Ich spürte einen Stich im Herzen. Den Pferdeanhänger würde ich nun auch nicht mehr benötigen. Aber ich lächelte freundlich. »Prima. So machen wir es.«

Am nächsten Morgen fanden wir uns also in einem Möbelhaus wieder. Als ich mich zu einem Sofa hinunterbeugte, um den Bezug zu prüfen, spürte ich einen stechenden Schmerz rechts im Unterleib. Er hielt an, ich vermutete Luft im Bauch und machte extra viele Schritte, um sie aufzulösen. Es wurde aber immer schlimmer. Ich war fest entschlossen, den Schmerz zu ignorieren. Es konnte ja gar nichts Schlimmes sein, ich war ja gestern erst beim Arzt gewesen.

John gegenüber erwähnte ich nichts davon. Wir unterhielten uns über Sofas und Schränke und Regale und Kissen, und es war ein wirklich schöner Tag. Wir fanden alles, was wir uns vorgestellt hatten, und waren abgelenkt und beschäftigt.

Nur als wir die Kinderabteilung durchqueren mussten, taten wir beide so, als seien wir völlig eingenommen von Arbeits-E-Mails auf unseren Telefonen, und beschleunigten unsere Schritte. Der Anblick all der kleinen Stühle und Tische und Kuscheltiere mit ihren braunen Glasaugen und dem Plüschfell war eine Tortur für uns. Wir hätten in einigen Wochen in dieser Abteilung einkaufen sollen, die wir nun unfreiwillig durchqueren mussten. Wenn es möglich gewesen wäre, hätten wir einen anderen Weg genommen, aber es gab nur diesen.

Nachdem wir unsere Einkäufe erledigt hatten, gönnten wir uns einen Burger im angeschlossenen Fast-Food-Restaurant. Es war Mittag und der Laden war voller Familien mit Kindern. Neben uns am Tisch schrie in einem Maxi-Cosi ein wenige Wochen altes Baby. Durchgehend. Ohne dass irgendjemand am Tisch dem Beachtung geschenkt hätte.

»Ist das nervig!«, sagte John. »Lass uns mal woanders hinsetzen.« Dabei war er schon aufgestanden und an den am weitesten entfernten Tisch umgezogen.

Ich folgte ihm wortlos.

»Besser«, sagte er. »Welcher Idiot schleppt ein so kleines Baby in ein Möbelhaus?«

Wir, dachte ich, wir hätten vielleicht unser Baby mitgenommen, um ihm Kuscheltiere zu kaufen oder neue Möbel …

»Keine Ahnung«, sagte ich. »Babygeschrei ist echt das Letzte, das ist ja nicht zum Aushalten.« Schnell wechselte ich das Thema. »Wir haben wirklich schöne Sachen ergattert.«

»Finde ich auch. Das war sehr erfolgreich heute.«

»Ja, ich freue mich schon darauf, die Möbel zu Hause aufzubauen und zu dekorieren.«

»Es wird bestimmt fantastisch aussehen, wenn du fertig bist.«

»Danke!«

»Wie ist dein Burger?«

»Ganz gut, isst du deine Pommes noch?«

»Nein, kannst du gerne haben.«

»Danke.«

»Willst du noch etwas zu trinken?«

So verliefen unsere Gespräche jetzt oft. Die ganze Wut, die Verzweiflung und Trauer lauerten überall, und wir mussten um jeden Preis verhindern, dass irgendetwas davon hervorbrach. Wir brauchten Normalität.

Den Rest des Tages ignorierte ich weiter den stechenden Schmerz, wuchtete Möbel im Haus herum, hängte neue Bilder auf, stellte Blumen in die Vasen, dekorierte das neue Sofa mit den neuen Kissen. John hackte Holz, und ich schleppte es mit ihm zum Kamin. Unser Wohnzimmer sah wirklich schön aus. Es tat gut, etwas geschaffen zu haben. Etwas Positives. Und es tat gut, dass es anders aussah als zuvor, das neue Wohnzimmer ohne Kind.

Am Abend zündeten wir ein Feuer an, beglückwünschten uns zu unserem Einrichtungsjob und tranken Wein auf unserem neuen Sofa. Wir sprachen über die Zukunft, und mit jedem Schluck wurde es leichter. Die Schmerzen in uns und jene, die sich in meinem Unterleib den Tag über aufgebaut hatten, wurden betäubt.

»Wann«, fragte John, »fahren wir denn nun endlich gemeinsam nach Afrika? Du wolltest es mir doch schon so lange zeigen!«

Ich wurde umgehend glücklich bei dem Gedanken an meine zweite Heimat. »Jederzeit! Meinetwegen sofort.«

»Vielleicht einfach morgen?«, lachte John. »Wie wäre es mit morgen früh?«

»Das wäre wundervoll«, antwortete ich ernst.

Und dann erzählte ich ihm von den vielen verschiedenen Landschaften des südlichen Afrika, den vor Leben überquellenden Regenwäldern, den kargen Steppen, den Sandwüsten, den uralten Bergmassiven. Ich berichtete davon, wie an manchen Abenden die untergehende Sonne die von den Rinnen des Regenwassers zerklüfteten Flanken der Berge in ein solch rotes Licht taucht, dass man meint, der ganze Fels stünde in Flammen.

Wie die Dünen der Wüste wandern und wie scharf sich die Kämme abzeichnen. Besonders im Morgen- und Abendlicht, wenn es so aussieht, als sei eine Seite der Düne rot und die andere tiefschwarz und der Kamm so scharf umrissen ist, dass es so wirkt, als sei er aus Stein. Dabei ist es nur der Wind, der die Milliarden Sandkörner in einer so exakten Linie anordnet. In Wahrheit gibt der Sand bei jedem Schritt nach, und man versinkt und rutscht und stapft. Nur auf der dem Wind zugewandten Seite der Dünen wird der Sand auf der Oberfläche manchmal zu einer harten Schicht verdichtet, und dann kann man versuchen hinaufzuklettern, ohne einzusinken. Man muss mit der gesamten Fußsohle auftreten und darf nicht abrollen. Auf diese Weise kann man einige Schritte schaffen, aber dann bricht man doch wieder durch die dünne Schicht und steckt erneut im tiefen Sand.

Ich erzählte ihm von den Schlangen, die dort in den eigentlich lebensfeindlichen Dünen leben, wie sie sich im Sand vergraben und man sie absolut nicht sieht. Ihre Tarnung ist so gut, dass es selbst dann, wenn man eine von ihnen beim Eingraben beobachtet hat, fast unmöglich ist, die Augen und die kleinen Hörner von den Sandkörnern zu unterscheiden, aus denen sie hervorragen.

An dieser Stelle unterbrach mich John und fragte einigermaßen besorgt, ob es denn dort viele Schlangen gäbe und ob das nicht sehr gefährlich sei. Ich erklärte ihm lachend, dass es zwar eine Menge verschiedenster Schlangen gäbe, die meisten jedoch so scheu seien, dass man sie nie zu Gesicht bekäme. Bis auf die Puffottern, die zu träge sind, um sich aus dem Staub zu machen.

Ich schilderte ihm, wie alle paar Jahre einmal nach starken Regenfällen das Wasser in ausgetrockneten Flussbetten durch die Wüste fließt und sich inmitten des lebensfeindlichen Sandmeers wie durch ein Wunder am Fuß der höchsten Dünen der Welt mitten in der Namib ein See bildet. Wie die vollkommen verdorrten Bäume und Büsche dann ganz plötzlich wieder grün werden und ausschlagen und auf einmal aus einem schwarzen Gerippe ein von duftenden gelben Blüten übersäter Akazienbaum wird. Wie aus dem Nichts plötzlich unzählige Insekten und Vögel in dem Baum leben, wie innerhalb weniger Tage, innerhalb von Stunden ein vollkommen neuer Lebensraum in dieser feindlichen Umgebung entsteht.

Ich beschrieb ihm die Stelle, an der die letzten Dünen der ältesten Wüste der Welt den Strand des Atlantischen Ozeans bilden und welch unbeschreibliches Gefühl es ist, auf dem äußersten Dünenkamm zu stehen – zwischen den zwei Unendlichkeiten: einem Meer aus Sand und einem aus Wasser.

Ich erzählte ihm von den Termiten in der Steppe, die zu bestimmten Zeiten aus ihren gigantischen, zu hohen Gebilden getürmten Bauten herauskommen, in riesigen Schwärmen zum »Hochzeitsflug« durch die Luft flirren und sich dann auf der roten Erde wälzen, um ihre Flügel abzuwerfen. Wie die Schwalben solche Schwärme pfeilschnell durchschießen und dabei jede Vorsicht verlieren, da dieses Schwärmen der Termiten ein seltenes Ereignis und stets nur von kurzer Dauer ist.

Ich berichtete ihm von den Pavianen, die schon Stunden, bevor die Termiten ihre Turmbauten verlassen, geduldig vor den Ausgängen dieser Baue sitzen und auf das große Festmahl warten. Niemand weiß, woher die Paviane wissen, wann es so weit ist. Aber sie wissen es. Immer.

Ich erzählte ihm von den Feenkreisen, den Mustern in der Steppe, deren Entstehung niemand erklären kann. Kreise aus Gras, die in der Mitte nicht bewachsen sind. Es gibt Tausende von ihnen, und es ist sehr beeindruckend, sie mit eigenen Augen zu sehen. Besonders wenn man einen Berg erklimmt oder über diese Areale hinwegfliegt und sich unter einem eine Landschaft ausbreitet, in der perfekte Kreise dicht an dicht die Steppe überziehen wie ein gepunktetes Kleid. Die Eingeborenenstämme haben verschiedene Erklärungen für die Feenkreise: Manche vermuten, es könnten die Fußspuren der Götter sein oder ein Drache, der in der Erde wohnt und dessen Atem die Vegetation vergiftet. Andere sind davon überzeugt, dass es sich um die Treffpunkte guter Geister handelt, die in den Kreisen tanzen (deshalb wächst dort kein Gras) und durch diesen Tanz Glück und Liebe in die Welt bringen. Weshalb man als Mensch die Kreise unter gar keinen Umständen betreten darf, um die Geister nicht zu stören. Westliche Wissenschaftler glauben eher an Termiten oder den Austritt von Kohlenmonoxid – vielleicht ist es also doch der Drache. Ich persönlich halte es mit den guten Geistern.

Ich erklärte John den Unterschied zwischen den verschiedenen Antilopenarten und was die Besonderheit des Oryx ausmacht, dass der Oryx nämlich niemals aufgibt, selbst wenn er schwer verletzt sein sollte oder sich in einer hoffnungslosen Lage befindet. Dass selbst große Raubtiere wie Löwen und Leoparden erheblichen Respekt vor den spitzen Lanzenhörnern des Oryx haben und ihn daher nur außerordentlich selten angreifen.

Das interessierte John, und er wollte alles über diese Antilopen wissen. Also berichtete ich ihm, was ich über sie wusste: dass Oryxe besonders zäh sind und sich von Verletzungen erholen, die andere Tiere selbst mit bestmöglicher Behandlung nicht überleben würden; dass ein Oryx in seinem Organismus während der Verdauung Wasser herstellen kann, weshalb er tagelang ohne zu trinken auskommt und dadurch auch in der Wüste überlebt, und wie man die weiblichen Tiere von den männlichen anhand der Hörner unterscheiden kann.

Ich redete und redete, und jedes Mal, wenn ich aufhören wollte, stellte John mir eine neue Frage über Afrika und ich erzählte weiter und dachte schließlich nicht mehr an die Schmerzen und all das Grauen. Ich lehnte unter dem schützenden Arm an seiner Schulter und fühlte seine Muskeln an meinem Gesicht, wenn er sein Weinglas zum Mund führte. Der sicherste und beste Ort der Welt.

»Ich kann es gar nicht erwarten, loszufliegen«, sagte er schließlich. »Vielleicht bekommen wir ja wirklich noch Flüge für morgen früh …!«

Und ganz kurz lag der Abglanz des Leuchtens auf seinem Gesicht, ein kurzes Aufblitzen des Feuers, das in ihm erloschen war.

Am nächsten Morgen flogen wir nicht nach Afrika. Dafür waren die Schmerzen in meinem Unterleib jetzt so stark, dass ich mit dem rechten Bein nicht mehr auftreten konnte. Ich sagte John nichts davon, aber mir wurde langsam klar, dass hier möglicherweise etwas ganz und gar nicht in Ordnung war.

*

Der Nebel draußen hat sich irgendwie verändert. Ich kann erst gar nicht genau sagen, wieso oder in welcher Form. Doch dann sehe ich es: Es hat begonnen zu nieseln. Der Nebel hat sich verflüssigt und ist zu Regen geworden. Statt das dichte Grau wie sonst von der Sonne auflösen zu lassen, lässt es die Natur heute zu Regentropfen werden. Weinender Nebel. Was für ein seltsames Wetter. Was für ein seltsamer Tag.

Wenn in Afrika etwas schwierig ist und größere Herausforderungen zu lösen sind, sagt man immer: Afrika ist nichts für Weichlinge. Ich befürchte, meine Geschichte ist es auch nicht.

*

Es war ein Freitag. Natürlich waren die Schmerzen zum Wochenende hin so schlimm geworden. Das ist ja immer so. Schlimme Unfälle und Krankheiten sind bei mir schon immer am Freitagnachmittag, Freitagabend oder Samstag aufgetreten – selten auch mal sonntags.

Alle meine Reitunfälle passierten an einem Freitag oder Samstag, meine Malaria, damals als Jugendliche in Afrika, brach an einem Wochenende durch, und zwar abends. Das zwang meine Gastmutter dazu, mit mir halluzinierendem, halb toten Elend dreieinhalb Stunden durch die Nacht zu fahren, von der Farm bis in die nächste Stadt, zum nächsten Krankenhaus.

Ich kenne nur die Notbesetzung von Krankenhäusern. Die überlasteten Ärzte, die ebenso überlasteten Schwestern. Alles muss schnell gehen, die Patienten müssen versorgt werden, es sind viel zu viele und viel zu wenig Personal. Letzteres hetzt sich nach bestem Wissen und Gewissen ab, um all den Anforderungen gerecht zu werden. Die Patienten liegen derweil in ihren Betten und warten. Auf den Arzt, auf den Ultraschall, auf das Röntgen. Es geht einfach nicht schneller, jeder arbeitet an der Belastungsgrenze und darüber hinaus. Und das kann schlimme Ausmaße annehmen.

Einmal, nach einem Reitunfall, bei dem ich mir unter anderem die erste und zweite Rippe gebrochen hatte, sollte ich meinen Arm zum Röntgen nach oben strecken. Ich erklärte den beiden diensthabenden Schwestern, dass das leider nicht möglich sei, da es zum einen viel zu schmerzhaft wäre und ich den Arm zum anderen leider mechanisch gar nicht weiter als bis zur Waagerechten heben konnte, selbst wenn ich es gewollt hätte. Das schien die Schwestern nicht zu beeindrucken. »Wir haben nicht den ganzen Abend Zeit«, erklärten sie und brachten meinen Arm mit Kraft nach hinten – was, wie sich herausstellte, tatsächlich eigentlich nicht möglich war, da dort eine Rippe im Weg stand, weshalb durch ihr beherztes Zupacken weitere Verletzungen entstanden.

Keine Ahnung, wie es wochentags in Krankenhäusern zugeht.

Zumindest nicht, was die kritische Erstversorgung, Diagnostik und Behandlung betrifft.

Mir fällt ein, dass ich darüber früher schon einmal nachgedacht habe. Wenn eines meiner Geschwister sich verletzte, passierte das auch immer an einem Wochenende oder Feiertag. Ich hatte es damals auf die Schulzeiten geschoben und angenommen, wir hätten an den freien Tagen einfach mehr Zeit, um uns zu verletzen.

Jedenfalls wollte ich an jenem Freitag damals keine weitere Verschlimmerung riskieren, nicht über das Wochenende, und fuhr ins Krankenhaus.

Der Arzt machte einen Ultraschall, die Schmerzen wurden von Minute zu Minute schlimmer, und ich wurde beinahe ohnmächtig. Sein Gesicht nahm einen ernsten Ausdruck an.

»Es tut mir sehr leid, besonders nach allem, was Sie gerade durchgemacht haben, aber wir müssen Sie sofort operieren. Sie haben eine sehr große, blutgefüllte Zyste auf dem rechten Eierstock. Sie hat sich bereits gedreht und kann Ihren Eierstock zerstören. Das hier ist eine akute Situation.«

Panik stieg in mir auf. Nicht schon wieder! Ich hatte mich gerade erst von der letzten Vollnarkose und den brutalen Schmerzen nach der OP erholt – das konnte doch alles nicht wahr sein!

»Kann sich das nicht von allein lösen?«, fragte ich verzweifelt.

»Nein, leider nicht. Ich möchte Ihnen keine Angst machen, aber es handelt sich hierbei um einen wirklich akuten Notfall. Ich gebe Ihnen eine halbe Stunde, um Ihren Mann anzurufen und andere Dinge zu organisieren, aber dann, in dreißig Minuten, sind Sie im OP.«

Es war, als hätte er mir mit einem Vorschlaghammer in den Magen geschlagen. Ich hatte mich gerade wieder so weit zusammengerissen, dass ich einigermaßen funktionierte – und nun ging alles wieder von vorne los.

Ich kämpfte die Verzweiflung nieder, setzte ich mich in mein Auto und rief John an. Schon wieder war ich der Grund dafür, dass er sich Sorgen machen musste, schon wieder machte ich ihm Ärger.

John reagierte alarmiert und wollte auf der Stelle losfahren, aber ich erklärte ihm, ich müsse in einer halben Stunde im OP sein, er würde es also niemals rechtzeitig schaffen.

»Aber ich muss dich doch vorher noch sehen!«, hörte ich ihn verzweifelt sagen.

»Daraus wird wohl nichts«, antwortete ich. »Es tut mir so leid, John! Es tut mir alles so entsetzlich leid.« Tränen liefen mir über das Gesicht und durchnässten meinen Pullover.

»Das ist doch nicht deine Schuld. Es tut mir so furchtbar leid, dass du das alles durchmachen musst! Es ist nicht fair.«

»Was heißt schon fair«, murmelte ich. »Ich muss los, John, ich liebe dich. Für immer.«

»Ich liebe dich auch für immer. Es wird alles gut. Bis später!«

Er hatte beim letzten Mal sofort die ganze Bedeutung dieser zwei Worte verstanden. Jetzt war er derjenige, der sie sagte. Ein Versprechen. Dennoch war es ein seltsames Gefühl, sich am Telefon zu verabschieden. Was, wenn ich nie wieder mit John würde sprechen können? Wenn das unsere letzten Worte waren? Ein Notfall, hatte der Arzt gesagt.

Ich humpelte ins Krankenhaus zurück, wurde in den OP geschoben und versank kurz darauf wieder in der gnädigen Nacht der Narkose.

Als ich wieder aufwachte, war ich wie in einem Nebel. Ich konnte nicht klar sehen, und es dauerte ewig, bis ich realisierte, wo ich mich befand.

An meinem Bett saß John. Er sah blass aus und erschöpft und schien angestrengt zu versuchen, den Blick nicht auf das Bett zu richten. Als ich an mir heruntersah, begriff ich auch, warum: Aus meinem Bauch ragten zwei blutgefüllte Schläuche, die in zwei am Bett befestigte Beutel führten, und – zu meinem Entsetzen – ein Katheter.

Was war schiefgegangen? Warum hatte ich einen Katheter? Hatten sie nun auch noch meine Blase zerstört?

Ich versuchte mich aufzurichten. Unerträglicher Schmerz durchfuhr mich, und ich sank stöhnend zurück.

John sprang augenblicklich auf. »Du bist wach! Sehr gut! Wie geht es dir? Hast du starke Schmerzen? Du hast es überstanden.«

Die Besorgnis in seinem Gesicht brach mir das Herz. Tränen liefen mir über die Wangen. »Es geht schon.« Meine Stimme war nur ein heiseres Krächzen. »Was ist denn passiert?«

»Sie mussten deinen Bauch an drei Stellen aufmachen, es war wohl höchste Eisenbahn. Aber die Ärztin kommt gleich zur Besprechung.« Er sah mich an aus Augen, in denen nur noch Sorge, Verzweiflung und Entsetzen herrschten.

Ich wandte den Blick ab. Was musste er durchgestanden haben, während ich im OP war. Welche Ängste und Panik. Das Gefühl, nichts tun zu können. Diese absolute Hilflosigkeit. Schon wieder. Und diesmal noch dazu mit der Aussage der Ärzte, es sei ein akuter Notfall gewesen.

Wie er wohl hergekommen war? Hoffentlich war er nicht zu schnell gefahren und hatte sich selbst in Gefahr gebracht, dachte ich, obwohl ich wusste, dass er genau das getan hatte. Und nun lag ich wieder hier, ein bleiches Häuflein Elend, und konnte mich nicht einmal bewegen. Und das ganze Blut, das aus mir herauslief … Alles lastete auf ihm allein. Das ist zu viel, dachte ich. Jemand muss ihm helfen.

»Ich habe Marie und Isabelle Bescheid gesagt«, hörte ich John sagen. Er versuchte, beiläufig zu klingen. »Sie kommen gleich vorbei.«

Da war es. Er konnte auch nicht mehr. Diesmal hatte auch er die Befürchtung, dass ich es nicht überstehen würde, und ich konnte es ihm nicht verübeln.

Das Blut lief aus meinem Bauch, als hätte jemand ein Schwein geschlachtet. Die Schwester wechselte die Beutel, in die es lief, alle halbe Stunde. Mir wurde eine zweite Infusion in den zweiten Arm gelegt, um noch mehr Flüssigkeit und Medikamente verabreichen zu können, und ich versank in einen Dämmerschlaf.

Als ich wach wurde, nahm ich durch einen Schleier aus Schmerzen und Medikamenten wahr, dass unsere Bekannten Isabelle und Marie am Tisch saßen und Kuchen aßen. John war nicht da.

»Ach, du bist ja wach«, sagte Isabelle, »na, wie geht es dir? Das ist ja wirklich eine ärgerliche Sache.«

Und Marie fügte hinzu: »Ist doch gut, dass sie es rechtzeitig operieren konnten, sonst wärst du vielleicht verblutet! Dein Eierstock wäre auf jeden Fall weg gewesen.«

Darauf Isabelle: »Ach, das hätte auch nichts gemacht. Ich habe alle meine vier Kinder mit nur einem Eierstock bekommen. Und immer genau dann, wenn ich es wollte.«

Und schon drehte sich das Gespräch um Isabelles verbliebenen Eierstock und wie leicht es ihr gefallen war, damit vier gesunde Kinder in die Welt zu setzen. Immer genau dann, wenn sie es wollte. Sie erzählte diese Geschichte ständig und überall, und dieser Teil war ihr aus irgendeinem Grund besonders wichtig.

Weder Isabelle noch Marie hatten in den letzten Wochen auch nur mit einem Wort erwähnt, dass es ihnen leidtäte, dass ich mein Kind verloren hatte. Ihr einziger Kommentar war gewesen: »Ach, das passiert doch etlichen Frauen! Deswegen sagt man ja niemandem was in den ersten Monaten.« Eine ärgerliche Sache.

Und jetzt saßen sie hier, in dem Krankenhaus, in dem vor gerade einmal drei Wochen mein Kind im OP-Müll geendet war. Saßen an dem Bett, in dem ich lag, mehr tot als lebendig. Saßen da, während das Blut aus meinem Bauch in große Plastikbeutel lief, saßen neben den Beuteln voll mit meinem Blut und unterhielten sich über die Unkompliziertheit, mit der Isabelle vier gesunde Kinder bekommen hatte. Mit nur einem Eierstock.

Ich wollte nur noch weg. Wenn ich bloß hätte weggehen können!

»Ja, also mein neuer Freund hat ja auch schon zwei Kinder, die sind auch total süß, aber wir wollen dann jetzt auch zusammen eins bekommen«, hörte ich Marie sagen.

»Oh, wie toll!«, sagte Isabelle.

Unbemerkt war John zurückgekommen. »Sagt mal, habt ihr sie noch alle?«, fuhr er die beiden an. »Julie hat vor nicht einmal drei Wochen unser Kind verloren, sie liegt hier unter höllischen Schmerzen, weil sie in der Folge dieses Verlustes notoperiert werden musste! Und ihr unterhaltet euch hier an ihrem Bett übers Kinderkriegen? Von allen Themen dieser Welt müsst ihr hier und jetzt ausgerechnet übers Kinderkriegen sprechen? Ich kann es einfach nicht glauben! Ihr müsst die hohlsten Nüsse der Welt sein.«

Die tiefe Sorge und der Kummer in seinem Gesicht waren nun von echter Wut überlagert.

»Ich dachte, ihr könntet helfen. Aber ihr macht alles nur noch viel schlimmer. Raus hier!!!« Und damit öffnete er die Tür.

»Willst du auch, dass wir gehen?«, fragte mich Isabelle entrüstet.

»Ja, bitte«, sagte ich schwach. Es war mehr, als ich ertragen konnte.

»Wir wollten ja nur helfen!«, bemerkte Marie schnippisch, und dann rissen sie die Nasen in die Luft, schnappten ihre Handtaschen und verließen den Raum.

»Es tut mir so leid«, sagte John, als die beiden empört aus dem Zimmer gestapft waren. »Ich dachte wirklich, sie würden dich aufmuntern und irgendwie eine Hilfe sein.«

»Mach dir nichts draus«, tröstete ich ihn. »Du konntest ja nicht wissen, dass es bei den beiden immer nur um sie selbst geht.«

Die Schmerzen in meinem Bauch waren jetzt so stark, dass ein seltsamer Laut aus meiner Kehle drang. »Kannst du bitte die Schwester holen?«, bat ich John weinend. »Die Schmerzen sind zu stark.«

Die Schwester kam und brachte mir einen Ballon, auf den ich drücken konnte, um mir über die Infusion hoch dosierte Opiate zu verabreichen. Das tat ich und versank in einem gnädigen Wattebausch.

Am nächsten Morgen kam John wieder ins Krankenhaus. Er sah blass aus und abgekämpft.

»Du lebst noch, das ist gut«, begrüßte er mich lächelnd.

Ich lächelte schwach zurück. »Ja, ich lebe noch. Mehr schlecht als recht.« Ich deutete auf die Beutel an meinem Bett. »Immerhin kommen die wohl heute ab, das wäre ja schon was. Denn dann kann ich ja genauso gut nach Hause.«

»Ich glaube nicht, dass sie dich gehen lassen, nur weil die Beutel ab sind«, entgegnete John zweifelnd. »Aber versuchen können wir es natürlich.« Nach einer kleinen Pause fügte er hinzu: »Den Hunden geht es gut, und zu Hause ist alles in Ordnung.«

»Das ist gut.«

»Hör mal, ich habe gestern noch mit der Ärztin gesprochen, die dich operiert hat, sie wollte gestern mit uns sprechen, aber du warst zu kaputt dafür. Sie kommt gleich vorbei.«

Ich war verwirrt. Ärztin? Wieso Ärztin? Hatte nicht mein Arzt mich operiert? Dunkel erinnerte ich mich, dass er bei der Untersuchung gesagt hatte, er müsse leider weg, würde mich aber seiner Oberärztin übergeben, bei der sei ich in besten Händen. Nun ja, sie würde ja sicher über die entsprechende Erfahrung und das Wissen verfügt haben …

Die Tür ging auf, und eine wild gelockte Frau kam herein.

»Wie geht es Ihnen denn heute?«, fragte sie mich. Ich konnte mich beim besten Willen nicht daran erinnern, sie schon einmal gesehen zu haben. »Ich bin Frau Dr. O., ich habe Sie operiert«, sagte sie lachend.

Oh, okay, dachte ich. »Es geht so«, antwortete ich. »Was ist denn eigentlich passiert?«

»Sie hatten im Zuge des verhaltenen Abortes eine Zyste entwickelt, diese hatte sich unglücklicherweise mit Blut gefüllt und gedreht, das ist dann ein Fall für eine sofortige OP. Als ich Ihren Bauch geöffnet habe, hatte die Zyste bereits einen Durchmesser von zwölf Zentimetern. Es war also wirklich höchste Zeit.« Sie lächelte aufmunternd. »Die gute Nachricht ist, ich konnte Ihren Eierstock erhalten. Die nicht so gute Nachricht ist: Während der OP fiel auf, dass Ihre Gebärmutter noch sehr groß und weich war. Daher habe ich mich entschieden, auch dort noch einmal hineinzusehen, und habe festgestellt, dass dort noch größere Mengen Schwangerschaftsmaterial verblieben waren, von denen wohl eine HCG-Bildung ausging, was sehr wahrscheinlich der Grund für die Zyste war. Um weitere Komplikationen zu verhindern, habe ich eine weitere Ausschabung durchgeführt.«

Ich hörte ihre Worte, konnte aber nicht richtig folgen. »Bedeutet das, der Chefarzt hat in der ersten OP nicht gründlich gearbeitet?«, fragte ich verwirrt.

»Nein, nein, um Gottes willen, er hat alles richtig gemacht! Wir versuchen es immer erst einmal mit der Technik mit den geringsten Beeinträchtigungen. Das hat in Ihrem Falle leider nicht ausgereicht. Jetzt ist aber alles in Ordnung.« Sie tätschelte mir aufmunternd den Arm. »Ich lasse Ihnen jetzt den Katheter und die Schläuche entfernen, und dann dürfen Sie aufstehen. Machen Sie sich keine Gedanken, in ein paar Tagen sind Sie wieder auf den Beinen. Und Sie haben noch beide Eierstöcke, das heißt, Sie können noch eine ganze Fußballmannschaft an Kindern bekommen!« Sie lachte und wallte mit ihren Lockenmassen aus dem Zimmer.

Eine weitere Ausschabung? Hatte ich dem zugestimmt auf dem Aufklärungsbogen? Ich hatte doch nur der Notoperation wegen der Zyste zugestimmt? Oder nicht? Ich konnte mich nicht erinnern, alles war so schnell gegangen.

*

»Sie können jederzeit wieder schwanger werden. Sie können noch eine ganze Fußballmannschaft an Kindern bekommen.« Es ist beängstigend, mit welcher Leichtigkeit Ärzte derart folgenschwere Behauptungen aufstellen. Man könnte auch sagen: lügen.

Henry und die Labradorin stehen im Nieselregen vor der Terrassentür. Ich raffe mich auf und lasse sie herein. Ich sollte ihnen etwas zu essen geben. Und ich muss mich um das viele Blut kümmern, das von den unerbittlichen Krämpfen aus meinem Unterleib gepresst wird.

Ich füttere die Hunde. Normalerweise müssen sie draußen essen. Aber heute bringe ich es nicht übers Herz, sie wieder in den Regen zu schicken. Nicht heute. Ich stelle die Näpfe auf den Küchenfußboden.

Henry sieht mich zweifelnd an. Mabel ist begeistert und stürzt sich schwanzwedelnd auf ihr Futter. Ich versichere Henry, dass es heute erlaubt ist, drinnen zu essen. Mir drängt sich die Vermutung auf, ich könnte ihn mit dieser von mir freundlich gemeinten Geste mehr verwirrt haben, als ihm einen Gefallen zu tun. Das ist der Nachteil, wenn man intelligent ist. Die Labradorin hat diese Herausforderung nicht. Henry beginnt schließlich zögernd zu fressen, und ich schleppe mich auf die Toilette.

Mir ist so schwindelig, dass ich mich an der Wand abstützen muss. Die Blutung hat nicht nachgelassen. Im Gegenteil, innerhalb von Sekunden färbt sich das Toilettenwasser rot. Vielleicht verblute ich ja diesmal. Dann hätte John eine Sorge weniger.

Ein Zitat von Rose Kennedy kommt mir in den Sinn. »Es heißt, die Zeit heilt alle Wunden. Das kann ich nicht bestätigen. Die Wunden bleiben. Mit der Zeit bedeckt der Geist, um seine Gesundheit zu erhalten, sie mit Narbengewebe, und der Schmerz lässt nach. Aber sie sind nie weg.«

Sie hat recht. Sie ist nie weg. Heute, über sieben Jahre nach dem Tod unseres Kindes, ist die Wunde genauso da wie damals. Vernarbt, aber da.

Das weiß ich deshalb so genau, weil auch diese Narbe, wie jede Art von Narbengewebe, nicht so belastbar ist wie gesundes Gewebe. Auch heute noch, nach all den Jahren, kann mich ein Geräusch, ein Geruch oder ein bestimmtes Licht augenblicklich in die Situation von damals zurückversetzen. Und dann bricht die Narbe auf, und alles kommt wieder, jedes Gefühl, jedes Bild. Mit beinahe der gleichen Intensität, die es damals hatte. Der Körper hat ein ausgezeichnetes Gedächtnis, offensichtlich. Mein Unterbewusstsein auch.

Ich spüle mein Blut weg und schleppe mich zurück zu Henrys Platz. Er hat aufgegessen und es sich gerade wieder gemütlich gemacht. Nass ist er. Und riecht nach Schlamm und nassem Hund und irgendwie nach Mäusen. Zumindest ist dieser Geruch bei mir so definiert. Andere Menschen würden ihn vielleicht gar nicht wahrnehmen oder mit etwas anderem in Verbindung bringen … Wahrscheinlich haben die beiden Mäuse ausgegraben, während sie draußen waren. Das würde erklären, warum sie so lange weg waren.

Ich weiß nicht, was das ist, mit Henry und den Mäusen: Es sind die einzigen Lebewesen, die er hartnäckig jagt. Und manchmal sogar isst. Als er klein war, habe ich ihn ein paarmal dabei erwischt, wie er eine Maus gefangen hat, und ihm natürlich befohlen, sie sofort auszuspucken. Er stand vor mir, mit zusammengepresstem Maul, aus dem verzweifeltes Piepsen drang und zudem ein Schwanz hervorlugte, und tat so, als wüsste er nicht, wovon ich spräche. Beim dritten »Aus! Verdammt noch mal!« hatte er die Maus entweder unauffällig ausgespuckt, als wolle er sagen: »Ach, DIE Maus meinst du. Ich weiß auch nicht, wie die in mein Maul gekommen ist. Keine Ahnung. Pfuiii!« Oder er hatte sie einfach aufgegessen.

Leider hat er dieses katzenhafte Verhalten und die absolute Wichtigkeit des Mäusejagens auch Mabel beigebracht. Jetzt jagen sie zusammen. Ich finde es immer noch furchtbar. Aber heute bin ich zu erschöpft, um mich über den Mäusegeruch aufzuregen. Außerdem hatte er so jedenfalls etwas Spaß.

Ich sinke wieder neben ihn. Die Schmerzen in meinem Bauch sind massiv. Ich ziehe die Beine an und vergrabe meine Hände in dem nieselregennassen Hundefell.

*

Nach dieser zweiten Operation hatte ich tagelang auf dem Sofa gelegen und auf den grauen See gestarrt, auf dem sich schwarze Blesshühner sammelten. Ich war ganz allein. Ich wollte niemanden sehen. Nur die Hunde waren da gewesen und hatten mir Beistand geleistet.

Der November war inzwischen fortgeschritten, und es wurde

nicht mehr hell. Es regnete und regnete aus einem dunkelgrauen Himmel auf einen schwarzen See mit schwarzen Vögeln. Zwischen meinen Schultern und meinen Knien bestand mein Körper nur noch aus unerträglichen Schmerzen. Mein Bauchfell hatte sich durch die Operation entzündet. Zusätzlich zu meiner völlig zerschundenen Gebärmutter und dem lädierten Eierstock.

Ich starrte vom Morgengrauen bis zum Einsetzen der Dämmerung auf den See und litt unter den bis dahin schlimmsten Schmerzen meines Lebens. Und der unermesslichen Leere in mir.

John blieb immer länger weg. Wie schon direkt nach dem Tod unseres Kindes. Ich konnte es ihm nicht verübeln. Es war einfach zu schrecklich. Manchmal kam er im Dunkeln nach Hause, und ich lag immer noch auf dem Sofa und starrte aus dem Fenster. Alles war grau und schwarz und dunkel. Die Schmerzen waren so dauerhaft und zerstörerisch, dass ich keine Möglichkeit fand, mich wieder aufzurappeln.

Es gab Menschen in meinem Umfeld, die mir sagten, ich solle mich jetzt gefälligst mal zusammenreißen, das passiere jeden Tag Tausenden Frauen auf der ganzen Welt, und den meisten ginge es sehr viel schlechter als mir.

Ich fragte mich, warum sie mir das sagten. Das war ja nun wirklich kein Geheimnis. Es gab Frauen in Afrika, die ihre Kinder verloren und bei Fehlgeburten sogar starben, weil sie aufgrund fehlender medizinischer Versorgung schlichtweg verbluteten oder an Infektionen elendiglich zugrunde gingen.

Es gab Frauen in den reichsten Ländern der Welt, die während der Schwangerschaft an Krebs erkrankten und daraufhin ihr Baby abtreiben oder gar tot gebären mussten, die, anstatt ein neues Leben in die Welt zu bringen, nun um ihr eigenes kämpften. Es gab zwangsverheiratete Frauen, die nach einer der vielen Vergewaltigungen durch ihren »Ehemann« schwanger wurden und denen, wenn es ein Mädchen war, selbiger dann so lange in den Bauch trat, bis sie das Kind verloren.

Es gab die gruseligsten, furchtbarsten Schicksale auf der Welt, und meines war im Vergleich damit wirklich nicht der Rede wert. Nur änderte das überhaupt nichts an meiner persönlichen Situation. Unser Kind war tot, und in mir fühlte sich alles falsch an. In meinem Körper und in meiner Seele und alles schmerzte.

Als John davon erfuhr, was diese Menschen zu mir gesagt hatten, rief er jeden Einzelnen von ihnen an und blies ihm den Marsch. Er dachte wohl, er könnte damit ein Bewusstsein bei ihnen schaffen dafür, was diese Situation für uns bedeutete. Aber alles, was er erreichte, war, dass sie sich darüber empörten, wie er mit ihnen spräche, und sie beleidigt auflegten.

Ich begrub den Versuch, irgendjemandem erläutern zu wollen, was in mir vorging. Ebenso wie die Hoffnung auf Verständnis oder gar Hilfe. Ein paar wenige unserer Bekannten ließen uns wissen, wie leid es ihnen täte, aber der Einzige, der wirklich nachzuvollziehen zu können schien, was uns widerfahren war, war mein Vater. Er schrieb uns einen Brief, in dem er sein Mitgefühl über den Verlust unseres Kindes ausdrückte. Ich habe ihn nie gefragt, was ihn dazu veranlasst hat, aber aus irgendeinem Grund schien er das Ausmaß der Verzweiflung und Trauer zu begreifen, der wir ausgesetzt waren. Und dass es irrelevant war, wie vielen Frauen es täglich passierte …

Weihnachten drohte, und John begann sich den Kopf darüber zu zerbrechen, wie wir die Feiertage überstehen könnten. Wir durften nicht weit wegfahren, da ich alle paar Tage zu Nachuntersuchungen ins Krankenhaus musste, und die Ärzte hatten uns geraten, bis Ende Januar in der Nähe der Klinik zu bleiben. »Falls Komplikationen auftreten.« Was damit gemeint war, blieb offen.

In der Hoffnung, ein Tapetenwechsel würde uns aufmuntern, fuhren wir schließlich in ein Hotel an der Ostsee. Es war eisig kalt, minus fünfzehn bis minus fünfundzwanzig Grad. Überall türmten sich meterhohe Schneeverwehungen, und der Wind war so eisig, dass man es nicht lange draußen aushielt. Es war wie am Polarkreis, auch was die Helligkeit der Tage betraf: Es herrschten ungefähr vier Stunden Dämmerlicht und ansonsten nur Dunkelheit.

Wir versuchten, uns das Wetter schönzureden: »Richtiger Winter, ist doch toll!« und die »frische Winterluft« an der See zu genießen. Aber die (notwendigen) Spaziergänge mit den Hunden waren ein Graus. Wir froren ein. Nun auch von außen.

Der Versuch, uns aufzumuntern, endete schließlich damit, dass wir uns bereits am ersten Abend über nichts anderes unterhalten konnten als über das furchtbare Schicksal von Johns Großvater, der als 20-Jähriger im Krieg von Granatsplittern getroffen worden und erblindet war.

Wir versuchten, unser Schicksal abzumildern, indem wir uns mit den noch viel schlimmeren Schicksalen anderer Menschen beschäftigten, um uns damit in einer Skala einzuordnen, auf der wir so ziemlich auf dem letzten Platz landen würden. Aber alles, was passierte, war, dass wir unseren Schmerz als nicht gerechtfertigt empfanden und uns noch mehr quälten. Weniger wurde er nicht.

Wir hatten für eine Woche gebucht und fuhren am zweiten Tag wieder nach Hause. Es gab dort nichts, was uns hätte aufmuntern können. Es gab nirgendwo etwas, das uns hätte aufmuntern können. Zu Hause mussten wir zumindest bei der Eiseskälte keine Spaziergänge machen, sondern konnten die Hunde einfach rauslassen.

So saßen wir Weihnachten bei minus fünfundzwanzig Grad allein in unserem dunklen, kalten Haus, in dem immerhin das Wohnzimmer schön und neu und gemütlich war, und versuchten, über andere Dinge zu reden und Pläne zu schmieden, die nichts mit unserer Vergangenheit zu tun hatten. Und es wurde immer schlimmer.

Je mehr wir versuchten, nicht daran zu denken, dass ich gerade noch schwanger gewesen war und wir uns unser Familienleben ausgemalt hatten, desto mehr kreisten unsere Gedanken darum.

Wir zogen uns zurück, jeder in seinem Schmerz und seiner Ausweglosigkeit gefangen, und entfernten uns voneinander. Jeden Tag ein bisschen mehr. Wir waren beide vollkommen verzweifelt. Es gab keine Hilfe, es gab keinen Trost, und es gab absolut gar nichts, das die Leere in uns hätte füllen können.

So alltäglich es zu sein schien, dass Frauen ihre Kinder verlieren – was für ein höhnischer Begriff, als sei das Kind nicht tot, sondern von der Frau irgendwo verlegt worden, als sei sie schuld an dem Verlust ihres Kindes –, uns hatte der Tod unseres Kindes aus dem Leben gerissen. Und nun taumelten wir irgendwo durch einen unendlichen, leeren Raum in entgegengesetzte Richtungen und fanden nicht wieder heraus. Wir fanden uns nicht mehr zurecht und wussten keinen Ausweg.

Nach Weihnachten war es so schlimm, dass eine Scheidung nicht mehr völlig abwegig zu sein schien. Es musste etwas geschehen, dringend, und plötzlich wurde mir klar, was die Rettung war, die einzige Möglichkeit, aus dieser Situation zu entkommen.

Am Silvestermorgen sagte ich zu John: »Wir verlieren den Verstand. Wir sprechen nicht mehr miteinander. Das geht so nicht weiter, wir müssen hier weg. Ich werde die Hunde bei der alten Dame unterbringen. Wir fliegen nach Afrika.«

Johns Gesicht wurde für einen winzigen Moment von dem jungenhaften Leuchten erhellt, das ihn eigentlich ausmachte. Dann verfinsterte es sich jedoch sofort wieder. »Die Ärzte haben gesagt, du darfst nicht weg.«

»Das ist mir, ehrlich gesagt, egal«, sagte ich entschlossen, »jetzt geht es um uns. Wir müssen uns retten.«

Es war ein Bauchgefühl, eine Intuition und ein spontaner Entschluss, aber ich bin ziemlich sicher, dass es genau diese Entscheidung war, die unsere Beziehung vor dem Scheitern bewahrte. Und wie sich herausstellen sollte, hatte sie noch eine weitere glücklich Fügung zur Folge.

Als ich die Flüge und den Mietwagen gebucht hatte, fühlte ich mich unendlich erleichtert. Endlich würde ich wieder nach Hause kommen, endlich würde John meine zweite und wahre Heimat kennenlernen. Bei dem Gedanken an Afrika wurde mir zum ersten Mal seit Wochen wieder so etwas wie warm.

5. Kapitel

Zehn Tage später saßen wir im Flugzeug. John schlief. Es war vier Uhr morgens, und draußen war es noch finster, aber auf dem Monitor sah ich unser Flugzeug über den südlichen Kongo fliegen – es war nicht mehr weit.

Die kalten Fensterscheiben des Flugzeuges und die Millionen Sterne dahinter erinnerten mich wieder an meinen ersten Flug nach Afrika. Ich war vierzehn Jahre alt gewesen und ganz alleine. Ich war auf dem Weg nach Namibia zu meiner Gastfamilie, in meine neue Schule ohne Familie, Freunde oder Eltern. Und auf diesem ersten Flug ins südliche Afrika hatte mich in dem nächtlichen Flugzeug das schlimmste Heimweh überkommen, das man sich vorstellen kann. Es war das erste und einzige Mal in meinem Leben, dass ich Heimweh hatte.

Ich weiß noch, wie ich meine Stirn an die kalte Fensterscheibe presste, in die Sterne und auf den Halbmond schaute – der sich während des Fluges tatsächlich drehte, wie ich später bemerkte – und die Tränen einen unergründlichen Schmerz aus mir herauswuschen. Vielleicht war das, diese Nacht, meine Pubertät. Am nächsten Morgen war ich jedenfalls ein anderer Mensch gewesen, und ich hatte eine neue Heimat gefunden. Seitdem war das südliche Afrika, waren Namibia, Botswana und Südafrika, ein zweites Zuhause für mich. Ein wichtigeres als Deutschland.

Die Entscheidung, nach Afrika zu fliegen, war richtig gewesen. Je näher wir unserem Ziel kamen, desto stärker fühlte ich mich. John hatte erst gezögert, weil die Ärzte nicht die Verantwortung hatten übernehmen wollen, aber wann hatten sie das jemals getan.

Aus ihrer Sicht war es unvernünftig, dass ich in meinem Zustand nach Afrika flog, also rieten sie davon ab. Ich hätte mich an ihrer Stelle auch auf diese Weise abgesichert.

Mir war das gleichgültig gewesen. Ich musste um jeden Preis verhindern, über den Verlust des Kindes auch noch John zu verlieren. Wir mussten aus unserem Umfeld und unserer Situation heraus, es war die einzige Möglichkeit, etwas zu verändern. Und hier, an diesem frühen Morgen, in diesem Flugzeug, irgendwo zwischen dem Kongo und Angola, fühlte es sich so an, als gäbe es eine winzige Chance, dass endlich alles wieder gut werden könnte.

Ich wusste, Afrika würde mich auf mich selbst reduzieren. Auf meine ehrlichen Gefühle. Meinen ehrlichen Zustand. Es würde hart werden, aber es wäre die einzige Möglichkeit, eine Narbe zu bilden und den Schmerz weniger werden zu lassen. Und ich hoffte, hoffte von ganzem Herzen, dass Afrika auf John dieselbe Wirkung haben würde.

Zwei Stunden später saßen wir nebeneinander beim Frühstück, jeder einen dicken Porzellanbecher mit dampfendem Kaffee in der Hand, und vor den Flugzeugfenstern herrschte das gleißende Licht eines Hochsommertages auf dem südlichsten Teil des afrikanischen Kontinents.

Obwohl ich nicht geschlafen hatte, fühlte ich mich das erste Mal seit zwei Monaten wieder frisch und lebendig.

Und wie unbeschreiblich erleichtert war ich, als ich feststellte, dass Afrika seine Wirkung auch auf John nicht zu verfehlen schien. Er war endlich wieder er selbst. Er schaute aufmerksam aus dem Fenster, unter dem nun der nördliche Teil Namibias vorüberzog, und stellte, wie immer, wenn er sich freute, Fragen über Fragen: »Was ist das da unten? Ist das ein Fluss? Ist das eine Straße? Warum gibt es da keine Straßen? Warum ist da kein Wasser in dem Fluss? Was ist das für ein Berg? Was ist das für eine weiße Ebene? Sind das Elefanten? Wo sind wir jetzt genau? Wieso gibt es hier keine Städte?«

Das erste Mal seit Langem stieg so etwas wie Freude, nein, echte Freude in mir auf. Ich erklärte ihm, dass die Flüsse nur in der Regenzeit Wasser führten und wir gute Chancen hätten, auf unserem Roadtrip ein solches abkommendes »Revier« (so nennt man es, wenn die Trockenflüsse durch Regenwasser geflutet werden) zu sehen; dass diese scheinbar trockenen Flussbetten schon so manchen Touristen in Bedrängnis gebracht hätten, da sie die Gefahr unterschätzten, die von den plötzlichen Wassermassen ausging. Dass das Wasser so plötzlich und mit einer solchen Wucht käme, dass schon etliche Touristen in ihren Fahrzeugen weggespült worden seien, und dass es wirklich gefährlich sei, wegen der mitgerissenen Baumstämme und der Macht des rauschenden Wassers.

John glaubte mir nicht. Auch meine Antwort auf seine Frage nach den Straßen schien er für erfunden zu halten. Er konnte sich nicht vorstellen, dass die Straßen fast ausschließlich aus Schotter- und Sandpisten bestehen und daher aus dem Flugzeug nur als unscheinbare Linien in der Savanne auszumachen sind. Immerhin glaubte er mir, dass es sich bei der weißen Fläche um die Etoscha-Pfanne handelte, einen ausgetrockneten Salzsee, der heute ein beliebtes Touristenziel ist, weil man an den Wasserstellen hier gut Tiere beobachten kann.

Elefanten, erklärte ich John, würden wir aus dieser Höhe noch nicht sehen können; der afrikanische Elefant sei zwar der größte seiner Art, aber so groß dann auch wieder nicht. Und Städte gebe es schon, aber eben nicht besonders viele. Der weitaus größte Teil des Landes sei unbewohnt und wild und gefährlich und rau und schroff und in weiten Teilen lebensfeindlich – und genau deswegen seien wir ja hier.

Ich konnte sehen, wie Begeisterung in ihm aufstieg. Während mein Herz sich langsam wieder mit Leben füllte und meine Sinne zurückkehrten, blickte John gebannt auf die unendliche Landschaft, die sich unter uns ausbreitete, und sagte lange nichts.

»Ich glaube«, sagte er dann, »jetzt wird alles wieder gut.«

Als wir aus dem Flugzeug traten, umfingen uns die Hitze und der Geruch Afrikas. Der Mann, der die Treppe an das Flugzeug geschoben hatte, saß nun darunter im Schatten und döste unter seiner Schirmmütze, auf der das Logo eines lokalen Bieres prangte: Windhoek Lager. Das beste Bier im südlichen Afrika.

Die Luft flirrte, und in der Ferne hörte man die typischen Rufe der afrikanischen Perlhühner und das Keifen der Paviane. Sie saßen auf dem Zaun, der das Rollfeld umgibt, in der Sonne und beobachteten aus kleinen, listigen Augen die Passagiere, die aus dem Flugzeug stiegen, während sie sich bedächtig den Pelz kratzten.

Das typisch afrikanische Empfangskomitee. Mein Herz quoll über vor Glück und Dankbarkeit. Ja, jetzt würde alles gut werden. Während wir über das Rollfeld zur Passkontrolle gingen, konnte ich nicht aufhören zu lächeln.

John war aufgeregt wie ein kleiner Junge. Ich glaube, er liebte Afrika von dem Moment an, in dem er aus dem Flugzeug stieg. Immer wieder deutete er auf die Affen und lachte und konnte nicht glauben, dass sie immer dort saßen – er hatte noch nie Affen in freier Wildbahn gesehen.

Ebenso wenig konnte er es fassen, dass wir aus dem riesigen Langstreckenflugzeug stiegen und zu Fuß über das Rollfeld zum Flughafengebäude schlenderten und dass das überhaupt niemanden störte. Er hat selbst eine Pilotenlizenz, und auf den Flughäfen in Deutschland geht es natürlich etwas geregelter zu. Ich musste das Lachen unterdrücken über seine Fassungslosigkeit. Zum ersten Mal seit Wochen musste ich mir ein Lachen verkneifen. Das war Afrika. Genau deshalb waren wir hier.

Wir holten unser Gepäck und nahmen unseren Mietwagen in Empfang, einen 4×4-Pick-up mit abschließbarem Verdeck über der Ladefläche. Nachdem wir die Reservereifen geprüft und unsere zwei Koffer auf die Ladefläche geworfen hatten, schwang ich mich hinter das Steuer, und wir fuhren los.

Die typischen John-Fragen setzten unverzüglich wieder ein: »Was war das für ein Tier? Was ist das da für ein Baum? Warum fahren hier nur so wenige Autos? O Mann, hier ist ja Linksverkehr, daran hatte ich gar nicht gedacht! Warum hast du den Scheibenwischer angemacht, es regnet doch gar nicht?!«

Und ich antwortete geduldig, mit dem glücklichsten Gesicht seit Wochen: »Ein Warzenschwein, davon werden wir noch viele sehen. Besonders lustig sieht es aus, wenn sie mit dem Nachwuchs im Gras unterwegs sind – dann stellen sie alle die Schwänze senkrecht in die Luft wie Antennen, damit sie sich im hohen Gras nicht verlieren. Ein Kameldornbaum. Sehen wunderschön aus und duften betörend, wenn sie blühen, haben aber sehr spitze Stacheln. Weil in diesem Land nur 2,5 Menschen pro Quadratkilometer leben und die meisten davon in der Hauptstadt. Ja, hier ist Linksverkehr, deshalb ist das Lenkrad auf der rechten Seite. Das war ein Versehen, bei einem Rechtslenker ist der Scheibenwischer da, wo in Deutschland der Blinker ist. Wirst schon sehen, das wird dir auch noch passieren.«

John lachte und freute sich und nahm alles in sich auf.

An einem der Roadblocks auf der roten Schotterpiste Richtung Hauptstadt wurden wir gestoppt.

»Warum halten wir? Sind wir in Schwierigkeiten?«, fragte John nervös.

»Überhaupt nicht«, sagte ich. »Das ist hier ganz normaler Alltag.«

Eine dicke schwarze Polizistin kam gemütlich zum Fahrerfenster herübergeschlendert. Ihr Hemd hing aus der Hose, und sie trug ihr Barett verkehrt herum. Der »Schlagstock« an ihrem Gürtel bestand aus einem krummen Ast, den sie offenbar irgendwo aufgelesen hatte und an dem ein Paar Handschellen baumelte.

John starrte fasziniert auf die Erscheinung und auf die Maschinenpistolen der anderen Polizisten an dem Posten. Sie dösten auf Klappstühlen im Schatten, vielleicht schliefen sie auch, die Waffen kreuz und quer neben sich in den Sand gestellt. Ich konnte sehen, wie es in seinem Kopf ratterte. Als ehemaliger deutscher Polizist fragte er sich wahrscheinlich leicht besorgt, ob diese Waffen wohl mit scharfer Munition geladen waren.

»Guten Morgen«, sagte die Polizistin (auf Englisch natürlich) und stützte sich mit den Unterarmen in meinem Fenster ab.

»Kann ich bitte Ihren Führerschein sehen?«

Ich war zu faul, meine Tasche vom Rücksitz zu holen, und kannte außerdem den Vorgang, und den wollte ich mir nicht entgehen lassen.

»Guten Morgen, Madam«, antwortete ich. »Es tut mir leid, aber den habe ich heute nicht dabei.«

»Kein Problem«, sagte die Polizistin und richtete sich auf. »Sie können ihn mir morgen zeigen, wenn Sie zurückkommen.«

Ich nickte eifrig. »Ausgezeichnet! Vielen Dank, bis morgen!«

Wir fuhren weiter, und John starrte mich verblüfft an. »Wir kommen doch morgen gar nicht hierher zurück, oder?«

»Nein«, antwortete ich vergnügt.

»Aber wie kann sie dann so sicher sein, dass du ihr morgen deinen Führerschein zeigst?«

»Ist sie nicht. Es ist ihr einfach vollkommen egal. Hakuna Matata. No worries. Willkommen in Afrika!« Ich lachte über das ganze Gesicht.

John schüttelte ungläubig den Kopf, und dann lachte er auch, und wir lachten und lachten, und das erste Mal nach einer Zeit, die sich anfühlte wie eine Ewigkeit, wurde uns wieder leicht ums Herz.

John ging auf in der unendlichen Weite und Schönheit der Landschaft. Es trat genau das ein, was ich mir erhofft hatte und was ich von mir bereits kannte: Die Unendlichkeit, die absolute Einsamkeit (an manchen Tagen begegnete uns kein einziges Auto, auf einer Hunderte Kilometer dauernden Fahrt) und die überwältigende Schönheit der Natur ließen uns klein werden, schrumpfen. Und mit diesem eigenen Kleinerwerden wurden auch der Schmerz und das Entsetzen kleiner. Afrika reduzierte uns auf uns selbst.

Stundenlang fuhren wir schweigend auf staubigen, endlosen Pisten durch karge Wüste, durch Buschland voller Tiere, ausgetrocknete Flussbetten und schroffe Bergmassive. Die Millionen Jahre alten Felsen waren an ihren Flanken von Rinnen übersät, die das Regenwasser im Laufe der Zeit in den Fels geschliffen hatte. Das weiche Wasser besiegte den harten Stein. »Das Harte unterliegt«, wie Bertolt Brecht einmal geschrieben hat. Wir standen stundenlang vor den gigantischen zerfurchten Steinwänden und staunten und fühlten uns winzig.

Und dann, eines Tages, regnete es tatsächlich. Nicht dort, wo wir waren, aber in den Bergen. Und all der Regen sammelte sich in den zerklüfteten Felsen und floss durch die uralten Rinnen, die das Wasser in den Stein gegraben hatte, in die Flussbetten. Und so kam es, dass John tatsächlich Zeuge wurde, wie »ein Revier abkommt«, wie sich ein Trockenfluss mit Wasser füllt.

Wir hatten gerade ein solches ausgetrocknetes Flussbett durchquert. So weit das Auge reichte, war nichts als ausgedorrter Sand, in dem das letzte Wasser vor Jahren seine Muster hinterlassen hatte. Eine unerträgliche, flirrende Hitze stand zwischen den steilen Böschungen, die zu beiden Seiten schroff in die Höhe wuchsen. Hier und da ragten vertrocknete Baumstümpfe und die Überreste verdorrter Hackiebüsche wie schwarze Skelette aus dem gleißenden Sand. Einige Meter von unserer Durchfahrt entfernt lag der von der Sonne ausgebleichte Schädel eines Kudus. Ein Anblick absoluter, lebensfeindlicher Trockenheit.

Wir hatten den ganzen Tag schon den Regen über den Bergen niedergehen sehen und daher beschlossen, auf der anderen Seite des Flussbettes zu warten. Vielleicht hatten wir Glück, und das Wasser würde auch in dieses Revier laufen.

Wir hatten es uns gerade bequem gemacht, da hörten wir ein Donnern und Rauschen – und dann kam das Wasser. Eine braune Flutwelle brauste das seit Jahren trockenliegende Flussbett hinunter und verwandelte es in Sekunden in einen reißenden Strom. Innerhalb einer halben Minute war dasselbe Flussbett, in dem gerade noch Dürre und flirrende Hitze geherrscht hatten, bis zum Rand mit tosendem braunen Wasser gefüllt. Das Wasser riss Baumstämme und Felsen mit, die jetzt in den Fluten trieben.

John stand am Ufer und traute seinen Augen nicht.

»Das ist ja wirklich ganz unglaublich!«, rief er fassungslos. »Das hätte ich niemals für möglich gehalten! Das kann man sich absolut nicht vorstellen, wenn man es nicht selbst gesehen hat! Es hat hier nicht einmal irgendwo geregnet, alles ringsum ist knochentrocken! Nur weil es irgendwo in den Bergen geregnet hat, fließt jetzt hier ein reißender Fluss ...«

Er war offensichtlich zutiefst beeindruckt, und ich konnte es ihm nicht verdenken – mir war es ganz genauso ergangen, als ich zum ersten Mal Zeuge dieses Schauspieles geworden war.

»Siehst du«, entgegnete ich, »und deshalb trifft es so viele Touristen, die sich nichts dabei denken und in einem ausgetrockneten Flussbett campieren. Solange es nicht regnet, kann ja auch kein Wasser fließen, denken sie. Das ist ein Irrtum, wie man sieht.« Ich deutete auf die schlammigen Wassermassen. »Die größten Gefahren kündigen sich nicht an«, fügte ich leise hinzu.

Über John Gesicht fiel ein Schatten. Er starrte lange in das strudelnde Wasser. »Das war das Schlimmste«, sagte er dann, »dass es keine Vorwarnung gab. Keine Anzeichen, keine Hinweise. Gar nichts. Es hat mich wirklich vollkommen unvorbereitet getroffen. Hätte ich mich darauf vorbereiten können, wäre es immer noch furchtbar gewesen, aber ich hätte es viel besser verkraftet. Aber da war nichts. Es hat absolut nichts darauf hingedeutet, dass etwas nicht stimmt. Du hast doch auch nichts gemerkt ...«

Es war das erste Mal, dass wir darüber sprachen. Meine Unbeschwertheit verflog augenblicklich.

»Nein, John, ich habe auch nichts gemerkt«, sagte ich leise.

»Die Ärzte waren doch zufrieden gewesen bei der letzten Untersuchung! Warum haben die nichts gesehen?«

»Wahrscheinlich war zu dem Zeitpunkt alles in Ordnung.«

»Wenn alles in Ordnung war, warum ist es dann gestorben?«

Ich hörte die Tränen in Johns Stimme und starrte angestrengt in das reißende, schlammige Wasser. »Ich weiß es nicht, John. Ich wünschte, ich hätte eine Erklärung.«

»Das würde es so viel einfacher machen. Findest du nicht?«

»Ja. Ich zerbreche mir jeden Tag den Kopf darüber, was ich falsch gemacht habe«, antwortete ich und vermied es, in seine Richtung zu sehen. »Jeden Tag denke ich, ich hätte doch etwas merken müssen, vielleicht hätte man es retten können, wenn ich früher zum Arzt gegangen wäre. Vielleicht habe ich etwas falsch gemacht. An dem einen Abend hatte ich mir eine Wärmflasche gemacht, weißt du noch? Da wusste ich noch nicht, dass man in der Schwangerschaft keine Wärmflaschen benutzen soll – vielleicht war es ja das?«

Meine Stimme brach, und die ganze Verzweiflung kam zurück. Eben hatte ich noch geglaubt, es würde alles wieder gut werden, und nun kam doch alles wieder …

»Das darfst du nie wieder denken«, sagte John heiser. »Du hast nichts falsch gemacht.« Er stieß mit dem Fuß einen Stein ins Wasser. »Wenn wir irgendeine Erklärung hätten, wäre es einfach leichter. Die Ungewissheit ist wirklich schwer zu ertragen.« John sah mich von der Seite an.

»Ich weiß«, sagte ich leise. »Vielleicht gab es einfach keinen Grund.«

»Vielleicht gab es einfach keinen Grund«, wiederholte er.

Vielleicht war es einfach passiert, aus keinem besonderen Grund. Dinge passierten nun einmal.

In der Ferne sahen wir auf der anderen Seite des Flusses ein Auto näher kommen. Eigentlich sahen wir zunächst nur die typische Staubwolke, mit der sich hier Autos ankündigen. Wir beobachteten, wie die weißgraue Fahne stetig näher kam.

»Hoffentlich will der nicht hier durch!«, sagte John und schaute zweifelnd in den braunen Strom zu unseren Füßen, in dem gerade wieder ein riesiger Stamm vorbeitrieb.

»Wird er wohl. Hier ist ja nur die eine Piste …«, erwiderte ich.

Kurz darauf hielt ein großer Touren-Lkw am anderen Ufer. Aus dem Fahrerhaus sprang ein drahtiger schwarzer Mann, der mit federnden Schritten an die Böschung trat und fachkundig auf das Wasser blickte.

»Guten Morgen«, rief er auf Englisch zu uns herüber, »wie lange fließt das Wasser schon?«

»Ungefähr zehn Minuten«, rief John zurück. »Wollen Sie hier rüber?«

»Eigentlich schon«, antwortete der Mann, »aber daraus wird erst einmal nichts.«

Ich sah erst jetzt, wie alt er war. Sicher weit über siebzig. Seine athletische Figur und die Geschmeidigkeit, mit der er sich bewegte, hatten ihn viel jünger aussehen lassen.

Aus der Beifahrertür des Lkw kletterte sehr umständlich ein untersetzter, schwitzender Mann heraus.

»Warum halten wir?«, rief er ausgesprochen unfreundlich. »Wir haben es eilig, Mann.«

»Es gibt keine Möglichkeit, hier durchzukommen«, erwiderte der ältere Mann ruhig. »Nicht vor heute Nachmittag.«

»Nachmittag?«, wiederholte der korpulente Beifahrer. »Auf keinen Fall! So lange können wir hier nicht warten!«

»Das Wasser ist zu hoch«, sagte der Guide. »Das Fahrzeug wird nicht durchkommen. In ein paar Stunden geht es wieder. Sie müssen Geduld haben.«

Das schien den Mann nicht zufriedenzustellen, und Geduld schien er auch nicht aufbringen zu wollen. Stattdessen rief er den anderen Reisenden, die im hinteren Teil des Fahrzeugs saßen, etwas zu, kletterte auf den Fahrersitz und fuhr den Lkw mit heulendem Motor bis in die Mitte des Flusses – wo er stecken blieb.

»Scheiße!«, fluchte er. Er schwitzte jetzt noch mehr und versuchte, vorwärts und rückwärts freizukommen, aber es tat sich rein gar nichts.

»Helfen Sie mir!«, rief er zu seinem Guide hinüber. »Ich stecke fest!«

»Ja«, antwortete der.

»Was soll ich denn jetzt machen?«, fragte er nervös.

»Warten«, sagte der Guide.

»Was meinen Sie mit warten?«

»Warten, bis das Wasser zurückgeht. Sie müssen Geduld haben«, wiederholte er. Und damit wandte er sich um, ging federnden Schrittes den Fluss hinauf und machte es sich unter einem Akazienbusch im Schatten bequem.

Ein dicker Stamm trieb auf das Führerhaus zu und bohrte sich wie in Zeitlupe durch das offene Beifahrerfenster. Der Mann auf dem Fahrersitz flüchtete fluchend aus dem anderen Fenster auf das Kabinendach. Da saß er nun auf dem Dach seines riesigen Touren-Lkws inmitten von strudelndem braunen Wasser in der brennenden Sonne und schwitzte.

»Sie müssen Geduld haben …«, äffte er den alten Guide nach. »So ein Schwachsinn! Ich habe es eilig, Mann! Geduld bringt mich nirgendwohin.«

Er motzte und schwitzte, und die Sonne verbrannte sein kahles Haupt, und er konnte nichts anderes tun, als dort zu sitzen und darauf zu warten, dass das Wasser zurückging.

»Die Lektion schadet dem wohl nicht«, bemerkte John vergnügt, der sich das Spektakel kopfschüttelnd angesehen hatte. »Wir können die nicht hier allein lassen, was?«

»Wäre nicht besonders nett«, erwiderte ich, »aber eigentlich sehe ich nicht ein, warum wir hierbleiben sollen, nur weil der Typ nicht auf seinen Guide hört.«

»Wird er wohl, das nächste Mal«, lachte John.

Wir beschlossen, uns mit einer Limonade unter einen großen Kameldornbaum zu setzen, der nicht weit entfernt von unserem Auto seine stacheligen Äste in die trockene Luft streckte, und zu warten, um der Reisegruppe und ihrem Guide unsere Hilfe anzubieten, sobald das Wasser weniger würde.

Die Sonne stand jetzt hoch am blauen Himmel und brannte auf das Land herunter. Wir machten es uns im Schatten des alten Baumes gemütlich und lauschten dem Rauschen des Wassers. Es war ein seltsames Gefühl, einfach irgendwo zu sitzen und zu warten. Als habe man gar keine Zeitnot, keine Termine, kein Ziel. Genau genommen hatten wir das auch nicht, wir hatten uns zwar eine bestimmte Strecke vorgenommen, aber eigentlich war es vollkommen egal, ob wir heute oder morgen oder übermorgen an unserem nächsten Halt ankommen würden.

Wir lagen unter dem Baum, verjagten Insekten und sammelten die halbmondförmigen Früchte des Kameldorns auf. Die Rasseln und Beißringe, die wohl jedes namibische Kind in seiner Wiege liegen hat. Die in den harten Hülsen enthaltenen Samenkerne klappern nämlich, weshalb sie hervorragende Rasseln abgeben. Zusätzlich enthält die Schale angeblich schmerzlindernde Substanzen, die Früchte sind schmal, ziemlich hart und gut zu halten und dabei zu groß, um verschluckt werden zu können. Kurzum: das perfekte Spielzeug für zahnende Babys.

John steckte einige davon ein: »Dann haben wir schon mal welche, man kann ja nie wissen«, sagte er.

Einfach nur im Schatten zu liegen und darauf zu warten, dass das Wasser irgendwann zurückgehen würde, war vielleicht genau das, was wir brauchten. Es war seltsam, aber es fühlte sich so an, als würde durch dieses Nichtstun alles an seinen Platz zurückfallen können. Als würde sich durch unsere Entspannung und Gelassenheit ordnen können, was zuvor von unserer ständigen Anspannung in der Schwebe gehalten worden war.

Unter diesem Kameldornbaum an jenem heißen Tag in der afrikanischen Steppe konnten wir einfach nur wir selbst sein. Nicht mehr und nicht weniger. Es gab keine Erwartungen an uns. Wir waren es, die warteten. Auf die Natur.

Und so lagen wir im Schatten und beobachteten die Webervogelmännchen, die mit Feuereifer in den Ästen ihre Nester bauten. Es handelt sich bei diesen Vögeln um wahre Baumeister, die aus Gras sehr beeindruckende Behausungen flechten. Die Nester werden mit einem oder mehreren Grashalmen an einem möglichst dünnen Ast befestigt, und der Ein- und Ausgang befindet sich an der Unterseite der ansonsten fast kugelförmigen Behausung. Beides dient dem Schutz vor Räubern wie Heuschrecken und Schlangen, welche es auf die Eier und Küken abgesehen haben. Nun verkompliziert ein Loch im Boden eines Nests den Bau natürlich erheblich, denn ein solches Loch birgt naturgemäß die Gefahr, dass die Eier der Schwerkraft folgen und einfach hinausfallen. Die Vögel müssen also neben dem Ein- und Ausgang eine geräumige Ausbuchtung, eine tiefer gelegene Kuhle, bauen, in welche die Weibchen dann ihre Eier legen können.

Offenbar wird diese Herausforderung nicht immer zur Zufriedenheit der angehenden Mütter erledigt. Webervogelweibchen sind extrem penibel bei der Wahl des Nests. Sie kommen zur Endabnahme des Baus angeflogen, und durchaus nicht jedes mühevoll gewebte Nest erfüllt dann auch die hohen Qualitätsstandards der Dame. Das Schauspiel, welches auf eine solche Ablehnung folgt, ist spektakulär. Und ein ebensolches konnten wir an jenem Tag unter unserem Kameldornbaum beobachten, während wir darauf warteten, dass das Rauschen des Wassers im Fluss leiser wurde.

Das Weibchen war auf ein fertiges Nest geflogen, welches übrigens absolut perfekt aussah, hatte es sich von außen von allen Seiten genauestens angesehen und dabei den Kopf schief gelegt, während das Männchen die ganze Zeit aufgeregt um es herumhüpfte, und war dann im Inneren verschwunden. Sehr kurz darauf erschien es wieder.

»Oh, oh«, bemerkte John, »sie war viel zu kurz im Haus, das ist kein gutes Zeichen …«

Das Weibchen setzte sich auf einen Ast, zwitscherte etwas und flog davon. Das verschmähte Männchen sah ihm kurz nach, und dann begann der kleine Vogel, wie eine Furie sein perfektes, schönes Nest auseinanderzureißen. Trockene Grashalme rieselten auf uns herab. Der verschmähte Baumeister wütete so lange, bis das ganze Nest in einem Haufen neben uns auf der ausgedörrten, roten Erde lag.

»Oha, der nimmt das aber sehr persönlich«, sagte John mitleidig. »Der Arme! Die Frau war aber auch wirklich sehr wählerisch.«

»Das stimmt«, pflichtete ich ihm bei. »Für mich sah das Nest auch perfekt aus.«

Ich versuchte, mit einem trockenen Zweig eine Spinne umzuleiten, die sich zielstrebig auf mich zubewegte.

»Andererseits«, gab ich zu bedenken, »wenn es nicht sicher war für ihren Nachwuchs, dann ist es doch gut, dass sie ihn um Ausbesserung gebeten hat. Vielleicht hatte er von innen gepfuscht, und sie war um die Sicherheit ihrer Kinder besorgt. Außen hui, innen pfui, du weißt schon.«

»Pffff ...«, machte John. »Ich glaube, sie war einfach eine von denen, denen man es nie recht machen kann.«

Und dann beobachteten wir, wie der abgelehnte Baumeister das nächste Nest zu flechten begann, um sein Glück erneut zu versuchen. Immer und immer wieder, bis er ein Weibchen überzeugt hätte und endlich eine Familie gründen könnte.

Nach ein paar Stunden ging das Wasser zurück. Wir rappelten uns auf und schlenderten zur Furt, in der der Lkw feststeckte. Der korpulente weiße Mann hatte sich vom Dach zurück in den schützenden Schatten des Führerhauses gerettet und zu diesem Zweck offenbar sogar den Stamm wieder herausgedrückt. Er schien zu schlafen. Das Wasser stand nun nicht mehr bis zum Fenster, es war schon deutlich gesunken.

Wie aus dem Nichts tauchte der Guide zwischen den Sträuchern an der Böschung auf der anderen Seite des Flusses auf. »Wir können weiter«, rief er dem Mann im Lkw zu, der erschrocken auffuhr.

»Gut«, antwortete der und rieb sich das völlig verbrannte Gesicht, »gut.«

»Können Sie den Lkw anschleppen?«, fragte der Guide John.

»Natürlich.« John schien mir so entspannt, wie schon ewig nicht mehr, vielleicht wie noch nie. Er ging zu unserem Wagen und brachte ihn in Stellung, um dem Lkw mit unserer Seilwinde die Unterstützung zu geben, die er benötigen würde, um aus dem Loch herauszukommen. Der Guide hatte mit seinen federnden Schritten den Fluss überquert, das Wasser reichte ihm nur noch bis zur Hüfte,

John reichte ihm das Drahtseil, und er befestigte den Haken am Lkw.

»Fahren Sie?«, fragte er den untersetzten Mann, der immer noch hinter dem Lenkrad klemmte.

»Nein nein!«, wehrte dieser ab. »Fahren Sie lieber.«

Kurze Zeit später stand der Touren-Lkw auf unserer Seite des Flusses auf der Straße. Ziemlich schlammig und dreckig, aber fahrbereit. Aus der Nähe konnten wir den ungeduldigen Fahrgast genauer betrachten – er war vollkommen verbrannt und sah ziemlich mitgenommen aus. Von seiner anfänglichen Großspurigkeit schien nicht mehr viel übrig zu sein.

»Vielen Dank für Ihre Hilfe«, sagte er zu uns, »auch dafür, dass Sie hiergeblieben sind und gewartet haben.«

»War uns ein Vergnügen!«, versicherte John fröhlich. »Wann hat man schon mal ein paar Stunden absolut nichts zu tun? Das ist doch einfach nur herrlich!«

Der Mann schien kurz nachzudenken und nickte dann dem Guide zu. »Tut mir leid wegen des Lkws.«

Der Guide verzog den runzeligen Mund zu einem breiten Lächeln, wobei uralte Zahnstumpen zum Vorschein kamen – vielleicht war er noch viel, viel älter –, und sagte lächelnd: »Nichts passiert ohne Grund.«

John und ich fuhren weiter und sprachen lange Zeit nicht. Vielleicht, dachte ich, während die Bergmassive an mir vorbeizogen und langsam in der Steppe ausliefen, vielleicht hat der alte Mann recht, und es passiert wirklich nichts ohne Grund. Vielleicht wissen wir einfach nur noch nicht, warum uns das widerfahren ist.

So fuhren wir weiter durch die wechselnden Landschaften und ihre Unendlichkeit. Und während wir Afrika durchquerten, bildete sich langsam, aber stetig eine Narbe über unserer Verletzung.

Als wir die Küste erreichten, wo die letzten Dünen der ältesten Wüste der Welt den Strand des Atlantischen Ozeans bilden, wo man buchstäblich zwischen den zwei urzeitlichsten unendlichen Weiten steht, waren wir braun gebrannt und liebten uns und waren wieder glücklich. Der Gedanke an unser Kind war immer da, aber er war nicht mehr der Mittelpunkt unseres Denkens, und er wurde weniger schmerzhaft.

Diese Reise war zu der Safari geworden, die ich mir erhofft hatte. Safari ist Suaheli und bedeutet jede Art von Reise. Es kann ein Spaziergang sein oder eine Reise zu sich selbst.

Wir standen auf einem der Dünenkämme, zwischen Wüste und Ozean, und John war genauso überwältigt von diesem besonderen Ort, wie ich es gewesen war, als ich zum ersten Mal dort gestanden hatte.

»Jetzt, wo du offiziell ebenfalls vom Afrika-Virus befallen bist, müsste ich dir eigentlich noch Kapstadt zeigen«, sagte ich, halb im Spaß.

»O ja! Da wollte ich schon immer hin!« John strahlte. »Aber das ist in Südafrika«, fügte er zweifelnd hinzu, »geht das denn so einfach?«

Ich lachte. »Na ja, es sind ungefähr zweitausend Kilometer.«

Auf Johns Gesicht machte sich Enttäuschung breit. »Das dauert viel zu lang mit dem Auto, oder?«

»Das wäre schon ein ganz schöner Ritt«, sagte ich, »aber wenn du es sehen möchtest, weiß ich vielleicht eine Lösung. Ich schaue mal, ob es klappt, wenn wir nachher im Hotel sind.«

Es klappte. Am nächsten Tag flogen wir von einem winzigen Flughafen, der eigentlich nur ein Rollfeld in der Wüste ist, mit einem ebenfalls winzigen Flugzeug über die Wüste und Berge nach Kapstadt.

John saß am Fenster und starrte gebannt auf Afrika, das unter uns vorbeizog. Zunächst noch das schöne Afrika, mit seiner endlosen Küste und den Walschulen, die neben den letzten Ausläufern der Wüste durch den Ozean zogen.

Und dann erschien das hässliche Gesicht Afrikas, das Abbild der rücksichtslosen Ausbeutung des Landes und seiner Menschen, der Bereicherung auf Kosten der Natur, der Tiere und Menschen. Endlose verbrannte Weiten, in denen es kein Leben mehr gab und die von Tümpeln aus giftigem, rotbraunem Schlamm durchzogen waren. Das, was »ausländische Investoren« und Afrikaner von dem Land übrig gelassen hatten, nachdem sie es ausgebeutet hatten. Nachdem der letzte Diamant aus der Erde gekratzt war und das letzte My seltener Erden – ein Abbild dessen, was das Wort »Raubbau« eigentlich beschreibt. Ein ganz und gar schrecklicher Anblick. Sie hatten der Erde rücksichtslos alles entrissen, was sie in irgendeiner Form zu Geld machen konnten, und ein für Menschen und Tiere auf Jahrzehnte, wenn nicht Jahrhunderte unbewohnbares Land hinterlassen. Vergifteten Boden, auf dem nichts mehr wächst.

Über viele Jahre hatten sie ihren persönlichen Reichtum vermehrt auf Kosten der Erde und der Arbeiter, welche die wertvollen Steine und Mineralien für sie unter Lebensgefahr aus dem Boden bargen. Sie behandelten die Menschen, die in ihren Minen arbeiteten, wie Einweghandschuhe: Waren sie benutzt, wurden sie weggeworfen, und es gab ein Paar neue. Und genauso behandelten sie die Erde. Nur dass sie dabei vergaßen, dass es keine Reserve-Erden gibt.

Als wir über die tote, vergiftete Landschaft flogen, fragte ich mich wieder, wie Menschen so rücksichtslos und selbstsüchtig sein können. Aber Gier bringt eben immer nur das Schlimmste im Menschen hervor.

Die ausgebeuteten Landschaften wurden schließlich abgelöst von einem gewaltigen Bergmassiv, und dann folgte ein Fluss, und die nächste Wüste begann. Und dann waren wir über den Weinbergen, welche die hügelige Landschaft rund um Kapstadt überziehen, mit ihren geraden, in ordentlichen Reihen stehenden Weinstöcken und den schneeweißen Kolonialbauten.

»Ist nicht mehr weit«, sagte ich zu John, der sicher schon einen steifen Nacken hatte, vom Ausdemfensterschauen. »Das sind schon die Weinberge. Gleich siehst du den Tafelberg.«

»Ich kann nicht glauben, dass wir wirklich einfach spontan nach Kapstadt fliegen – so was Verrücktes!« John lachte, er freute sich sichtlich.

»Wenn wir schon mal hier sind und noch Ferien haben, dann sollten wir es auch ausnutzen«, sagte ich schmunzelnd.

Und dann lag Kapstadt vor uns. Im Licht der untergehenden Sonne sahen wir den Ozean und die Bucht und die Berge. Unter ihnen natürlich auch den abgeschnittenen, flachen Tafelberg.

»Der sieht ja wirklich aus wie ein Tisch!«, bemerkte John anerkennend.

»Ja, es kommt aber noch besser«, erwiderte ich. »Wenn die Wolken über seine Kanten fließen, dann sieht es aus, als habe jemand eine Tischdecke daraufgelegt. Angeblich war das der Grund, warum die Siedler ihm damals diesen Namen gegeben haben …«

»Was meinst du mit Wolken über die Kanten fließen? Wieso sollten Wolken fließen?«, fragte John skeptisch.

Ich lachte. »Wart's ab. Mit etwas Glück wirst du es heute Abend sehen.«

Wir holten unseren Mietwagen und fuhren in eine der schönsten Städte Afrikas. Was man, wie bei so vielen Städten des Kontinents, zunächst einmal nicht ahnt. Denn die Autobahn, welche vom Flughafen in die Stadt führt, verläuft mitten durch eine der größten Townships Südafrikas: Khayelitsha. Eine Gegend, in der es teilweise so gefährlich ist wie in einem Kriegsgebiet. Wo Vergewaltigung, Mord, HIV und Brutalität herrschen. Wo jeder Tag aufs Neue ein Kampf um das Überleben ist. Wo etliche der von den Minenbetreibern ausgebeuteten Arbeiter ihr Leben fristen …

Dicht an dicht drängen sich Hütten aus Blech, Plastik, Holz und Pappe, unterbrochen von gemauerten Häusern mit Wassertanks und Solarzellen auf den Dächern. Die Fläche, auf der sich das Chaos aus Müll, Hütten und selbst gebauten, improvisierten Stromleitungen ausbreitet, ist so gigantisch, dass man sie nur aus dem Flugzeug wirklich erfassen kann.

John starrte stumm auf die Verschläge rechts und links der Autobahn. Nach dreißig Minuten Fahrt gelangten wir an die glänzende, luxuriöse Waterfront in Kapstadts Zentrum, wo die Luxushotels und Megayachten dicht an dicht nebeneinanderlagen und reiche

Russen in den Restaurants Kaviar aßen. Dreißig Minuten trennten die schlimmste Armut von einem Leben in unvorstellbar dekadentem Luxus. Nur dreißig Minuten.

Nach einer Dusche im Hotel saßen wir am Hafen und schauten auf den Tafelberg, über dessen Kanten jetzt die Wolken flossen.

»Das gibt es tatsächlich!«, rief John, »flüssige Wolken! Das habe ich noch nie gesehen.«

»Ich kenne es auch nur von den Bergen in Südafrika«, sagte ich, »ziemlich cool, oder?«

»Absolut.« John schaute fasziniert zu, wie die weiße Masse sich den Hang hinunter ergoss.

Für mich sieht es immer so aus, als würde ein Wasserfall in Zeitlupe von dem Plateau herabstürzen, für die Siedler sah es offenbar aus wie ein Tischtuch. Ein Beispiel dafür, dass zwei Menschen exakt dasselbe Bild betrachten können und etwas vollkommen anderes darin sehen. Vielleicht verstanden unsere Familie und Freunde ja deshalb nicht, was der Verlust unseres Kindes für uns bedeutete. Sie sahen einfach etwas völlig anderes.

Und schon hatten die flüssigen Wolken nichts Schönes mehr an sich, sondern erinnerten mich an unser Unglück.

Ich sagte John nichts davon, aber es war, als sei ich für immer mit dem Tod meines Kindes verbunden, und ich hatte Angst, dass ich nie wieder so glücklich und unbeschwert würde sein können, wie ich es früher gewesen war.

Vielleicht hatte es ja auch etwas Gutes, dass sich die Erinnerung nicht vertreiben ließ, dachte ich. Denn wenn die Bilder aus Khayelitsha im Kopf eines jeden Touristen bleiben würden, anstatt nach dreißig Minuten beim Anblick der goldenen Schiffsglocken und klimatisierten Hotellobbys zu verblassen, wenn jeder Tourist, der durch Südafrikas größte und am schnellsten wachsende Township nach Kapstadt hineinfährt, mit lebhaften Erinnerungen an das Wellblech und die Plastikflicken und den Müll seinen Urlaub verbrächte, vielleicht würde dann mehr gegen das Elend unternommen.

»Die Wolken sehen aus wie ein Wasserfall«, riss mich John aus meinen Gedanken. Und fügte nachdenklich hinzu: »Wenn es flüssige Wolken gibt, und sei es nur an einem einzigen, ganz bestimmten Ort auf der Welt, dann gibt es auch lebendige, gesunde Kinder für uns. Nichts passiert ohne Grund.«

Ich glaube, in diesem Moment liebte ich ihn noch einmal tausendmal mehr als je zuvor.

Nach einigen Tagen in Kapstadt fuhren wir weiter. Wir hatten noch etwas Zeit und beschlossen, über die Gardenroute und durch die Karoo bis nach Port Elizabeth zu fahren, von wo aus wir dann zurück nach Deutschland fliegen würden.

Irgendwo auf dem Weg fuhr John plötzlich von der Straße ab.

»Was ist los?«, fragte ich ihn verwundert. »Wollten wir nicht nach Port Elizabeth?«

Er hatte einen seltsamen Ausdruck auf dem Gesicht – eine Mischung aus Konzentration und gespannter Aufregung.

»Doch, ich habe nur das Gefühl, ich muss mir diesen Ort hier ansehen. Kann ich dir auch nicht erklären, ist nur ein ganz dringendes Gefühl.«

Ich sah ihn verwundert an. »Ist alles okay?«, fragte ich besorgt. »Geht es dir gut?«

»Es ging mir nie besser«, entgegnete John und musterte weiter angestrengt die Straße und den Ort, in den wir nun hineinfuhren. »Ich habe das Gefühl, ich muss mir das hier genauer ansehen.«

Kurz darauf parkte er den Wagen an einer Tankstelle, mitten im Dorf. Die Hauptstraße, von der wir gerade abgefahren waren, brauste nicht weit entfernt vorbei, in der Umgebung standen ein paar hässliche Häuser, und es waren ein winziger Supermarkt und ein Bottleshop zu sehen – das sind die Läden, in denen in Südafrika Alkohol verkauft wird.

Ich kratzte mich am Kopf und sah kopfschüttelnd John hinterher, der voller Tatendrang die kleine Straße hinunterlief.

»Kommst du?«, rief er ungeduldig zu mir herüber.

Ich folgte ihm zögernd. Was zum Teufel wollte er hier?

Wir überquerten eine weitere kleine Straße, und dann führten einige Stufen hinauf zu einem großen Platz, auf dem einige riesige alte Milchbäume standen, unter denen Straßenhändler ihre Holztiere und Perlenarmbänder feilboten. Eingefasst wurde der Platz von kleinen, offenen Restaurants und Pubs, in denen junge Leute Burger aßen und Bier tranken.

Ich war verblüfft. Was hatten Johns Spürsinn und Intuition denn hier nun wieder für ein verstecktes Geheimnis zutage gefördert?

Wir standen dort auf dem Platz unter den Milchbäumen und blickten erstaunt auf die vielen Pubs und Cafés.

»Ich verstehe das nicht«, sagte John ein ums andere Mal. »Wieso sind in einem winzigen Ort wie diesem derartig viele Lokale? Sind hier irgendwelche Sehenswürdigkeiten in der Nähe oder so was?«

Ich zog ratlos die Schultern hoch. Ich konnte es mir auch nicht erklären. Ich hatte noch nie zuvor von dem Ort gehört. Einigermaßen halbherzig folgte ich John, der, offenbar etwas Ungewöhnliches witternd, in freudiger Erregung durch die Straßen lief. In meinen Augen war es immer noch ein ganz normales, durchschnittliches, nicht einmal besonders hübsches südafrikanisches Dorf. Aber ich kannte John gut genug, um zu wissen, dass es etwas damit auf sich haben musste, wenn er derart entschlossen war.

Schließlich landeten wir in einer schmalen Straße, auf deren beiden Seiten recht hübsche Wohnhäuser standen. Soweit wir das beurteilen konnten. Denn die gesamte Länge der Straße war zugeparkt mit Pick-ups und Campingbussen, auf deren Ladeflächen und Dächern sich Surfboards stapelten. Überall tummelten sich Surfer, die einer nach dem anderen barfuß, braun gebrannt und von Meer und Sonne gebleichten, meist wild gelockten Haaren mit ihren Boards in kleinen Grüppchen in versteckten schmalen Wegen zwischen den Häusern verschwanden.

Wir rieben uns verwundert die Augen. Im Ort hatten zwar viele junge Leute in den Pubs gesessen, aber es hatte auf den ersten Blick keinerlei Hinweise darauf gegeben, dass es sich hier offenbar um so etwas wie einen extrem beliebten Surfspot handelte.

Wir beschlossen, einer Gruppe von Surfern in einen der schmalen Wege zu folgen. Und dann sahen wir, was der Grund war für die vielen Pubs und Restaurants und Surfer: Vor uns lag die unendliche Weite des Indischen Ozeans. Und der größte und längste Strand, den wir jemals zuvor gesehen hatten. Es war unmöglich zu sagen, wie weit er reichte, auf jeden Fall weiter, als wir schauen konnten.

Riesige, perfekte Wellen brachen sich gleich mehrfach in langen Linien auf dem glasklaren Wasser. Einmal einige Hundert Meter vor dem Ufer und dann noch zwei oder drei Mal bis hin zum Strand, wo sie im Auslaufen weite, gleichmäßige Bögen in den feinen Sand malten. Das Rauschen der brechenden Wellen übertönte alles. Es war eine solch gewaltige Brandung, dass über der gesamten Breite des Strandes bis in ungefähr hundert Meter Höhe ein dichter Dunst aus Gischt lag.

Dort standen wir wie angewurzelt am Kopf einer halb morschen Holztreppe, die die Surfer vor uns gerade hinuntergesprungen waren, und trauten unseren Augen nicht.

Es war einfach der perfekte Strand mit den perfekten Wellen. Wild und gewaltig und gefährlich. Man konnte die weißen Haie förmlich riechen und spürte instinktiv die reißenden Strömungen, die einen wie eine Badeente in den Ozean spülen konnten.

Eine weitere Gruppe Surfer drängte an uns vorbei. John, der sich nicht von der Stelle gerührt hatte, musste den Brettern ausweichen, da er mitten im Weg stand.

»Sorry, Bro, ich muss ein paar von den Wellen erwischen. ’n schönen Tag noch!«

Selbst die Surfer-Dudes in diesem Ort waren höflich.

»Oh, ja, sorry, ich bin gerade komplett überwältigt!«, sagte John und ging ein Stück zur Seite, ohne die Augen von dem Strand abzuwenden.

Der Surfer lachte. »Kann ich verstehen. Das hier ist wahrscheinlich der schönste Strand in Südafrika.« Und damit war er schon die Treppe hinuntergesprungen und lief mit großen Schritten zum Wasser.

Wir schauten gebannt auf die Wellen, wie hypnotisiert. Brechende Wellen haben denselben Effekt wie ein loderndes Feuer: Man kann nicht aufhören, hinzuschauen. Der Anblick fesselt die Augen.

Und dann sagte John mit unwiderlegbarer Gewissheit: »Hier werden wir ein Haus haben. Genau hier, in dieser Straße, in diesem Dorf, an diesem Strand. Das hier ist der Ort, nach dem ich mein ganzes Leben gesucht habe.«

Ich weiß noch, wie ich ihn zweifelnd von der Seite ansah. Klar, der Ort war nett und der Strand wirklich cool, die Wellen auch, aber ich konnte absolut nicht nachvollziehen, woher er diese Gewissheit nahm. Ich tat es als spontane Reaktion ab. Doch es sollte sich herausstellen, dass John es absolut ernst gemeint hatte.

*

Ich kraule Henrys Ohren. Der Nieselregen hat sein Fell in Locken gelegt. Das Fell auf seinen Ohren sieht jetzt so aus wie die blonden, feinen Haare kleiner Kinder, wenn sie mit roten Wangen aus dem Mittagsschlaf aufwachen, verschwitzt und noch halb in der Schlafwelt gefangen, mit im Nacken gelockten Haaren.

Wie oft ich an dieses Bild gedacht habe, wenn ich mir ausmalte, wie es werden würde, wenn unser Kind auf der Welt wäre! John und ich hatten als Kinder beide blonde Locken gehabt, ich war sicher, unser Kind wäre genauso gewesen, wie es vor meinem inneren Auge entstand, wann immer ich es mir vorstellte. Ein blondes, rotbäckiges, schlaftrunkenes Kind mit verschwitzten Locken im Nacken.

Es wird ein Traumbild bleiben. Ich bin nicht schwanger. Auch die Mühen dieses letzten Versuches waren umsonst. Vergeblich. Es ist so furchtbar anstrengend, nichts tun zu können, als zu hoffen und zu warten. Wir haben schon so lange keinen Einfluss mehr darauf, was mit unserem Leben geschieht.

Dass Johns Intuition uns damals an diesen Ort verschlug, war wirklich ein Glücksfall. Wie sich herausstellte, hatte er damit tatsächlich ein weiteres Zuhause für uns gefunden. Dieses kleine Dorf ist für uns zu einem Zufluchtsort geworden, es war eines der wenigen festen Fundamente in unserem Leben der letzten sieben Jahre.

Welche Auswirkungen vermeintlich kleine Entscheidungen haben können … Wären wir damals nicht spontan weiter nach Südafrika geflogen, hätte John dieses Dorf sehr wahrscheinlich nie entdeckt. Nichts passiert ohne Grund. Henry grumpft.

*

Wir blieben einige Tage in dem kleinen Ort, in einem Guesthouse direkt an dem endlosen Strand. Tag und Nacht rauschten die Wellen, es hatte etwas Ewiges und Beruhigendes. Diese Wellen rauschten schon seit Hunderten und Tausenden von Jahren an diesen Strand und würden sich auch in Hunderten und Tausenden von Jahren weiter an dieser Küste brechen. Das hatte etwas Tröstliches.

Wir schufen damals ein Ritual, welches wir bis heute pflegen, wenn wir dort sind: morgens Nescafé mit Milch. Dann eine Runde laufen am Strand. Dann in den Wellen herumtoben, bis der Hunger zu groß wird. Zum Frühstück Sandwiches mit Thunfisch, Käse und Zwiebeln. Es ist unter anderem dieses Ritual, an diesem Ort, welches uns in den vergangenen Jahren in die Lage versetzt hat, all das durchzustehen.

Damals, an diesem ersten Morgen mit dem neuen Ritual, saßen wir auf dem Balkon unseres Guesthouses und aßen Sandwiches und waren glücklich. Dann ging ich surfen, und John erkundete den Ort.

Bereits am zweiten Tag unseres Aufenthaltes kannte er so ziemlich jeden im Dorf, und ich war wieder einmal erstaunt, wie schnell er Bekanntschaften schloss. Alle grüßten ihn wie einen alten Freund und freuten sich, ihn zu sehen. Ich glaube, so viel wie in diesen Tagen habe ich mich noch nie am Kopf gekratzt.

Abends gingen wir ins Dorf, in einen der vielen Pubs, in denen das Essen, wie sich herausstellte, überall ganz hervorragend war, und unterhielten uns. Meistens darüber, dass John unbedingt ein Haus hier haben wollte. Wir würden, so sagte er, natürlich weiter an dem »Projekt Kinderkriegen« arbeiten, aber es könne ja nicht schaden, noch ein zweites Projekt zu haben. Und außerdem wisse er ganz genau, dass er hier leben wolle. Zumindest während des deutschen Winters.

Ich war gerührt von seiner Begeisterung, auch wenn ich sie immer noch nicht in dem Maße teilte, wie sie von ihm Besitz ergriffen zu haben schien. Und ich war von Herzen dankbar, dass John sich überhaupt wieder für etwas begeistern konnte, dass seine Lebensgeister zurückgekehrt waren und er wieder Freude empfand.

Als wir nach einigen Tagen aufbrachen, war John aufrichtig betrübt. »Ich wünschte, wir könnten hierbleiben«, sagte er. »Ich habe mich noch nirgendwo so wohlgefühlt.«

Und ich musste ihm versprechen, dass wir von nun an jedes Mal, wenn wir nach Afrika führen, auch hierher zurückkommen würden.

Als wir Afrika nach all den Wochen von Port Elizabeth aus verließen – das seinen Spitznamen »Windy City« übrigens zu Recht trägt –, war ich überzeugt, wieder schwanger zu sein.

»Freu dich nicht zu früh«, warnte John. »Es kann so viel schiefgehen …«

Aber ich war mir absolut sicher. Ich hatte komische Essgewohnheiten, der Kaffee schmeckte mir nicht mehr, ich musste ständig zur Toilette, meine Brüste spannten – all die Anzeichen, die ich auch in der letzten Schwangerschaft gehabt hatte. Mir schien es nur logisch zu sein: In Afrika fühlte ich mich immer so viel wohler als in Deutschland, und wir hatten auf dieser Reise wieder zu uns gefunden, zu uns selbst und zu uns als Paar. Es fühlte sich an, als sei endlich alles wieder gut. Es war also ganz natürlich, dass ich unter diesen Umständen wieder schwanger geworden war. Ich hatte keinerlei Zweifel.

Als wir zurückkamen, kaufte ich mir gleich einen Test, in der festen Überzeugung, am Morgen nach unserer Rückkehr wieder um Johns Hals fliegen zu können – mit dem gleichen Gefühl überbordender Freude wie beim ersten Mal, in der festen Überzeugung, uns am nächsten Tag wieder in diesen Zustand absoluten Glücks zurückversetzen zu können.

Voller Vorfreude verschwand ich also am nächsten Morgen auf der Toilette und malte mir, während ich ungeduldig wartete, aus, mit welchen Worten ich John die freudige Nachricht überbringen würde und wie wir uns lachend und unendlich erleichtert in den Armen liegen würden.

Ungeduldig schaute ich wieder und wieder auf den Test, der Strich im Kontrollfenster war definitiv in Ordnung – aber warum erschien daneben kein zweiter Strich? Ich hielt den Test unter die Lampe und bewegte ihn in verschiedene Richtungen, vielleicht war die Linie noch zu schwach? Aber da war nichts.

Das ist ja krass, dachte ich, wie kann ich mich denn so geirrt haben? Ich war mir doch absolut sicher gewesen. Und auf einmal fühlte ich eine riesige schwarze Welle aus Enttäuschung über mir zusammenschlagen und eine tiefe Trauer in mir aufsteigen, von der ich geglaubt hatte, sie vertrieben zu haben.

Blitzschnell unterdrückte ich das Gefühl und tauchte durch das schwarze Wasser über meinem Kopf zurück an die Oberfläche. Jetzt wollen wir das mal nicht überbewerten, so schlimm ist es ja nun auch nicht, sagte ich mir wieder und wieder. Aber ich konnte nicht leugnen, dass ich zutiefst enttäuscht war. Und unbeschreiblich traurig.

Gleichzeitig verstörte es mich, dass ich offenbar so falschgelegen hatte mit meiner Vorahnung. Bedeutete das, dass ich meinem Körper nicht mehr trauen konnte? Bevor ich schwanger geworden war, hatte ich nie irgendwelche Anzeichen für eine Schwangerschaft gehabt, nur als ich es auch wirklich war. Nun hatte ich exakt die gleichen Symptome gehabt – wie konnte ich mich nur so irren?

Hätte ich eine Ahnung davon gehabt, dass dies in einer sehr

abgeschwächten Form die Gefühle waren, welche mich die nächsten sieben Jahre meines Lebens begleiten sollten, wäre ich nicht so ruhig geblieben. Wenn ich gewusst hätte, was uns bevorstand, hätte ich anders reagiert.

Damals aber machte ich mir keine allzu großen Gedanken darüber. Nur gut, dachte ich, dass ich John nichts von dem Test erzählt habe. So konnte ich einfach auf die Menstruation warten und ihm dann beiläufig mitteilen, dass es wohl doch nichts war.

Ich wickelte den Test in eine Plastiktüte und brachte ihn direkt in die Mülltonne, wo ich ihn unter anderen Müllsäcken verbarg, und vertrieb mit einem Schulterzucken die Enttäuschung. John und ich waren wieder zusammengewachsen, und das war alles, was zählte. Dafür war ich über alles dankbar. Dann würden wir eben beim nächsten Mal schwanger. Wir würden es einfach wieder versuchen, bis es klappte. Wie der Webervogel mit seinen Nestern. Wir müssen Geduld haben.

An diesem Morgen nach unserer Rückkehr aus Afrika hielt ich den ersten negativen Schwangerschaftstest meines Lebens in der Hand.

Den ersten von 84.

6. Kapitel

Ich schaue aus dem Fenster. Es regnet immer noch dünne Bindfäden. Gut für die Pflanzen, denke ich. Dies ist die beste Art von Regen für die Pflanzen. Ein solch feiner, stetiger Nieselregen lässt das Wasser in den Boden sickern. Bei einem heftigen Regenguss hingegen läuft das Wasser nur über die Oberfläche, in den nächsten See oder Fluss oder die Kanalisation. Viel auf einmal ist nicht immer besser.

*

Sechs Monate nach unserer Rückkehr war ich immer noch nicht wieder schwanger. Jeden Monat war ich mir absolut sicher, dass es geklappt hatte, so wie ich mir in Afrika sicher gewesen war. Erst die Menstruation ließ Monat für Monat keinerlei Zweifel daran aufkommen, dass sich diese Schwangerschaften nur in meiner Vorstellung abspielten. Den negativen Tests glaubte ich nämlich nicht mehr.

Eingebildete Schwangerschaftsanzeichen. Nie hätte ich für möglich gehalten, dass es so etwas gibt. Nicht bei Menschen zumindest. Ein Wunsch, der so stark wird, dass er sich in körperlichen Symptomen äußert. Ich kannte das von unserer alten Labradorin früher, welche ziemlich regelmäßig scheinschwanger gewesen war, dicke Gesäugeleisten bekam und all unsere Kuscheltiere in ihre selbst gebauten Nester schleppte. Aber bei mir? Ich mochte ja idealistisch sein, was meinen Job anging, aber abgesehen davon war ich ein Mensch der Logik und Disziplin, das passte nicht zu mir.

Andererseits, nach meinen Erfahrungen am Tag der Nachuntersuchung, mit den völlig unsteuerbaren Reaktionen auf eine bedrohliche Situation, konnte ich gar nichts mehr ausschließen.

Anfangs hatte ich den allmonatlichen Symptomen keine große Bedeutung beigemessen. Seit wir aus Afrika zurück waren, stand der Wunsch nach einer erneuten Schwangerschaft im Vordergrund meiner Bemühungen und so war es wahrscheinlich normal, dass ich mehr auf Zeichen achtete, die damit zu tun haben könnten. So, wie wenn man darüber nachdenkt, sich ein weißes Pferd zu kaufen, und plötzlich überall nur noch weiße Pferde sieht. Oder wenn man vor etwas Angst hat und plötzlich überall Beispiele dafür findet, dass diese Angst begründet ist. Dass sich einfach die Wahrnehmung automatisch auf das konzentriert, was einen am meisten beschäftigt. In meinem Fall waren es eben Schwangerschaftsanzeichen. Logisch, wenn man sich ein Kind wünscht.

Ich wusste ja nicht, welche Ausmaße das annehmen würde. Und so fand ich mich damit ab, dass meine »Schwangerschaften« sich als Wunschgespinste erwiesen, nahm es hin, dass in jedem Monat die frisch aufgekeimte Hoffnung und Zuversicht von der Blutung niedergetrampelt und ausgelöscht wurde. Ließ jeden Monat wieder neue Hoffnung und Zuversicht aufkeimen. Positive Gedanken, so sagte man doch, seien die Grundlage für den Erfolg von allem. Es führte zu nichts.

Ich wechselte noch einmal den Frauenarzt. Zu meinem ursprünglichen Arzt ging ich schon lange nicht mehr. Mein Erlebnis bei der Nachuntersuchung im Krankenhaus hatte mehr als deutlich gemacht, dass ich dort nicht mehr hingehen konnte. PTBS, posttraumatische Belastungsstörung. Ich hätte damals auf den befreundeten Arzt hören sollen. Offenbar muss man tatsächlich nicht im Irak gewesen sein, um ein solches Trauma zu erleiden …

Die zwei Frauenärzte, bei denen ich zwischendurch gewesen war, hatten mir wie der erste versichert, alles sei in bester Ordnung, man müsse einfach nur ein bisschen Glück haben, um schwanger zu werden.

Nun also der vierte. Wie schon seinen Vorgängern erklärte ich auch diesem Arzt, was vorgefallen war, berichtete von den zwei Operationen und davon, dass ich seitdem nur noch eine sehr spärliche Blutung hätte.

»Das macht gar nichts«, sagte der Arzt jovial, »Sie sind kerngesund, was Sie brauchen, ist das richtige Timing!«

Ich sah ihn verständnislos an.

»Sie wissen doch sicher, dass man nur an ein bis zwei Tagen pro Zyklus schwanger werden kann. Sie müssen den richtigen Zeitpunkt treffen.«

Okay, dachte ich, das kann ja nicht so schwierig sein.

Der Arzt erklärte mir, welche Rolle Ovulationstests dabei spielten, was GVNP ist, wie man sich vor und nach dem Verkehr verhalten soll, was man tun darf und was nicht. GVNP – Geschlechtsverkehr nach Plan. Harmlos, dachte ich. Ein bisschen seltsam vielleicht – wer verabredet sich denn bitte zum Sex? Das war schon etwas schräg, aber wenn es sein musste, um ein Kind zu bekommen …

Und damit überschritten wir das erste Mal eine Grenze und taten etwas, das für uns nie infrage gekommen wäre. Die erste Grenze von vielen, die noch folgen sollten.

Dieser Arztbesuch war der Beginn der Kinderwunsch-Mühle. Mit dem Überschreiten dieser ersten Schwelle, dem vermeintlich harmlosen Verabreden zum Sex, gerieten wir zwischen ihre Räder und in einen Mechanismus, aus dem es kein Entkommen gab und der unser Leben in einer Weise kontrollieren sollte, wie wir es uns niemals hätten vorstellen können. Niemals.

*

Bei der Erinnerung an diese furchtbare Zeit wird mir übel. Ich stehe auf und gehe in die Küche, um noch ein Glas Wasser zu trinken. Mir ist so schlecht, dass ich nur mit Mühe den Brechreiz unterdrücken kann. Vorsichtshalber lehne ich mich über das Spülbecken und klammere mich an der Porzellankante fest. Erbrechen ist für mich etwas ganz Schreckliches. War es schon als Kind. Vielleicht weil es auch so etwas ist, über das man keine Kontrolle hat. Glücklicherweise habe ich meine Methoden über die Jahre perfektioniert und kann es heute unterdrücken. Ob das gesund ist, ist natürlich eine andere Frage …

Nicht zum ersten Mal muss ich, während ich mit allen Mitteln gegen den Brechreiz ankämpfe, an Menschen mit Bulimie denken. Es entbehrt nicht einer gewissen Ironie, dass wir uns genau die gegenteilige Kontrolle über unsere Körper angeeignet haben. Es war für mich immer ein absolutes Rätsel, wie Menschen freiwillig erbrechen können – bis ich verstanden habe, dass nichts daran freiwillig ist. Es ist eine Sucht. Und eine Sucht nun mal die krasseste Form von Kontrollverlust.

*

Wir setzten also die Empfehlung des Arztes in die Tat um.

Als er das Vorgehen erläutert hatte, hatte es so geklungen, als sei es das Einfachste der Welt und ein Riesenspaß: Eisprungtests kaufen, ab dem vierten Zyklustag testen, an den Tagen mit einem positiven Test Sex haben. Ganz einfach.

Die Wirklichkeit sah jedoch ziemlich anders aus.

Anfangs kaufte ich die teuren Eisprungstest mit einem digitalen Display, in dem ein leerer Kreis oder ein Smiley erschien, je nachdem, ob es ein guter oder schlechter Tag war, um schwanger zu werden.

Ich freute mich bei jedem positiven Test, bei jedem Smiley, als hielte ich bereits einen positiven Schwangerschaftstest in der Hand. Der Arzt hatte gesagt, ein positiver Eisprungtest sei schon die halbe Miete, das musste ja bedeuten, dass ich diesmal schwanger werden würde!

Er hatte außerdem gesagt, ich solle bestimmte Sachen nicht mehr essen und trinken, da diese eine Einnistung gefährden könnten. Verzicht wurde nun zu einem normalen Teil meines Lebens.

Es hatte mir keinerlei Schwierigkeiten bereitet, auf alles Mögliche zu verzichten, als ich schwanger war, es war überhaupt keine Frage gewesen, ich hatte das für unser Baby getan. Aber jetzt all diese Maßnahmen einzuhalten, ohne überhaupt nur einen positiven Test zu haben, kam mir schon irgendwie übertrieben vor. Zumal ich zuvor ja auch schwanger geworden war, ohne auf all das zu achten. Aber wenn der Arzt es sagte, würde es schon seine Richtigkeit haben.

Also verzichtete ich auf mein heiliges Kaffeeritual mit John morgens im Bett, wenn wir in der Heimeligkeit des anbrechenden Tages mit einer Tasse dampfenden, duftenden, frisch aufgebrühten Kaffees in der Hand die letzte Ruhe genossen und uns wappneten für die Gefechte des Tages. Ein paarmal versuchte ich, meinen Kaffee durch entkoffeinierten zu ersetzen, aber nein, das war nicht das Gleiche.

Es gab stürmische, kalte Herbst- und Wintertage (damals hatten wir noch deutsche Freunde, das sollte sich allerdings bald ändern), an denen alle um das Lagerfeuer herumsaßen und Glühwein tranken und ich das natürlich nicht durfte und einfach so gerne zumindest einen Yogitee getrunken hätte, um mich einigermaßen aufzuwärmen. Aber Yogitee enthält Zimt, und Zimt stand auf der Liste der Dinge, die eine Schwangerschaft angeblich verhindern können. Also trank ich scheußlichen Kamillentee.

Besser kein Risiko eingehen, dachte ich, das würde ich mir ja ewig vorwerfen, wenn ich dadurch eine Einnistung behindern oder, wenn der Embryo schon eingenistet sein sollte, eine Abstoßung auslösen würde.

An den Abenden solch eisiger Tage, nachdem ich mit meinem Kamillentee neben meinen Freunden und John in der Kälte gesessen und zugesehen hatte, wie sie alle mit geröteten Wangen immer heiterer wurden, hätte ich schließlich nichts lieber getan, als mich in eine wohlig heiße, tröstliche Badewanne zu legen. Aber Baden war ebenfalls ein absolutes Tabu, Wärme insgesamt. Auch Wärmflaschen oder Saunagänge fielen darunter, selbst das Duschen sollte nicht zu heiß ausfallen.

Also stand ich am Abend eines solchen Tages frierend unter einer lauwarmen Dusche, während unten im Wohnzimmer unsere Freunde unseren Rotwein tranken und lachten, und sagte mir immer und immer wieder, dass ein Kind ja wohl mehr wert sei als ein lustiger Abend mit Freunden, ein heißes Bad oder eine Tasse Yogitee.

Natürlich gab es auch keine Sushi-Partys mit Freundinnen mehr, keinen Sport, keinerlei körperliche Belastung … Käse oder Aufschnitt einzukaufen wurde zu einer echten Aufgabe. Es durfte keine Rohmilch verarbeitet sein, und Fleisch oder eben Aufschnitt mussten komplett durchgegart sein.

Einkaufen wurde zu einer Aufgabe. Zu einem Punkt auf der To-do-Liste:

Artikel für Fachmagazin schreiben – min. 35 Seiten.
Abgabetermin: Ende der Woche.
Röntgenbilder des Pferdes von Frau S. anfordern.
Differenzialdiagnostik Fall F. fertigstellen.
Vortrag vorbereiten.
Käse und Aufschnitt einkaufen.

Um kein Risiko mehr einzugehen und den Vorgang zu beschleunigen – es bestand ja schließlich die Möglichkeit, dass ich bisher nicht schwanger geworden war, weil der Käse, den ich gekauft hatte, eben doch Rohmilch enthielt –, kaufte ich nur noch eine bestimmte Sorte, bei der ich sicher wusste, dass sie auch wirklich aus abgekochter, pasteurisierter, desinfizierter Milch hergestellt war. Schmeckte auch so. Also nach nichts. Und Chemie. Aber lieber nichts riskieren. Ein kleines Opfer, dachte ich, für ein Kind.

Aus denselben Gründen verzichtete ich auf das Reiten und Joggen und Sport insgesamt, denn Erschütterungen sollten auch nicht gerade gut sein in der Frühschwangerschaft. In Afrika sagt man:

Tanz nicht, wenn du den Korb mit den Eiern trägst. Und genau das tat ich. Ich bewegte mich wie in einer Welt aus Glas, in ständiger Vorsicht, bloß nicht irgendwo anzustoßen oder einen falschen Schritt zu tun – und verzichtete auf so ziemlich alles, was mein Leben lebendig und glücklich gemacht hatte.

Es war ein Unterordnen aller Bestandteile meines Lebens unter dieses eine Ziel: ein Kind zu bekommen. Ich hielt das aus und durch, weil ich einfach davon ausging, dass es im nächsten Zyklus schon klappen würde mit dem Baby. Und dann im nächsten. Und im nächsten.

So vergingen erst Monate, dann Jahre.

Unser Leben war bestimmt von meinem Zyklus. Wir wussten beide zu jeder Zeit, an welchem Tag meines Zyklus wir uns befanden, wann die Einnistung erfolgen müsste, wie viele Tage es noch bis zum Tag der Menstruation waren, dem Tag, an dem die Würfel fielen … John hatte sogar eine Zyklus-App auf seinem Telefon. Und in meinem Kopf war die ganze Zeit dieser eine Gedanke: Es wäre besser, die Männer würden nicht über jedes Detail des Zyklus Bescheid wissen. Der Druck war auch so schon groß genug, es war mit Sicherheit nicht hilfreich, diesen noch zu vergrößern, indem die Männer stündlich auf ihr Telefon schauen mussten, um zu sehen ob es an der Zeit war, aus einem Meeting zu stürmen und nach Hause zu fahren. Um dort auf Kommando Sex zu haben. In Gedanken noch in dem Meeting, das sie, irgendeine Entschuldigung murmelnd, dreißig Minuten zuvor verlassen hatten und welches nun vielleicht in ihrer Abwesenheit den Bach runterging … Natürlich stürmen auch die Frauen aus Meetings, nur für eine Frau ist es nun einmal einfacher, »auf Kommando« Sex zu haben. Nein, das war nicht gut, und natürlich war es erst recht nicht gut für eine Liebesbeziehung …

Es war gruselig und zum Verzweifeln, denn es gab keine Alternative.

Wir richteten uns genau nach den Empfehlungen des Arztes, welche laut seiner Aussage ja quasi eine Schwangerschaft garantierten. Man müsse einfach nur den richtigen Zeitpunkt treffen, hatte er gesagt. Das zementierte den festen Glauben in mir, dass es ja »diesmal« geklappt haben müsste.

Und so nahmen die Schwangerschaftsanzeichen, die ich mir Monat für Monat wieder einbildete, bizarre Ausmaße an: Bereits wenige Tage nach dem Eisprung war ich mir sicher, Einnistungsschmerzen, ziehende Mutterbänder und Übelkeit zu verspüren. Was natürlich vollkommener Unsinn war – selbst wenn es in einem der Zyklen geklappt hätte, wären die Anzeichen niemals so früh aufgetreten, sondern erst Tage oder gar Wochen später. Eine Tatsache, die mir bewusst war. Dennoch waren die Anzeichen da, ich musste ständig auf die Toilette, mir war schlecht, ich konnte nicht schlafen, und ich hatte komische Essgewohnheiten.

War mir in einem Zyklus ganz besonders übel, stieg die Hoffnung augenblicklich ins Unermessliche, denn das konnte ja nur bedeuten, dass ich bereits erhöhte HCG-Werte hatte. (Was natürlich ebenfalls Unsinn war, denn dafür kann es etliche Gründe geben. Die Hormone, die einem während einer Kinderwunschbehandlung verabreicht werden, rufen beispielsweise noch weitaus schlimmere Übelkeit hervor …)

Verspürte ich ein Ziehen in den Brüsten, womöglich gar an der Seite, begann ich innerlich zu jubeln, denn: Natürlich konnten die Brüste infolge von PMS schmerzen, aber nicht seitlich. Wenn es also seitlich zog, musste es ganz klar auf eine Schwangerschaft hinweisen.

Jedes Ziepen bekam eine Bedeutung. Jeder noch so normale Vorgang wurde von mir bemerkt, bewertet und abgewandelt, bis er zu einem Hinweis auf eine Schwangerschaft geworden war.

Löste ein Geruch bei mir Übelkeit aus, machte ich einen Frühtest, denn ein besserer Geruchssinn war ja eines der sichersten Schwangerschaftsanzeichen. War dieser Test dann negativ, tröstete ich mich damit, dass die ja, laut Internet, unzuverlässig waren. Der nächste Test würde die Schwangerschaft dann schon nachweisen.

Es spielte absolut keine Rolle, dass der Geruch sehr wahrscheinlich auch bei jedem anderen Menschen mit einem normal ausgeprägten Geruchssinn Übelkeit hervorgerufen hätte, dass Tausende, Millionen von Frauen jeden Monat nicht schlafen konnten, schmerzende Brüste hatten, Unterleibsziehen und komische Essgewohnheiten – einfach, weil sie unter dem ganz normalen prämenstruellen Syndrom litten.

Ich versuchte, ein Kind zu bekommen, der Arzt hatte gesagt, wenn man an den richtigen Tagen Sex hätte und auf bestimmte Dinge verzichtete, würde man auf jeden Fall schwanger, also waren diese »Anzeichen« bei mir ganz klar Hinweise auf eine Schwangerschaft. Und so lief ich mit einem Lächeln durch die Tage, hielt mir gedankenverloren meinen Bauch, wenn ich im Supermarkt an der Kasse stand, und unterhielt mich mit meinem Kind, wenn ich allein war.

Ich wurde abhängig von Google. Ich googelte Schwangerschaftsanzeichen und die Erfolgsgeschichten anderer Frauen. Immer und immer wieder. Obgleich ich mir nach jeder dieser Google-Attacken schwor, dies sei auf jeden Fall das letzte Mal gewesen, tat ich es immer wieder. Es war eine Sucht. Ich brauchte die Bestätigung, dass andere Frauen genau »meine« Anzeichen gehabt hatten und dann auch tatsächlich schwanger gewesen waren. Als würde das die Wahrscheinlichkeit erhöhen, selbst schwanger zu sein. Und so googelte ich. Manchmal mehrmals am Tag.

Am Anfang hatte ich nichts von dem verstanden, was dort zu lesen war: »GVNP SS ss IUI TF Blasto Sternchen Tf PU BW ES ET NMT Kryo Tf ICSI IVF Gmsh, Mumu GM SG BT SST …« Es war wie ein Morsecode.

Also googelte ich die Abkürzungen und war bald ebenso vertraut mit ihnen, wie es offenbar die anderen Frauen in den Chats waren:

GVNP = Geschlechtsverkehr nach Plan

SS = Schwangerschaft

ss = schwanger

IUI = Intrauterine Insemination

Blasto = Blastozyst (fünf Tage alter Embryo)

Sternchen = Totgeburt, Abort, verhaltener Abort, Fehlgeburt
FG = Fehlgeburt
Tf = Embryotransfer
PU = Punktion
BW = Brustwarzen
ES = Eisprung
ET = Errechneter (Geburts-)Termin
NMT = Nicht-Menstruationstag (Tag, an dem die Menstruation kommen müsste und hoffentlich ausbleibt)
Kryo Tf = Transfer mit eingefrorenen Embryonen
ICSI = Intracystoplasmatische Spermieninjektion
Gmsh = Gebärmutterschleimhaut
Mumu = Muttermund
GM = Gebärmutter
SG = Spermiogramm
BT = Bluttest
SST = Schwangerschaftstest
Kiwu = Kinderwunsch

Relativ schnell fand ich zudem heraus, dass es von besonderer Bedeutung war, die richtigen Suchworte einzugeben. Schließlich wollte ich nur die Beiträge von den Frauen lesen, die dann auch wirklich schwanger geworden waren, und auf keinen Fall die von jenen, die sich die Anzeichen am Ende doch nur eingebildet hatten. Also Frauen wie mir.

Es gibt natürlich Tausende verschiedener Foren zum Thema Kinderwunsch im Internet – wichtig für meine Suche war der Unterschied zwischen »Kiwuforen« und »SS-Foren«. Die Frauen in den »Kiwu-Foren« steckten noch mitten in irgendwelchen Versuchen und münzten im Zweifel jede Nebenwirkung der Medikamente in Anzeichen für eine Schwangerschaft um. Die Frauen aus den »SS-Foren« hingegen hatten es geschafft: Sie hatten einen positiven Schwangerschaftstest bekommen und berichteten nun von ihrer Schwangerschaft.

Also war es wichtig, in den SS- und nicht in den Kiwu-Foren nach Schwangerschaftsanzeichen zu suchen, denn ich wollte ja wissen, wie es bei denen war, die dann auch wirklich schwanger waren.

Während ich also immer mal wieder (ständig) diese Einträge las, machte ich eine bemerkenswerte Entdeckung, die mir einen einigermaßen kalten Schauer den Rücken hinuntertrieb: Kaum hatte eine Frau es aus dem Kinderwunschforum ins Schwangerschaftsforum geschafft, ging eine krasse Veränderung in ihr vor.

Solange sie noch in den Kinderwunschforen aktiv war, schrieb sie mitfühlende Sätze wie: »Das tut mir soooo leid mit dem negativen Ergebnis bei dir, ich war mir auch schon ein paarmal total sicher, dass ich ss war, und dann waren es doch nur die Hormone ... Es ist sooo schlimm, ich weiß genau, was du durchmachst.« Oder: »Ich habe auch schon ein Sternchen, es ist so schwer, das zu verkraften, aber man muss nach vorne schauen, und andere hier im Forum sind nach drei oder mehr Sternchen auch gesund schwanger geworden. Ich bin sicher, bei uns klappt es jetzt auch! Dann werden wir Aprilmamis!«

Sie fieberte mit den anderen mit, tauschte sich aus über das »Hibbeln« und wie man mit Eisprungstests schon eine Woche vor dem NMT Hinweise auf eine Schwangerschaft bekommen kann, schrieb Sätze wie: »Jedenfalls müssen wir nicht alleine hibbeln! Es ist soo toll, dass wir ungefähr gleichzeitig unseren Transfer hatten! Ich drück dir so sehr die Daumen!« Dann folgten unzählige Herzchen-, Daumendrück-, Glücksklee- und Baby-Emojis.

Und kaum hatte es dieselbe Frau aus dem »Kiwu-Forum« in das »SS-Forum« geschafft, verwandelte sie sich plötzlich von einer mitfühlenden, empathischen Person in eine zickige, überhebliche Besserwisserin. Dieselbe Frau, die sich nur wenige Wochen zuvor in den Kiwu-Foren mit ihren Leidensgenossinnen darüber ausgetauscht hatte, wie viel besser man doch Schwangerschaftsanzeichen in den SS-Foren googeln könne, denn da habe man ja zumindest die Gewissheit, dass es sich nicht um eingebildete Anzeichen handele, schrieb plötzlich: »Du weißt aber schon, dass das hier ein reines Schwangerschaftsforum ist? Hier sind nur wir Schwangeren! Wenn du nicht sicher schwanger bist, hast du hier nichts verloren. Deine Frage gehört in das Kinderwunschforum, wende dich bitte an die.«

Als hätte sie nicht gerade noch selber in das Kinderwunschforum »gehört«. Ich fand das so erschütternd, dass ich mir in diesem Augenblick vornahm, niemals, niemals, niemals herablassend oder arrogant auf eine Frau zu schauen, bei der es leider noch nicht zu einer Schwangerschaft gekommen ist, oder mich gar so zu verhalten, als hätte ich nicht selbst einmal einen Kinderwunsch gehabt – egal wie viele Kinder ich bis dahin bekommen haben würde und wie viele total unkomplizierte Schwangerschaften hinter mir lägen.

Die Bedeutung der Suchworte war also groß, und so googelte ich Sachen wie: »SS Anzeichen ES +3 schwanger« oder »SS Anzeichen ES+2 positiver SST«. Die Vorschläge von Google wiesen darauf hin, dass auch andere Frauen gezielt nach solchen Einträgen suchten.

Es reichte, »sichere ss« einzugeben, und schon ergänzte das Programm zu »sichere schwangerschaftsanzeichen« in den Suchvorschlägen und direkt darunter: »sichere schwangerschaftsanzeichen vor periode«. Für die englischen Suchergebnisse reichte »early si«, und es erschien »early signs of pregnancy«.

Offenbar war ich nicht die Einzige, die danach suchte. Wäre es kaum gegoogelt worden, wäre es wohl nicht bereits nach sieben Buchstaben in den Suchvorschlägen aufgetaucht. Das war interessant, denn die Frauen, die Schwangerschaftsanzeichen googeln, tun das sicher nicht aus der Angst heraus, sie könnten schwanger sein, sondern weil sie sich vergewissern möchten, dass es geklappt hat mit dem ersehnten Baby. Frauen mit einem Kinderwunsch. Möglicherweise, dachte ich damals, gibt es viel, viel mehr Frauen, die es schwer haben, ein Kind zu bekommen, als man sich vorstellen kann.

Die Chats, die sich beim Suchen öffneten, waren ein Paradies für mich. Wieder und wieder las ich die Beiträge von den Frauen, die dieselben Anzeichen gehabt hatten wie ich und dann schwanger waren. Erdreistete sich jemand, in einem Beitrag anzumerken, dass diese »Schwangerschaftsanzeichen« ebenso gut dem PMS geschuldet sein könnten oder schlicht Nebenwirkungen der Hormone (falls welche verabreicht wurden), man solle sich wirklich lieber nicht zu früh freuen, das ende ja dann nur in Enttäuschung und so weiter, klickte ich das genervt weg.

Nach jeder dieser Google-Attacken war ich genauso schlau wie vorher, nur noch tausendmal hoffnungsvoller, dass es nun wirklich geklappt haben könnte. Weil ich alle »negativen« Beiträge einfach ausblendete. Die »Mahnerinnen« und diejenigen, bei denen sich herausgestellt hatte, dass die Anzeichen nichts mit einer Schwangerschaft zu tun gehabt hatten, verbuchte ich unter »Schwarzseher«. Es waren ausschließlich die positiven Ergebnisse, die mich interessierten. Und da ich wusste, dass dies eine perfide Art des Selbstbetruges war, löschte ich jedes Mal den Browserverlauf und nahm mir fest vor, nie wieder nach Schwangerschaftsanzeichen zu googeln.

Aber wie das so ist mit Abhängigkeiten: So einfach wird man sie nicht los. Nach ungefähr drei Jahren kannte ich wahrscheinlich jeden Eintrag, der zu diesem Thema im Internet zu finden ist. Weltweit.

*

Ich krümme mich enger zusammen. Die Krämpfe in meinem Bauch sind grausam.

PMS. Prämenstruelles Syndrom. Das ist ein Begriff, der gar nichts aussagt. Weil niemand wirklich erklären kann, was es eigentlich ist, das die Frauen in der Woche vor ihrer Menstruation nicht schlafen lässt, ihnen Kopfschmerzen und Übelkeit bereitet, sie niedergeschlagen und dünnhäutig macht und sie bei jeder kleinsten Gelegenheit weinen lässt.

Ich habe eine Theorie: Vielleicht liegt der Grund für die miese

Verfassung der meisten Frauen zum Ende ihres Zyklus an der unbewussten Gewissheit, dass sie nicht schwanger sind. Möglicherweise handelt es sich schlicht um einen evolutionsbiologischen Vorgang, der im Unbewussten abläuft. Unabhängig davon, ob die Frau einen Kinderwunsch hat oder nicht. Die Natur, die ihrem Drang nach Fortpflanzung nachgehen möchte … Oder es sind eben einfach nur Hormone. Ob darüber schon einmal geforscht wurde? Wenn ich nicht so kaputt und nicht ohnehin alles egal wäre, würde ich es googeln …

*

Wenn ich nachts nicht schlafen konnte, stellte ich mir vor, wie wundervoll alles werden würde, wenn das Kind auf der Welt wäre, wie viel Freude wir haben würden. Ich rechnete mir das genaue Geburtsdatum aus (ich wusste ja zu jeder Zeit auf Stunden genau, wann mein Eisprung war, und da das Internet voll ist mit Onlinerechnern zum Bestimmen des Geburtstermins, war es ein Leichtes und immer wieder wundervoll: der Geburtstag meines Kindes!) und sah nach, welches Sternzeichen es sein würde. Oh, Löwe, dachte ich dann, da müssen wir aber aufpassen, dass es nicht überheblich und arrogant wird.

In den Zyklen, in denen der Geburtstermin in den Winter fiel, zerbrach ich mir den Kopf darüber, dass das arme Kind dann ja immer Wintergeburtstage feiern müsse und wie wir sicherstellen könnten, um diese Zeit immer in Afrika in der Wärme zu sein.

Ich machte mir nicht nur Gedanken darüber, welches hier übliche Sternzeichen unser Kind haben würde, ich erweiterte es auf die chinesischen Sternzeichen. War klar, dass wir in einem Jahr kein Kind mehr bekommen würden, schlug ich nach, welches chinesische Sternzeichen das Baby haben würde, wenn es dann in dem darauffolgenden Jahr geboren würde.

Hase, Drache, Schlange, Pferd, Ziege, Affe, Hahn. Sieben Jahre, sieben Sternzeichen, kein Baby.

Irgendwann schlug der Kontrollverlust in meinem Leben um in eine OCD. Eine Obsessive Compulsive Disorder, ein komplizierter Name für eine simple Zwangsstörung. Jedenfalls würde ich mir diese Diagnose stellen. Schnitt ich Gemüse oder Obst oder Salat, zählte ich die Anzahl der Schnitte. Bestimmte Zahlen wie 4, 6, 13 oder 15 durften nicht herauskommen, denn sie brachten Pech. Eine Folge meiner intensiven Beschäftigung mit den Mythen und dem Aberglauben in China und Europa. Es spielte dabei keine Rolle, dass zum Beispiel die Zahl 6 in China als Glückszahl gilt und nur in Europa mit dem Bösen in Verbindung gebracht wird, auch nicht, dass man dafür an den Teufel hätte GLAUBEN müssen – die ganze Angelegenheit hatte mit Logik nichts zu tun. In der Praxis sah es so aus, dass ich mich bereits ab der Hälfte eines Kohlkopfes, einer Gurke oder einer Süßkartoffel nur noch darauf konzentrierte, eine »positive« Zahl hinzubekommen. Oft blieb das letzte Stück dann viel kleiner oder viel größer als der ganze Rest – nur damit die Anzahl der Schnitte und Stücke kein Pech brachte. Bei jemandem, der jeden Tag frische Mahlzeiten zubereitet, wie ich es tue, ist das eine ziemlich nervenaufreibende Angelegenheit.

Ich begann, Zahlen zu addieren und Quersummen zu bilden (auch hier waren bestimmte Zahlen »gut« und andere »schlecht«), um herauszufinden, ob es ein gutes oder ein schlechtes Zeichen war. Hotelzimmer, Flugnummern, Autokennzeichen, Tage, Monate und Jahreszahlen.

Fiel der Eisprung auf ein bestimmtes Datum, welches eine »gute« Quersumme hatte, brach ich in Begeisterung aus. War das Datum nicht optimal, manipulierte ich die Quersumme, indem ich entweder nur den Tag und den Monat addierte oder eben auch noch die Jahreszahl oder nur die letzten beiden Ziffern der Jahreszahl …

Ich addierte in diesen Jahren so viele Zahlen, dass sich meine Fähigkeiten im Kopfrechnen erheblich verbesserten. Was nicht heißen soll, dass ich jetzt wahnsinnig gut darin bin, aber vorher war ich noch schlechter. Ich entdeckte dabei eine mathematische Besonderheit, und weil ich glaubte, dafür bestimmt einen Nobelpreis zu bekommen, habe ich recherchiert und herausgefunden, dass das Phänomen wohl außerordentlich bekannt ist – aber damals dachte ich, ich sei die Erste, der das aufgefallen sei: Egal aus welcher Summe man die Quersumme bildet, sobald man eine 9 oder eine 18 hinzuzählt, bleibt die Quersumme gleich. Also:

5 + 7 = 12 = 3
5 + 7 + 9 = 21 = 3
5 + 7 + 18 = 30 = 3
19832 + 87645 = 107477 = 26 = 8
19832 + 87645 + 9 = 107486 = 26 = 8
19832 + 87645 + 18 = 107495 = 26 = 8

Ein ziemlich cooler Trick, mit dem man so tun kann, als sei man ein Mathegenie. (Jetzt natürlich nicht mehr, jetzt habe ich ihn ja verraten.) Auf so etwas kam ich also, während ich auf jeder Autofahrt jedes Kennzeichen addierte und ständig und überall Quersummen bildete … Wegen der »Zeichen«.

Irgendwann fing auch John damit an. Und es wurde sogar noch schlimmer: Gemeinsam begannen wir, Bedingungen an bestimmte Umstände zu knüpfen. Wenn ich jetzt mit dem Papier in den Mülleimer treffe, hat es diesmal geklappt; wenn das nächste Auto, das vorbeifährt, grün ist, hat es geklappt. Sah ich besonders viele schwangere Frauen oder Kleinkinder, war das ein Zeichen dafür, dass es bei mir nun auch endlich etwas werden würde.

Dass ich trotz optimaler »Glücksnummern« und perfekter Anzahl von Gurkenstücken nicht schwanger wurde, änderte nichts an meinem Vorgehen. Ich zählte und addierte weiter und knüpfte Bedingungen an Handlungen. Solche, die ich kontrollieren konnte, und solche, die vollkommen außerhalb meiner Kontrolle lagen. Es war ein Zwang, einfach alles zu tun, damit es »dieses Mal« klappte.

Wie schon das Googeln von Schwangerschaftsanzeichen war auch dies ein Teil des verzweifelten Versuchs, irgendetwas in diesem Glücksspiel kontrollieren zu können. Und wie mit jeder Sucht oder Zwangsstörung war es in Wahrheit der absolute Kontrollverlust.

Kurzum, der gesamte Alltag, alles war von diesem einen Gedanken betroffen, drehte sich um diese eine Frage, die je nach Zyklustag lautete: Wird es dieses Mal klappen? Oder: Hat es dieses Mal geklappt? Die einzigen Tage, die davon ausgenommen waren, waren die, in denen die Menstruation unmissverständlich klarmachte, dass ich wieder nicht schwanger geworden war.

Und obwohl das in jedem Zyklus wieder der Fall war, obwohl all die »guten Zeichen« wieder nicht geholfen hatten, die Schwangerschaftsanzeichen wieder nur eingebildet gewesen waren und die aus beidem erwachsenen riesigen Hoffnungen jedes Mal ausgelöscht wurden, begann ich immer wieder von vorne. In jedem Zyklus machte ich mir wieder genau dieselben Hoffnungen, hatte dieselben Gefühle, war mir genauso sicher, dass es geklappt hatte, wie in dem zuvor.

Las ich von einer Statistik, nach der Frauen in meinem jeweiligen Alter eine 25-prozentige Chance auf eine Schwangerschaft pro Zyklus hätten, dachte ich: Okay, super, jetzt habe ich schon so viele vergebliche Zyklen hinter mir, dann ist die Wahrscheinlichkeit, in diese 25 Prozent zu kommen, ja ungleich höher. Unlogisch. Ich weiß. Aber es war so.

Auf die Glückseligkeit der (eingebildeten) Schwangerschaftsanzeichen, auf diese zwei Wochen, in denen ich mich schwanger fühlte und mit einem Strahlen durch die Welt ging, als wäre ich bereits im neunten Monat, folgte jedes Mal der vollkommene Absturz.

Selbst in den Monaten, in denen wir offiziell »Pausen« einlegten, klammerte ich mich immer an die Hoffnung, es könnte ja zufällig trotzdem geklappt haben.

Die letzten zwei Wochen von jedem Zyklus waren bestimmt von dem Hinfiebern auf den einen Tag, den Tag, an dem sich entschied, ob ich schwanger war. Und jedes Mal wurde wieder ein Mandala hinweggefegt und in die Toilette gekippt, die Verkörperung meiner, unserer immensen Anstrengungen. In jedem Monat brachte das Einsetzen der Blutung die absolute Verzweiflung.

Auch noch, als ich längst daran hätte »gewöhnt« sein müssen. Es war jedes Mal wieder so, als ginge ich durch eine Wüste, an deren Ende ich bereits den Beginn fruchtbarer Landschaften sehen konnte, es beinahe geschafft hatte und mich auf das Grün und das Wasser freute. Und dann, vollkommen aus dem Nichts, wurde unter meinen Füßen eine Klappe zur Seite gezogen, und ich stürzte in einen dunklen Brunnenschacht.

Ich fiel und fiel, und dann stemmte ich meine Hände und Füße gegen die Wände, um meinen Sturz abzufangen, zog mich mit letzter Kraft wieder aus dem Schacht und begann wieder von vorne.

Mit dem nächsten Zyklus, dem nächsten Smiley-Tag, vor dem es uns inzwischen graute.

Denn je mehr Zeit verging, desto weniger positiv waren die positiven Eisprungtests besetzt. Irgendwann starrte mich jeden Monat statt eines Smileys ein hämisch grinsender, uns verhöhnender Gnom an.

Und dann wünschte ich mir irgendwann, die Tests würden negativ sein. Ein Smiley war eine Verpflichtung. Wenn ein Eisprung da war, musste man ihn auch nutzen. Egal wie gestresst, kaputt, krank oder müde man war. Wenn ich daran dachte, wie schnell und einfach ich beim ersten Mal schwanger geworden war – es musste eine absolute Ausnahme gewesen sein.

Irgendwann zeigte ich John nicht mehr jeden positiven Eisprungtest. Es war einfach zu gruselig. Die Smileys, die eigentlich eine Schwangerschaft herbeiführen sollten, wurden schließlich zur Empfängnisverhütung.

Während dieser Jahre des GVNP begann sich auch meine Wahrnehmung zu verändern. Ich sah plötzlich überall Schwangere und Frauen mit Babys, und irgendwie schien immer wieder im Vordergrund zu stehen, wie einfach es doch ist, Kinder zu bekommen.

Ich begann mich wie der größte Versager auf der Erde zu fühlen. Ich konnte nicht einmal das Einfachste, Natürlichste auf der Welt zustande bringen, die eine Sache, die Frauen von Männern unterschied und die Frauen zu etwas Besonderem machte. Ich war ein Versager. Abschaum. Der Schaum, der auf dem Abschaum schwimmt. (Aus welchem Film stammt das noch mal? Einer mit Julia Roberts, denn sie sagt es …)

Alle Frauen wurden schwanger und bekamen rosige, wonnige Kinder, nur ich nicht.

Einmal – wir versuchten seit etwa zweieinhalb Jahren vergeblich, mit GVNP ein Kind zu bekommen – hatte ich wieder Nachschub an Eisprungtests kaufen müssen. Ich hatte an einer Drogerie in einem kleinen, ostdeutschen Dorf angehalten. Schon der Ortseingang war eine Herausforderung für mich gewesen, ein riesiges Schild zur Begrüßung: »Fahr vorsichtig, es könnte auch Dein Kind sein!« Und wie immer bei diesen Schildern sofort der bittere Gedanke: Nein, könnte es nicht.

Nach einigen Minuten vergeblicher Suche hatte ich schließlich den Gang mit den weiblichen Hygieneartikeln gefunden. Im obersten Regal standen die Schwangerschaftstests, eine große Auswahl, wie ich bemerkte, auch solche, die es früher nur in der Apotheke gegeben hatte. (Ja, ich kannte sie alle.) Ganz an der Seite, neben der riesigen Menge an Schwangerschaftstests, stand verstaubt eine einzelne Packung mit Ovulationstests.

Offenbar hatten die Frauen hier keinen Bedarf, herauszufinden, wann sie fruchtbar waren, das Interesse schien ausschließlich dem Nachweis zu gelten, ob sie schon wieder schwanger waren. Das ließ zumindest die Menge der frisch aufgefüllten Schwangerschaftstests neben dem einen einsamen, eingestaubten Eisprungtest vermuten.

Ich hatte mich ein bisschen geschämt für meine Gedanken, aber so war es jetzt immer. Ich konnte einfach nicht anders, als auf alle neidisch zu sein, die einfach so Kinder bekamen, bloß weil sie miteinander Sex hatten und man davon eben schwanger wurde und nach neun Monaten ein Kind bekam.

Wie oft hatte ich in den letzten Jahren vor solchen Regalen gestanden und Schwangerschaftstests gekauft. Und Ovulationstests. In rauen Mengen. Um die fruchtbarsten Tage auf keinen Fall zu verpassen, um genau Buch führen zu können über meinen Zyklus, um, wenn das Warten nicht auszuhalten war, nach dem Eisprung bereits eine Woche vor dem errechneten Menstruationstermin mit dem »Orakeln« anfangen zu können. (Man kann die Eisprungtests verwenden, um Hinweise auf eine Schwangerschaft schon vor dem Tag zu bekommen, an dem ein Schwangerschaftstest aussagekräftig wäre. Sind die Tests auch nach dem Eisprung an allen Tagen positiv, ist es ziemlich wahrscheinlich, dass es geklappt hat. Zumindest gibt es viele Frauen, bei denen das offenbar der Fall ist.)

Auch wenn ich selbst es meistens unterließ, konnte ich sehr gut verstehen, warum andere Frauen nach Wegen suchten, so früh wie möglich Hinweise auf den eventuellen Ausgang zu bekommen. Denn der Schwangerschaftstest am Morgen des Menstruationstermines war das Schlimmste. Das Zittern und Bangen, die Anspannung. Manchmal hatte ich vergessen zu atmen, zweimal war mein Kreislauf zusammengebrochen – einmal vor Überanspannung, einmal wegen der zerstörten Hoffnung.

Eingeschlossen auf der Toilette, nach einer Minute in das Fenster des Tests schauen, keine Linie sehen, noch einmal genauer hinsehen – da ist doch eine ganz leichte Färbung? Doch, ja, da ist doch eine Linie zu erkennen?

Die wird sicher gleich noch deutlicher sichtbar ... Schnell das Telefon nehmen und googeln – bei wem wurde der Schwangerschaftstest erst nach längerer Zeit positiv? Und die Antworten lesen: »Bei mir war auch nichts zu sehen, und dann hatte ich den Test auf dem Waschtisch vergessen, und als ich ein paar Stunden später wiederkam, war er deutlich positiv!«

Bei mir war er das nicht. Nicht ein einziges Mal.

Ich hatte mir schnell die Packung mit den Ovulationstests geschnappt, den Staub abgewischt und war zur Kasse geeilt. Die kräftige Frau, die an der Kasse saß, hatte auf die Ware gesehen, dann mich komisch angeguckt und den Eindruck gemacht, als wollte sie meinen Einkauf kommentieren.

»Bitte nicht, bitte nicht, bitte nicht«, hatte ich vor mich hin gemurmelt und mit Erleichterung festgestellt, dass sich hinter mir ein männlicher Kunde angestellt hatte, da würde sie wohl kaum über weibliche »Intimprodukte« sprechen wollen.

Falsch gedacht. Die rundliche Verkäuferin nahm mit größtem Interesse die Packung hoch.

»O-V-A-L-U-T-I-O-N-S-T-E-S-T-S«, las sie vor. »Was is ’n das?«

»Ovulationstests«, korrigierte ich. »Damit findet man heraus, wann man seinen Eisprung hat.«

Die Verkäuferin starrte verständnislos erst mich und dann die Packung an. »Was?«

»Man findet heraus, wann die beste Zeit ist, um Babys zu machen.« Ich öffnete energisch mein Portemonnaie, ich wollte einfach nur weg. Raus hier.

Die Verkäuferin legte die Packung zurück auf das Band wie etwas sehr, sehr Seltsames. Dann erschien ein breites Grinsen auf ihrem runden Gesicht: »Also, das wissen wir hier auch so«, sagte sie, lachte dreckig und zwinkerte dem Mann hinter mir vielsagend zu. »Wa, Dennis?«

Ich beeilte mich, aus dem Laden zu kommen, ehe Dennis mir noch seine Hilfe »beim Babymachen« anbieten würde.

Das Gefühl, die Einzige zu sein, die nicht so einfach mal eben schwanger wurde, machte alles noch viel, viel schwerer. Und mit jedem Monat, in dem unsere Hoffnungen von der Menstruation zerstört wurden und in vollkommene Verzweiflung umschlugen, wuchs der Wunsch nach einem eigenen Kind.

*

Henry steht auf, ganz vorsichtig, er ist alt geworden und muss seine Position ab und zu ändern. Er dreht sich und legt sich mit einem leisen Grumpfen wieder neben mich. Dabei nutzt er die Gelegenheit, um mir mit der Zunge über die Hände zu lecken. Er möchte mich so gerne trösten.

Ich nehme seinen alten Bärenkopf zwischen meine Hände und kraule ihm die Ohren. Keiner versteht, warum ich ihn so sehr liebe. Er ist eine Mischung aus vier Hütehunderassen. Zwei davon sind für sein Erscheinungsbild verantwortlich, die anderen beiden prägen sein Wesen. Eine dieser Letzteren ist ein Bordercollie. »Streberhunde« heißen sie bei John, aber er ist nur neidisch, weil sie so schlau sind.

Henry jedenfalls ist tatsächlich intelligenter als andere Hunde. Ich kann mit ihm in ganzen Sätzen sprechen oder auch nur mit Blicken kommunizieren – er versteht alles. Ich kann ihn mitten in einem Gespräch, ohne ihn direkt anzusprechen oder anzusehen, bitten, auf seinen Platz zu gehen, und er geht auf seinen Platz. Es reicht sogar aus, das Wort zu buchstabieren – P-l-a-t-z, bei P ist er bereits auf dem Weg dorthin.

Leider hat diese überdurchschnittliche Intelligenz aber auch zur Folge, dass er sich ständig Gedanken macht und immerzu um alles besorgt ist. Das führt dazu, dass er stets alle im Auge behalten zu müssen meint, was viele Menschen als nervig empfinden. Ich denke, er macht einfach seinen Job besonders gut. Was soll er denn sonst tun, als Hütehund?

Bedauerlicherweise kommt an dieser Stelle aber auch die zweite seinen Charakter prägende Rasse durch: der deutsche Schäferhund. Wenn Henry sich Sorgen macht, quietscht er leise, wie es Schäferhunde eben tun. Er kann einfach nicht anders, wie oft man ihm auch sagt, er solle es lassen. Wenn er sehr besorgt ist oder sich freut, werden aus diesem Quietschen Töne, die man einem Tier so nicht zutrauen würde. Er hört sich dann an wie Chewbacca, der Weltraumbär aus *Star Wars.* Weshalb er bei John und mir den Spitznamen Wookiee trägt. Wenn er nicht geschoren ist, sieht er ehrlich gesagt auch so ähnlich aus. (Das kommt von dem Neufundländer und dem Berner Sennenhund, welche die andere Hälfte bilden …)

Diese Töne sind jedenfalls offenbar nicht jedermanns Sache, und da Henry eigentlich ständig besorgt ist oder sich darüber freut, dass jemand nach Hause kommt, gibt es etliche Menschen, die meine unerschütterliche Loyalität und Liebe zu diesem Hund nicht nachvollziehen können.

Mir ist das vollkommen egal. Es ist seine Art, sich auszudrücken. Und wie immer, wenn man jemanden wirklich liebt, sieht man die negativen Eigenschaften nicht, die andere sehen. Oder hört sie nicht, in diesem Fall.

Und sein Beschützerinstinkt und seine Treue sind bewundernswert. Wenn er vor die Entscheidung gestellt werden würde, mich auf eine gefährliche Expedition in den Wald zu begleiten oder lieber einen Teller voll saftiger Steaks zu essen, würde er immer die Expedition wählen. Mein treuer, alter bester Freund.

*

Wie viele Freunde wir verloren haben in den letzten sieben Jahren. Nicht, weil sie gestorben wären, sondern weil sie uns nicht verstanden haben. Weil sie nicht verstehen konnten, wie sehr der Wunsch nach einem eigenen Kind unser Leben bestimmt hat. Die meisten von ihnen fanden das seltsam. Was natürlich einfach ist, wenn man selbst keine Schwierigkeiten hat, schwanger zu werden und Kinder zu bekommen.

Wenn ich es recht bedenke, war das mit das Schlimmste: die komplette Isolation. Das Ausgeschlossensein. Nicht nur all diese furchtbaren Enttäuschungen und Situationen zu erleben, sondern gleichzeitig immer weiter weggeschoben zu werden. Keine sozialen Kontakte mehr zu haben, keine lustigen Abende mit Freunden, an denen sich unsere Verzweiflung vielleicht etwas relativieren hätte können …

Es gab erstaunlich viele Menschen, die »Kinderwunsch« für eine Art Luxusproblem zu halten schienen. Meist Familienväter und -mütter, die mit ihren drei perfekten Kindern in ihrem perfekten

Zuhause saßen und sich anmaßten, über Frauen mit Kinderwunsch zu sprechen, als seien diese krank.

Kinderlose Paare, die nicht müde wurden zu betonen, wie richtig die Entscheidung war, keine Kinder zu bekommen. Bei allen Paaren, die ich kenne, ging diese Entscheidung nur von einem Partner aus und zog häufig jahrelange Konflikte nach sich. Diese Paare mussten dann immer ihre »Freiheit« betonen, um nicht über dem Gedanken »Was wäre gewesen, wenn …« verrückt zu werden. Gerade sie hatten dann oft nur Verachtung für Paare wie uns übrig, die alles versuchten, um ein Kind zu bekommen.

*

Kinderwunsch ist kein Luxusproblem.

Der Kinderwunsch hat John und mich in die größte Verzweiflung gestürzt, die man sich nur vorstellen kann. Er hat uns sieben Jahre unseres Lebens geraubt und uns zu Entscheidungen und Handlungen gezwungen, die wir niemals freiwillig getroffen oder ausgeführt hätten.

Der Kinderwunsch, dieses unablässige Schwanken zwischen größter Hoffnung und größter Verzweiflung, hat mich beinahe verrückt werden lassen – und uns fast vollständig isoliert.

Henry dreht vorsichtig den Kopf, damit ich ihn unter dem Kinn kratze.

*

Wahrscheinlich wussten unsere Freunde einfach nicht, wie sie mit unserer Situation umgehen sollten.

Anfangs hatten sie noch versucht, uns »aufzumuntern«, und mit ihren rosigen Babys auf dem Arm und den stolzen Babybäuchen – sicherlich gut gemeinte – Sätze gesagt wie: »Ihr dürft euch nicht so unter Druck setzen. Ihr seid doch noch jung! Heute bekommen Frauen auch mit fünfundvierzig noch Kinder …« Oder: »Man muss einfach Vertrauen in die Zukunft haben – wenn ein Kind zu euch kommen möchte, dann kommt es auch.«

Und dann standen wir jedes Mal da und zweifelten an ihrem Verstand und dachten mit einem Anflug von Wut über so viel Unverständnis: Nicht so unter Druck setzen, ja, gut, dass du das sagst, darauf wären wir gar nicht gekommen. Okay, dann denken wir jetzt einfach nicht mehr daran, dass wir seit Jahren vergeblich versuchen, ein Kind zu bekommen …

Nein, wir sind nicht mehr »jung«. Wir sind an einem Punkt unseres Lebens, an dem es langsam knapp wird. Mit der Anzahl der Eisprünge, aber auch ganz einfach mit dem Alter. Vielleicht möchten wir nicht mit fünfundvierzig Eltern werden, selbst wenn es technisch möglich sein sollte. Schon mal daran gedacht? Und zu der Aussage, dass das Kind schon zu uns kommt, wenn es das möchte: Danke sehr! Heißt das, wir sind so schlechte Menschen, dass kein Kind zu uns kommen möchte?

Ich glaube, sie meinten es wirklich nicht böse, es war einfach der Versuch, etwas Tröstliches zu sagen und die Sache irgendwie aus der Welt zu schaffen, damit wieder zur Tagesordnung übergegangen werden konnte. Zu der Tagesordnung, in der sie von ihren fantastischen Kindern berichten konnten und über den Stress klagen, den Kindererziehung für sie bedeutet, und wie schlimm oder großartig (je nach Tagesverfassung) die Geburt gewesen sei.

Als sie merkten, dass uns dies weder Trost spendete noch unser Unglück abstellte, verschwanden sie.

Einer nach dem anderen verschwand lautlos und auf Nimmerwiedersehen in der Versenkung. Im Nebel hinter unserem »Unglück«. Oder besser gesagt: im Nebel, der uns von der heilen, hellen, strahlenden Welt dahinter trennte. Der Welt mit den rosigen, glücklichen Kindern und den stolzen Eltern. Der Welt, in der Baumhäuser gebaut und Ponys gekauft wurden, mit roten Schleifen, in der Kinderlachen und elterlicher Stolz das Leben beherrschten.

Unsere Situation war für diese Menschen ein Stimmungskiller.

Nervig und unangenehm. Und so wurden wir mehr und mehr gemieden. Vielleicht auch aus der Angst heraus, unser Unglück könnte abfärben, vielleicht, weil man sich einfach nicht mit unserem Unglück befassen wollte. Als müsste sich in dem Moment, wo man sich mit uns träfe, automatisch alles um dieses Thema drehen.

Dabei hatten weder John noch ich das Bedürfnis, mit Freunden oder Familie über den Kinderwunsch zu sprechen. Er bestimmte bereits unser ganzes Leben, wir waren heilfroh, wenn wir nicht darüber reden mussten. Das bedeutet im Umkehrschluss jedoch nicht, dass es etwas Schlechtes gewesen wäre, einmal nachzufragen, wie es uns geht, Interesse zu zeigen, vielleicht gar mitzufühlen.

Etwas, das die meisten Menschen in unserer Umgebung zu überfordern schien. Wenn man sich doch einmal traf, tat unser Gegenüber alles, um das Thema zu vermeiden.

Es schien sich zu verselbstständigen. Wir wurden auf den Kinderwunsch reduziert, wurden mit einem Label versehen, »Die, die vergeblich versuchen, ein Kind zu bekommen, und so viel Unglück haben – am Ende ist das noch ansteckend! Schließlich werden in Vereinen und Büros ja auch immer plötzlich alle Frauen schwanger, wenn eine schwanger wird …«, und wurden langsam, aber stetig immer weiter aus der Gesellschaft derjenigen, die davon wussten, verdrängt.

Es entspricht, nehme ich an, einfach der menschlichen Natur, sich nicht mit Mitmenschen auseinandersetzen zu wollen, bei denen nicht alles perfekt ist. Es muss irgendeine Art Selbstschutz-Instinkt sein, gemischt mit einem urzeitlichen Aberglauben, der mit Logik nicht zu erklären ist.

Damit es da kein Missverständnis gibt: Kinderwunsch ist keine Krankheit. Er ist nicht ansteckend.

Wir trugen keinerlei Schuld an unserer Kinderlosigkeit. Wir ließen uns unseren Kummer, so gut es ging, so wenig wie möglich anmerken und versuchten, niemanden damit zu belasten. Dennoch zogen sich viele Familienangehörige und Freunde immer weiter zurück, so leise und unauffällig wie möglich. Einer nach dem anderen verblasste, wurde weniger und war schließlich verschwunden. Mir kam es so vor, als würde ich, würden wir in dem gleichen Maße unsichtbar für die anderen, wie sie für uns verblassten.

Nicht nur die Freunde, auch meine Schwestern (mein Bruder blieb) verschwanden auf diese Weise weitgehend aus meinem Leben. Und so bekam ich über die Jahre Geburtsanzeige um Geburtsanzeige von Geschwistern, Freunden, Bekannten zur Kenntnisnahme, ohne persönliche Worte, ohne die Frage, ob ich nicht vielleicht zumindest Patentante werden wollte.

Vielleicht weil man uns lieber auf Distanz halten wollte, vielleicht weil man vermutete, die Frage sei möglicherweise zu schmerzhaft für mich und ich wäre »besser dran«, wenn man mich gar nicht erst fragte.

Ich tat nichts, um diese Fehleinschätzung zu korrigieren. Was hätte ich denn auch tun sollen? Wenn sie mich aus dem ersten Grund nicht fragten, hätte eine Äußerung meinerseits alle Beteiligten in eine außerordentlich unangenehme Situation gebracht. Das Risiko wollte ich nicht eingehen.

Es wäre wahrscheinlich nicht leicht für mich gewesen, die fröhliche Patentante zu mimen. Aber es wäre immer noch um Welten besser gewesen, als einfach vollkommen ausgeschlossen zu werden.

Ich fühlte mich schuldig, fühlte mich, als sei es meine Schuld, dass Freunde und Familienmitglieder nichts mit mir zu tun haben wollten. Ich war der Versager, der diese Beziehungen mit seinem Unglück kaputt machte. Der Versager, der nicht einmal das Normalste von der Welt zustande bekam: ein Kind zu bekommen.

Und doch wäre die Frage, allein der Umstand, dass man mich gefragt hätte, ein Zeichen gewesen. Ein Zeichen dafür, dass sie an mich dachten, dass sie mich wertschätzten, dass ich nicht unsichtbar war für sie.

Dieses Zeichen blieb aus. Und ich glaube inzwischen, es blieb nicht deswegen aus, weil man uns schonen wollte, sondern weil man sich so weit wie möglich von unserem Unglück distanzieren wollte. Sich in Sicherheit bringen, kein schlechtes Gewissen empfinden müssen, nicht in die Situation geraten, mit uns zusammen zu sein und nicht zu wissen, was man sagen soll. Je mehr man uns ignorierte, desto weniger musste man sich mit uns belasten.

Ich hatte mich trotzdem zu den meisten Taufen gequält, wie das aussätzige Etwas irgendwo in der letzten Reihe am Rand gesessen und versucht, nicht aufzufallen.

*

Henry hat tröstend seine dicke Bärenpranke auf meinen Arm gelegt.

Vor meinen Augen erscheint ein Satz, den ich vor Jahren einmal an einer Wand in einer heruntergekommenen, trostlosen Stadt gesehen habe. An der grauen Betonwand einer Brücke, über die eine Autobahn hinwegbrauste, zwischen eintönigen Behausungen ohne Pflanzen oder Gärten und ohne Vorhänge oder ein anderes Zeichen von Heimeligkeit vor den nackten Fenstern, aus denen überall das blaue Licht der Fernseher flimmerte.

Im Lichtkegel der Scheinwerfer meines Autos war in jener Nacht folgender Schriftzug erschienen: »So ist das Leben, sagte der Clown und malte sich mit Tränen in den Augen ein Lächeln ins Gesicht.«

Es gab viel zu viele Tage in den letzten Jahren, an denen ich genau das getan habe, denke ich bitter. Henry schiebt seine Pranke noch ein Stück weiter meinen Arm hinauf.

*

Die Entfernung zu Freunden und Familie wurde immer größer. Irgendwann erzählten mir meine Schwestern und manche weniger enge Freundinnen nicht einmal mehr, dass sie wieder schwanger waren.

Es war ein seltsames Gefühl, von einer entfernten Bekannten bei einer Zufallsbegegnung darauf angesprochen zu werden, wie toll es doch sei, dass meine Schwester ja nun bald ihr drittes Kind zur Welt bringen würde, und ich mich antworten hörte, ja, das sei wirklich ein Segen – obwohl ich eigentlich sagen wollte: Das ist ja krass, das wusste ich gar nicht.

Niemand verstand offenbar, dass meine Trauer nicht dadurch gemildert wurde, dass man mir die Kinder zu verheimlichen versuchte. Dass dieser Schritt im Gegenteil dazu führte, dass ich mich noch mehr isoliert fühlte. Was ich ja auch war.

Durch die Tatsache, dass wir keine Kinder hatten, waren wir naturgemäß bereits aus dem Kreis der glücklichen Eltern und Familien ausgeschlossen. Das Gefühl, nun auch noch aus der eigenen Familie und von den Freunden immer weiter weggeschoben zu werden, auf einen Sicherheitsabstand, der immer größer wurde, war eine Steigerung.

Ich konnte es verstehen. Ich konnte es mir erklären und es irgendwie verstehen. Aber das machte es nicht weniger schmerzhaft.

Vielleicht wäre es nicht zu dieser Entfremdung gekommen, wenn unsere Freunde und Familien nur ein bisschen mehr Verständnis für unsere Situation gehabt hätten, so weit das ging, aber vor allem Verständnis dafür, dass das Unausgesprochene, das Ignorieren, das auf Eierschalen um uns Herumschleichen, in immer weiteren Kreisen, bis sie still und heimlich nichts mehr mit uns gemeinsam hatten und aus unserem Leben verschwunden waren, dass dieses Verhalten alles nur noch schlimmer machte. Es war dieses Verhalten, das uns allein zurückließ. Mit dem Gefühl, Aussätzige zu sein, die gemieden werden müssen.

Ich musste oft an die Sage von Anfortas denken, dem kranken König aus »Parzival«, der durch Parzivals Frage, was ihm fehle, gesund wurde. Anfortas war aufgrund einer Verletzung unheilbar krank und wurde nur vom Anblick des Heiligen Grals am Leben erhalten. Als Parzival das erste Mal auf die Burg kam, traute er sich nicht zu fragen, was dem König fehle. Die anwesenden Ritter und der König selbst waren enttäuscht, denn nur Parzivals Frage hätte den König erlösen können.

Glücklicherweise kehrte Parzival später gereift und klüger noch einmal auf die Burg zurück und fragte den König bei diesem zweiten Besuch, was ihm fehle, woraufhin dieser sofort von all seinen Schmerzen und Leiden erlöst wurde und sich sogar um Jahre verjüngte.

Natürlich war unser Schicksal keine Sage und wir keine Gralskönige, aber die einfache, ernst gemeinte Frage, »Wie geht es euch?«, hätte sehr viel verändert für uns.

*

Henry hat seine Nase unter mein Bein geschoben und bekommt kaum Luft. Er ist der Einzige, der mich jeden Tag dieser sieben Jahre begleitet hat. Ich schiebe meine Hand unter seinen dicken Kopf und ziehe mein Bein vorsichtig etwas zur Seite, damit er atmen kann.

Was für einen erschütternden Schmerz der Gedanke in mir auslöst, er könnte eines Tages nicht mehr da sein. Er ist, außer John, der einzige Freund, das einzige Lebewesen in meinem gesamten Leben, von dem ich in diesem Augenblick sicher weiß, dass es mich niemals im Stich lassen würde. Er ist der Einzige, von dem ich sicher weiß, dass er immer und ohne jeden Zweifel auf meiner Seite stehen würde.

Henry ist seit zwölf Jahren mein allerbester Freund. Er wird durch nichts und niemanden ersetzbar sein. Sollte er eines Tages nicht mehr da sein, wird er eine Leere hinterlassen. So wie heute alles nur noch Leere ist.

Wieder laufen mir Tränen über das Gesicht. Ich darf nicht daran denken, auch noch Henry zu verlieren. Nicht heute. An diesem Tag, an dem alles so anders ist.

Ich kauere mich unter das dichte Fell des Weltraumbärenarmes.

*

Ich weiß noch, wie ich den Versuch unternahm, zumindest die Entfremdung von meinen Geschwistern weniger werden zu lassen – und das Gegenteil erreichte. Es wurde nur noch einmal deutlich, warum der Kontakt so spärlich geworden war.

John und ich waren, auf den Vorschlag einer meiner Schwestern eingehend, nach Jahren erstmals wieder auf den Hof meines Vaters gefahren, um Zeit mit ihm und meinen Geschwistern zu verbringen.

Ich hatte diesen Ort lange Zeit als mein Zuhause betrachtet und dort die schönsten Jahre meiner Kindheit verbracht, als meine Großeltern noch lebten. Meine Großeltern hatten ihren Hof stets als »Familienhafen« bezeichnet, an dem alle zusammenkommen konnten. Was sie auch taten. Trotz der Vielzahl von Menschen und Hunden, die immer im Haus waren, hatten stets Regeln und Ordnung geherrscht.

Seit dem Tod meiner Großeltern hatte sich der Hof verändert. Obgleich das Haus nicht kleiner geworden war, schienen plötzlich nicht mehr alle Platz zu haben. Die Besuche unserer Tanten, Onkel, Cousinen und Cousins schienen jedenfalls immer seltener geworden zu sein. Daher war ich mir zunächst nicht sicher, ob John und ich deshalb das Gefühl hatten, dort nicht mehr wirklich willkommen zu sein, oder ob es nur daran lag, dass wir – im Gegensatz zu meinen Geschwistern – keine Kinder hatten.

Denn natürlich waren alle sehr beschäftigt mit ihren Kindern, und mir drängte sich ziemlich schnell der Eindruck auf, dieser Besuch als Versuch der Annäherung könnte von Anfang an nur eine Illusion gewesen sein. Glücklicherweise gab es noch meinen Bruder.

Meinen Bruder, der als einer der wenigen trotz allem nicht aus unserem Leben verschwunden war, der zu uns hielt und uns wie normale, sichtbare Menschen behandelte, der sich gerne mit uns unterhielt und gerne mit uns zusammen war. Glücklicherweise insofern, als dass wir sonst, glaube ich, am selben Nachmittag wieder abgereist wären.

Andererseits auch wieder nicht ganz so glücklich, denn so waren wir zum Abendessen noch da. Und dort wurde deutlich, dass die Entfremdung zu meinen Geschwistern genauso unausweichlich gewesen war wie die zwischen allen Eltern und uns, den Menschen mit dem vergeblichen Kinderwunsch.

Einer meiner Neffen war damals fünf und hatte am Nachmittag stundenlang ein Sorbet hergestellt, denn das war die einzige Sorte Eis, die er mochte. Also hatte er gerührt und gerührt und eigenhändig die Zitronen ausgepresst. Als es nun Nachtisch geben sollte – es gab genügend gewöhnliches Eis für alle –, wurde das Sorbet des kleinen Jungen wie selbstverständlich an alle Anwesenden verteilt. Ohne ihn vorher zu fragen und in meinen Augen vollkommen überflüssiger- und unberechtigterweise.

Mein Neffe begann verzweifelt zu weinen.

»Das ist Ferdinands Sorbet«, versuchte ich ihm zu Hilfe zu kommen. »Man muss ihn doch wenigstens fragen, ob die anderen etwas von seinem Eis haben dürfen?«

»Hier wird geteilt«, bekam ich zur Antwort, und das mühsam erarbeitete Sorbet des kleinen Jungen wurde weiter herumgereicht.

Während keiner den Versuch unternahm, die Unerzogenen unter den Kindern am Tisch zu disziplinieren, denen ein paar Manieren ganz bestimmt nicht geschadet hätten, wurde hier plötzlich hart durchgegriffen.

Und da war es wieder: Ich hatte keine Kinder und durfte deswegen nicht mitreden. Dabei hatte der kleine Kerl nun wirklich nichts falsch gemacht. Er hatte mittlerweile vor lauter Verzweiflung rote Flecken im Gesicht. Es war nicht zum Aushalten.

»Das reicht«, sagte ich und stand auf. »Das ist Ferdinands Sorbet.« Und damit nahm ich die Schale und gab sie dem heulenden Häuflein Elend.

Der wollte das Eis jetzt aber aus lauter Enttäuschung nicht mehr haben und wurde daraufhin schlicht ins Bett verbannt. Es brach mir das Herz. Ich konnte den Jungen so gut verstehen. Er hatte das Eis selbst gemacht, er hatte es mühsam gerührt, stundenlang, und dann wurde er nicht gelobt für seine Leistung, ja, nicht einmal gefragt, ob jemand anderes etwas von seinem Eis probieren dürfe – es wurde ihm einfach weggenommen und verteilt. Ich war mir sicher, er hätte gerne und mit Stolz sein Eis verteilt, wenn man ihn denn gefragt hätte. Wenn sogar ich das verstand, warum verstanden seine Eltern das nicht?

Und wieder drehte sich diese Frage in meinem Kopf und drehte sich und drehte sich um sich selbst: Warum bekommen Menschen ein Kind nach dem anderen, Menschen, die ihre Kinder vielleicht gar nicht so richtig mögen oder eher genervt von ihnen zu sein scheinen, und wir bekommen nicht ein einziges?

Dieser Gedanke bohrte sich genauso in meinen Kopf bei dem Anblick von Frauen, die in der einen Hand ihr Handy und in der anderen eine Zigarette hielten und gebannt auf ihrem Telefon herumtippten, während im Kinderwagen ein winziges Baby schrie und zwei Kleinkinder daneben verzweifelt versuchten, die Aufmerksamkeit ihrer Mutter zu erregen. Sinnbildlich gesprochen. Aber auch tatsächlich.

Am schlimmsten war es, wenn ich in den Zeitungen von Eltern las, die ihre Kinder zu Tode schüttelten oder sie aus dem Fenster warfen. Jedes Mal fragte ich mich verzweifelt: Warum bekommen solche Menschen Kinder und wir, die wir uns so sehr eines wünschen, nicht? Natürlich fand sogar ich Kinder manchmal nervig, sehr sogar. Und ich hatte grundsätzlich Verständnis für genervte Eltern. Aber damals, in einer Situation, wo wir nur für einen positiven Schwangerschaftstest lebten, trat das in den Hintergrund.

Am nächsten Morgen nahm ich den unglücklichen Jungen, setzte ihn auf eines der Ponys und ließ ihn durch das Dorf und über die Felder reiten. Er sagte nichts, hatte meinen Vorschlag aber sofort angenommen und saß nun lächelnd und wieder etwas gerader auf seinem kleinen Ross.

»Welche Pflaumen magst du am liebsten?«, fragte ich ihn, um das Schweigen zu brechen. Mir fiel nichts Besseres ein, und es war Spätsommer, also Pflaumenzeit.

Meinen Neffen schien die komische Frage nicht zu verwundern. »Reineclauden«, antwortete er, ohne zu zögern.

»Ich auch!«, rief ich überrascht. »Das ist ja ein Zufall!«

Und der Junge sah nun gar nicht mehr so unglücklich aus, und wir lachten und tauschten uns darüber aus, in welchem Reifezustand Reineclauden am besten schmeckten.

War es das? War es wirklich Zufall? Oder schlug hier einfach die gemeinsame Genetik durch, die Verwandtschaft, die mich und den Jungen verband? Waren es solche Kleinigkeiten, die die besondere Verbundenheit zwischen Eltern und ihren Kindern bildeten – wenn man sie bemerkte, natürlich nur? Ich schüttelte den Gedanken ab.

Auf dem Rückweg kamen wir an einem Sonnenblumenfeld vorbei. Der nicht mehr unglückliche Junge hielt sein Pony an, sprang ab und drückte mir die Zügel in die Hand.

»Ich muss die schönste finden!«, erklärte er, während er zu den Blumen rannte.

Und dann hatte das Feld ihn verschluckt. Er blieb sehr lange verschwunden. Als ich mir gerade Sorgen zu machen begann, kam er mit vor Anstrengung geröteten Wangen herausgestapft. In den Händen eine Sonnenblume, die dreimal so hoch war wie er selbst.

»Geschafft!«, sagte er erschöpft und stolz. »Ich glaube, das ist die schönste!«

»Das glaube ich auch«, bestätigte ich und half ihm, samt Blume, auf sein Pony zurück.

Die Blume überragte ihn und das Pony um Längen, und es war ein rührender Anblick: ein kleiner Junge auf einem kleinen Pony mit einer riesigen Sonnenblume, die über den beiden hin und her schwankte wie eine Standarte. Wie ein Ritter nach einer erfolgreichen Schlacht ritt er mit roten Wangen und einem stolzen Lächeln neben mir her.

Als ich abends in unser Zimmer kam, stand ein Teller frisch gepflückter Reineclauden auf dem Tisch. Und daneben – um eineinhalb Meter gekürzt – die Sonnenblume.

Der kleine Junge hatte sich auf diese Weise für mein Eingreifen bedankt, dieser kleine Kerl, der mich eigentlich überhaupt nicht kannte, und mir krampfte sich das Herz zusammen. Es war ein ganz besonderes Gefühl, das, glaube ich, wirklich nur Kinder in einem Menschen auslösen können: eine Mischung aus Rührung, Dankbarkeit und – Liebe.

Wenn man Kinder hat, spürt man so etwas jeden Tag, dachte ich. Mir schossen die Tränen in die Augen, und es fühlte sich an, als würden sich Dornenzweige um mein Herz legen. Jede Reineclaude schrie: »Das wirst du niemals haben!« Und die Sonnenblume lächelte freundlich bestätigend: »Niemals.«

Am nächsten Morgen fuhren wir nach Hause. Wir hatten eigentlich eine Woche bleiben wollen, aber es war nicht auszuhalten. Das Gefühl, Eindringling zu sein in einer geschlossenen Gesellschaft aus Eltern, in die wir als kinderloses Paar gar keinen Zutritt hatten, kannten wir natürlich aus anderen Situationen. Aber das Gefühl ein Eindringling zu sein in der eigenen Familie war noch tausendmal schlimmer.

Unsere vorzeitige Abreise schien niemanden zu stören. Uns kam es so vor, als herrschte eine gewisse Erleichterung darüber, dass wir so schnell wieder verschwanden. *Die Sonderlinge, die keine Kinder hatten, die damit bei den Anwesenden ein schlechtes Gewissen erzeugten oder zumindest ein schlechtes Gefühl …*

Es lässt sich ohne Übertreibung sagen, dass der jahrelange unerfüllte Wunsch nach einem eigenen Kind neben vielem anderen auch die Beziehung zu meinen Geschwistern verändert hat. Nein, Kinderwunsch ist kein Luxusproblem. Kinderwunsch ist ein Killer, der Beziehungen, Liebe, Körper und Seelen so lange zermürbt, bis sie auseinanderfallen.

*

Ich rolle mich stöhnend auf die andere Seite und versuche, mich aufzurichten. Ich muss nach der Blutung sehen und Flüssigkeit zu mir nehmen. Ich kann diesen Zustand nicht mehr ertragen. Es muss ein Ende finden. Wir müssen uns eingestehen, dass all unsere Mühen umsonst waren.

Ich glaube, ich kann wirklich nicht mehr.

7. Kapitel

Meine Hand, die ich unter den warmen Hundekörper geschoben habe, ist eingeschlafen. Vorsichtig ziehe ich sie heraus. Henry ist wieder in einen leichten Schlaf gefallen, ich möchte ihn nicht wecken. Die Labradorin schnarcht zufrieden. Die weckt so schnell nichts.

Vorsichtig richte ich mich etwas auf. Mir wird schwarz vor Augen. Ich muss mehr Wasser trinken, ich verliere zu viel Blut. Gekrümmt schleppe ich mich in die Küche und trinke ein weiteres Glas Wasser.

Und dann noch eins und noch eins und noch eins. Als könnte ich so die Erinnerungen herunterspülen. Die Erinnerungen, die auch heute noch Grauen und blankes Entsetzen in mir hervorrufen.

*

Wir hatten uns nach zweieinhalb Jahren vergeblicher Versuche, mit GVNP schwanger zu werden, schließlich dazu entschlossen, eine Kinderwunschklinik zu konsultieren. Etwas, das wir uns niemals hätten vorstellen können. Etwas, das uns jetzt vorkam wie eine Erlösung.

Es war die Hoffnung, dass wir dadurch etwas von dem Druck und der Verantwortung würden abgeben können. Wenn Profis das in die Hand nähmen, würde es garantiert sofort klappen – und es wäre es nicht unsere Schuld, wenn dem wider Erwarten doch nicht so wäre.

Wir waren bereit, den »nächsten Schritt« zu machen. Zum zweiten Mal überschritten wir damit eine Grenze, von der wir niemals für möglich gehalten hatten, sie zu überschreiten.

Am Morgen des Termines im Kinderwunschzentrum der Uniklinik saßen wir in einem schäbigen Wartezimmer, und ich füllte Formulare aus. Multiple-Choice-Fragen zu Vorgeschichte, Gesundheit und so weiter. Standard bei jeder Untersuchung oder Operation.

Routiniert kreuzte ich die Kästchen an. Aber dann kam eine Frage, die ich zuvor noch nicht gesehen hatte. Sie lautete: »Belastet Sie der Kinderwunsch psychisch?«

Ich dachte zuerst, ich hätte mich verlesen, und las die Frage erneut: »Belastet Sie der Kinderwunsch psychisch?« Das stand da wirklich! Wenn das eine rhetorische Frage sein sollte, war sie ganz schön zynisch. Was glaubten diese Leute denn, warum ihre Patienten hierherkamen? Wer sich an ein »Kinderwunschzentrum« wandte, tat das doch wohl mit Sicherheit nicht, weil er sich langweilte oder nach zwei Zyklen noch immer nicht schwanger geworden war.

Mir drängte sich die Frage auf, ob diejenigen, die diesen Fragebogen entworfen hatten, ob generell die Mitarbeiter in dieser Kinderwunschpraxis überhaupt eine Ahnung davon hatten, was die Menschen in ihre Sprechstunde trieb. Vielleicht wäre es besser, dachte ich damals, wenn nur Frauen und Männer in einer Kinderwunschpraxis arbeiteten, die so etwas selbst schon erlebt hätten. Die wissen, wie es ist, nicht einfach so ein Kind bekommen zu können – warum auch immer. Die wissen, wie es ist, wenn man nicht mehr zu Familienfeiern geht, um nicht ständig mit den kerngesunden Nichten und Neffen konfrontiert zu sein und am besten noch mit der Frage: »Und, wie sieht es bei euch aus mit Kindern? Wollt ihr nicht langsam mal loslegen?«

Denen beim Anblick schwangerer, glücklicher Frauen oder Mütter mit kleinen Kindern auch schon die Tränen in die Augen geschossen sind. In denen beim Anblick von Müttern oder Vätern, die ihre Kinder ungeduldig oder ungerecht behandeln, auch schon einmal die blanke Wut aufgestiegen ist und das heftige Verlangen, diesen Menschen die Kinder wegzunehmen. Denen bei der Lektüre der Zeitung, wenn wieder Mütter oder Väter ihre Kinder umgebracht haben, jeder, aber auch wirklich jeder Glaube an Gott und Gerechtigkeit verloren gegangen ist.

Die erlebt haben, wie eine Ehe fast daran zerbricht, dass sich der Wunsch nach einem Kind nicht erfüllt. Die verstehen, was es bedeutet, sich vollkommen nutz- und wertlos zu fühlen, weil man kein Kind bekommt. Die eine Ahnung davon haben, wie viel Überwindung, Kraft, Zähigkeit und Liebe notwendig sind, um all die schrecklichen Erfahrungen jeden Tag neu zu überstehen und zu überwinden. So weit das möglich ist. Die wissen, wie es ist, über den Verlust des eigenen Kindes auch weite Teile der eigenen Familie zu verlieren …

Mir war klar, dass für Menschen mit gesunden Kindern diese Kinder so selbstverständlich sind, dass es ihnen einfach nicht möglich ist, sich in die Verzweiflung eines ungewollt kinderlosen Paares hineinzuversetzen. In einem Kinderwunschzentrum aber, dachte ich damals in dem schäbigen Wartezimmer, sollte dies doch wohl die Mindestanforderung sein.

Der leitende Arzt der Kinderwunschklinik war in unserem Alter und schien sehr von sich und seinen Fähigkeiten überzeugt zu sein. Er machte einen Ultraschall und wiederholte, was ich schon so oft gehört hatte: »Es sieht alles super aus bei Ihnen. Aber«, fügte er hinzu, »was man natürlich nicht sieht, ist, ob Ihre Eileiter eventuell verklebt sind. Wenn das der Fall ist, wäre es natürlich kein Wunder, dass sie seit fast drei Jahren vergeblich versuchen, schwanger zu werden.«

Ich war fassungslos. Vier (!) Fachärzte hatte ich aufgesucht. Alle vier hatten mir versichert, ich sei gesund und könnte jederzeit schwanger werden! Hätte nicht wenigstens einer von ihnen auf die Idee kommen müssen, dass meine Eileiter eventuell verschlossen sein könnten?

»Es ist nicht sehr wahrscheinlich«, fuhr der Arzt fort – aha, dachte ich, deswegen haben die anderen Ärzte das nicht geprüft – »da Sie ja schon einmal auf natürlichem Wege schwanger geworden sind, aber wir sollten zur Sicherheit eine Spülung machen. Dafür spritze ich Ihnen unter hohem Druck ein Kontrastmittel in die Gebärmutter und kann dann im Ultraschall sehen, ob es von dort durch die Eileiter fließt. Das ist nicht besonders schmerzhaft, aber wenn Sie möchten, können Sie eine Stunde vorher Ibuprofen nehmen. Die Damen am Empfang machen mit Ihnen einen Termin für morgen aus. Ach ja, denken Sie bitte daran, dass Sie diese Untersuchung selber zahlen müssen, und zwar gleich hier vor Ort. Wir nehmen auch EC-Karten.« Und damit lächelte er ein Lotus-Lächeln, an dem alles abzuperlen schien, und öffnete uns die Tür.

»Na ja«, sagte John im Auto, »der ist jetzt vielleicht nicht so sympathisch, aber zumindest kommen wir auf diese Weise mal weiter.«

»Das sehe ich genauso«, sagte ich. »Wir müssen endlich den Grund dafür finden, warum ich nicht schwanger werde.«

Am nächsten Morgen nahm ich eine Ibuprofen 800. Seit den beiden Operationen war alles, was mit meinem Unterleib zu tun hatte, extrem schmerzhaft und mit Panik und Trauma verbunden. Ich wollte kein Risiko eingehen. Mit einem mulmigen Gefühl fuhr ich in die Kinderwunschklinik.

»So. Dann legen wir mal los«, sagte der Arzt, und eine Schwester begann, eine blaue Flüssigkeit aus einer überdimensionalen Spritze durch einen Schlauch in meine Gebärmutter zu pressen.

Das hatte ich mir schlimmer vorgestellt.

»Alles okay?«, fragte der Arzt, den Blick auf den Ultraschallmonitor gerichtet, auf dem man sehen konnte, wie sich die Flüssigkeit in meiner Gebärmutter nach oben verteilte.

»Ja, alles bestens«, sagte ich, und im selben Moment durchfuhr mich ein solcher Schmerz, dass ich aufschrie.

Die Schwester zuckte erschrocken zusammen.

»Tut das weh?«, fragte der Arzt.

Ich stöhnte vor Schmerzen. »Hören Sie auf! Das ist zu schmerzhaft, ich kann das nicht aushalten!«, brachte ich gerade noch hervor.

»Wir sind gleich fertig, nur noch kurz durchhalten«, sagte der Arzt, und da verlor ich auch schon das Bewusstsein.

Als ich wieder zu mir kam, lag ich auf einer Liege, und die Schwester legte mir ein kaltes Tuch auf die Stirn.

»Sie Arme«, sagte sie mitleidig. »Das müssen ja höllische Schmerzen gewesen sein.«

Der Arzt kam herein. »Kein Wunder, dass Sie uns vom Stuhl gekippt sind«, sagte er. »Es sieht so aus, als hätten Sie Verwachsungen im Uterus. Das Kontrastmittel ließ sich nicht weiter pressen, als bis in das obere Drittel, das rechte obere Drittel, und den rechten Eileiter hat es gar nicht erst erreicht. Wir haben den maximalen Druck aufgebaut, aber es kam nichts durch. Wenn das Verwachsungen sind, war das eben natürlich extrem schmerzhaft. Das tut mir wirklich leid. Geht es wieder?«

Ich nickte und setzte mich auf. »Was bedeutet das denn?«, fragte ich.

»Nun, um das genauer beurteilen zu können, müssen wir eine Hysteroskopie machen. Also einmal in Ihren Uterus gucken.«

»Und wie macht man das?« Hoffentlich nicht noch eine Operation!

»Dafür werden Sie in Narkose versetzt, wir pumpen Luft in Ihre Gebärmutter, und dann sehen wir mit einem Endoskop hinein. Das ist nur ein kleiner Routineeingriff, keine Sorge! Dauert nur ungefähr fünfzehn Minuten, und danach können Sie gleich wieder nach Hause. Danach wissen wir jedenfalls definitiv, was da bei Ihnen los ist.«

Ich fühlte mich kaputt und niedergeschlagen. Warum konnte nicht einfach der Eileiter verklebt sein? Dann hätte man das jetzt gelöst, und die Sache wäre erledigt gewesen. Noch eine Vollnarkose. Noch eine Operation.

Am Tag des Termins versuchte John mich aufzubauen: »Sieh es mal so, nach der Spiegelung heute wissen wir zumindest Bescheid. Dann können wir die nötigen Maßnahmen treffen, und dieses endlose Hoffen und Bangen hat endlich ein Ende.«

Ich wünschte mir, er würde recht haben. Wir saßen in dem hässlichen Wartezimmer und warteten darauf, dass ich abgeholt wurde. In mir sträubte sich alles gegen die Vorstellung, gleich wieder in Narkose versetzt zu werden und wer weiß etwas über mich ergehen lassen zu müssen. Ich tröstete mich damit, dass es nur eine diagnostische Maßnahme war, ein Eingriff von fünfzehn Minuten. Nichts Schlimmes.

Die Schwester kam.

»Bis später«, sagte ich zu John.

»Bis gleich«, antwortete er und gab mir einen Kuss. »Es wird alles gut. Du wirst schon sehen.«

Während ich der Schwester in den Operationstrakt folgte, wurde mein innerliches Sträuben immer größer. Ich versuchte mich zu beruhigen, indem ich mir immer wieder vorsagte, wie berühmt der Arzt für seine Kinderwunsch-Erfolge sei, dass er das immerhin studiert habe und darauf spezialisiert sei, es würde schon alles seine Richtigkeit haben und alles gut werden. Außerdem würden wir endlich wissen, ob etwas nicht stimmte, beziehungsweise was genau.

Die Anästhesistin war im Stress und tat sich schwer, eine Vene zu finden. Kein Wunder, dachte ich einmal mehr, wenn man Frauen nüchtern ohne Kaffee oder etwas zu essen mit einem Blutdruck von 80 zu 40 einen Zugang legen will, vielleicht sollte man sie vorher kurz Sport machen lassen oder etwas in der Art …

Irgendwann gelang es ihr doch noch, die Infusion zu legen, und kurz darauf wurde mir so schwindlig, dass ich meinte, mich übergeben zu müssen, aber in dem Moment versank ich gnädigerweise im Schwarz der Narkose.

Als ich aufwachte, lag ich wieder einmal in einem Krankenhausbett. Diesmal stellte ich entsetzt fest, dass meine beiden Arme und Hände komplett grün und blau waren. Man hatte alle meine Venen vollkommen zerstochen. Und zwar wirklich alle. Die Infusion in meiner Armbeuge schmerzte höllisch.

John war da, wie immer.

»Alles okay?« Die Besorgnis in seiner Stimme.

»Geht schon. Wie ist es denn gelaufen?«

»Das weiß ich noch nicht, der Arzt kommt gleich.«

Gleich ist ein relativer Begriff in Krankenhäusern. Es dauerte ewig. Aber schließlich kam er gut gelaunt und jovial ins Zimmer gerauscht.

»Haben Sie schon mal vom Asherman-Syndrom gehört?«

John und ich schüttelten den Kopf.

»Das ist eine seltene Folge von Ausschabungen. Es bedeutet, dass sich in Ihrer Gebärmutter Verwachsungen gebildet haben. Die gute Nachricht ist, ich habe während der Spiegelung alle entfernen können. Leider hat das Endoskop zum Ende hin die Gebärmutterwand durchstoßen, aber da war ich schon fertig. Deswegen müssen Sie auch noch eine Nacht hierbleiben, zur Beobachtung, für den Fall, dass innere Blutungen auftreten. Ist Ihre Bauchdecke weich? Ich darf mal?« Und damit schob er die Krankenhausdecke zurück und tastete auf meinem schmerzenden Bauch herum.

»Alles prima«, verkündete er. »Das braucht jetzt zwei Wochen zum Verheilen, und dann sollten wir eine IVF machen, eine In-vitro-Fertilisation, damit Ihre Gebärmutter mal wieder einen Embryo sieht!«

»Also ist jetzt alles wieder in Ordnung?«, fragte ich. Mir kam das alles sehr seltsam vor, ich war mir jedoch nicht sicher, ob dieser Eindruck vielleicht nur den Nachwirkungen der Narkose und der Medikamente geschuldet war.

»Absolut.«

»Wofür benötigen wir dann eine IVF?«

Der Arzt sah mich durchdringend an und wandte sich an John.

»Glauben Sie mir, Sie wollen nicht noch mehr Zeit mit vergeblichen Versuchen vergeuden. Eine IVF steigert Ihre Chancen auf eine Schwangerschaft erheblich.«

Ich blickte an die Krankenhausdecke. Routineeingriff hatte er gesagt. Maximal fünfzehn Minuten. Direkt danach könnte ich wieder nach Hause. Und jetzt lag ich hier und meine Venen waren ruiniert, und ich musste die Nacht im Krankenhaus verbringen, weil der Arzt meine Gebärmutter mit einem Gerät durchstoßen hatte?

Und was hatte es mit der IVF auf sich? Wenn doch jetzt alles wieder in Ordnung war? Ich hatte ein komisches Gefühl, aber der Arzt musste ja wissen, wovon er sprach.

»Toll, vielen Dank«, sagte ich. »Dann machen wir das so. Eine Frage hätte ich noch: Was ist mit meinen Armen und Händen passiert?«

Der Arzt warf einen flüchtigen Blick in Richtung meiner grün und blau verfärbten Extremitäten. »Wir sind eine Uniklinik. Irgendwann müssen wir unsere Studenten ja an echte Patienten lassen«, sagte er mit dem größten Selbstverständnis und schien das völlig normal zu finden. »Wir sehen uns dann nächste Woche zur Nachuntersuchung.« Und damit verließ er das Zimmer.

»Hier stimmt etwas nicht«, sagte ich zu John.

»Das Gefühl habe ich auch«, entgegnete er und runzelte die Stirn.

»Ich fahre jetzt erst mal nach Hause und kümmere mich um die Hunde, und dann bringe ich dir Sachen, da du ja offenbar entgegen der Ankündigungen des Experten die Nacht hier verbringen musst …«

Sein Misstrauen gegenüber dem Arzt war nicht zu überhören, und ich war erleichtert. Immerhin war ich nicht verrückt, ich war nicht die Einzige, der das hier seltsam vorkam.

Über all die Schmerzen in meinem Leib und meine zerstörten Extremitäten hinweg legte sich ein schweres Schuldgefühl, ein schlechtes Gewissen John gegenüber. Nicht nur musste er schon wieder mitansehen, wie man mir Schmerzen zufügte, nun musste er auch noch einmal zwei Stunden im Auto sitzen und hin- und herfahren, als hätte er nichts Besseres zu tun, nur weil ich schon wieder ausfiel, nur weil schon wieder etwas schiefgegangen war. Wir hatten doch wirklich nichts falsch gemacht. Wir hatten alles befolgt, was die Ärzte uns geraten hatten. Und trotzdem schien es mir, als würde alles immer nur noch schlimmer statt besser.

Die Schwester kam, und ich zwang sie, die Infusion aus meiner Armbeuge zu entfernen. Der Arm war inzwischen schon angeschwollen und schmerzte so stark, dass definitiv etwas ganz erheblich nicht stimmte. Sie weigerte sich zunächst, aber als ich damit drohte, den Zugang selber zu ziehen, ließ sie sich dann doch überreden.

Ich verbrachte die Nacht damit, Serien auf meinem Laptop zu schauen und zwischendurch meine Bauchdecke auf Spannung hin zu untersuchen. Denn eine Schwester oder gar einen Arzt bekam ich die ganze Nacht über nicht zu Gesicht. Wahrscheinlich war es genauso wie am Wochenende: zu viele Patienten für zu wenig Personal. Überlastung. Ich fragte mich dennoch, worin der Sinn lag, einen Patienten »zur Beobachtung« im Krankenhaus zu behalten, wenn man ihn gar nicht beobachtete.

Am nächsten Morgen zog ich mich an, packte meine Sachen und entließ mich. Je mehr ich darüber nachdachte, desto sicherer war ich mir, dass ich mich in dieser speziellen Klinik keiner weiteren Untersuchung oder Behandlung unterziehen würde. Die Erfahrungen bisher waren einfach nicht besonders positiv gewesen.

John holte mich ab. »Ich habe das gestern gegoogelt. Asherman-Syndrom«, sagte er im Auto. »Ich weiß ja nicht, wie es dir geht, aber ich hatte kein so gutes Gefühl bei diesem Arzt, ich glaube, der ist eher auf Kinderwunsch spezialisiert, nicht sosehr auf Operationen.«

»Das glaube ich auch«, antwortete ich.

»Jedenfalls habe ich herausgefunden, dass es einige Asherman-Spezialisten gibt, die sich auf die Wiederherstellung von Gebärmuttern nach einer solchen Diagnose spezialisiert haben. Ich kann mir vorstellen, dass du im Augenblick nicht besonders erpicht darauf bist, schon wieder operiert zu werden, aber du kannst ja mal darüber nachdenken. Und wenn es nur dazu dient, zu überprüfen, ob es stimmt, was der Arzt hier uns gesagt hat.«

Ich nickte und sagte, ich würde es mir überlegen.

Meine Arme und Hände waren noch drei Wochen später verfärbt und schmerzten bei jeder Bewegung, genau wie mein Unterleib. Der »normale« Frauenarzt stellte bei der Nachuntersuchung fest, dass sich an einer Stelle außerhalb der Gebärmutter eine Art gefüllter Hohlraum befand – die Stelle, an der der Arzt die Wand perforiert hatte.

Ich schwankte zwischen Unglauben und Panik. Der Arzt hatte ja versichert, das sei nicht schlimm und alles sei nun in Ordnung, aber auf dem Ultraschall wirkte es so, als sei jetzt eher alles noch viel schlimmer als vorher.

Eine Woche später erhielten wir die Rechnung vom Kinderwunschzentrum. Der größte Posten war die »persönliche Beratung und Tätigkeiten« des Chefarztes, Herrn Professor X. Ein paar Tausend Euro dafür, dass es mir schlechter ging als vorher – aber immerhin hatten wir eine Diagnose. Diese galt es nun zu überprüfen.

*

Ich habe mich wieder zu Henry gelegt. Die Labradorin hat zu schnarchen aufgehört. Sie gähnt ausgiebig, steht auf, streckt sich und sieht sich um. Ich meine in ihrem Gesicht einen hoffnungsvollen Ausdruck auszumachen. Wahrscheinlich hofft sie, dass, während sie schlief, etwas zu essen auf wundersame Weise den Weg auf den Küchenfußboden gefunden hat, vielleicht hat sie auch davon geträumt. Sie stöbert durch die Küche.

Ich kann ihre Enttäuschung, als sie nichts entdecken kann, gut nachempfinden. Wie oft habe ich Träume, die sich so echt anfühlen, dass ich beim Aufwachen erst einmal kurz überlegen muss, ob das vielleicht wirklich passiert ist …

Wie oft habe ich schon geträumt, ich sei schwanger.

Die Labradorin hat die Enttäuschung über das fehlende Essen auf dem Küchenboden bereits vergessen und kommt zu Henrys Platz hinübergeschlendert, wo wir liegen. Freundlich und vergnügt stupst sie mir ihre sabberige Nase unter den Arm und schmeißt sich mit Schwung auf meinen schmerzenden Bauch.

Henry lässt ein missmutiges Knurren hören. Er fühlt sich bedrängt. Zu Recht. Die Labradorin stört das nicht im Geringsten – je mehr, desto besser ist ihr Motto –, und sie streckt alle viere in die Luft und rekelt sich so lange hin und her, bis ich ihr kurz den Bauch kratze. Sie wäre eine tolle Mutter. Immer gut gelaunt, fröhlich und unbeschwert.

Abwesend kraule ich Henry die Ohren, was dieser mit einem leisen Grumpfen quittiert.

*

Ich muss wieder daran denken, wie schwer es für uns, für mich geworden ist, andere Mütter, Eltern zu sehen.

Die Bemerkungen anderer Menschen sind besonders schlimm.

»Du machst auch lieber Karriere, als dich um das Kinderkriegen zu kümmern, was?«

»Wann wirst du eigentlich endlich schwanger? Hast wohl keine Lust auf die Dehnungsstreifen, oder schießt John mit Platzpatronen? Hahahahaha …«

»Na, wollt ihr nicht auch endlich mal loslegen?« ist noch das Harmloseste.

Endlich einmal loslegen … Was für ein Sarkasmus.

Und ich kann mich nicht wehren. Wer möchte schon einem Fremden seine privatesten und schlimmsten Erlebnisse schildern? Und was soll ich denn auch sagen? »Nee, also wir versuchen schon seit sieben Jahren, ein Kind zu bekommen, leider hat es bis jetzt nicht geklappt …«

Wohl kaum.

Es ist nicht etwa so, dass man stolz darauf ist.

Sehr viel eher ist der Umstand, kein Kind bekommen zu können, dazu geeignet, eine Frau in die allergrößten Selbstzweifel und Selbstvorwürfe zu stürzen.

Man fühlt sich sehr schnell minderwertig.

Einige Wochen nach der Operation im Kinderwunschzentrum kam es zu einer Situation, in der ich beschloss, solche Fragen nicht mehr mit höflichem Small Talk zu beantworten, sondern mir einen Schutz zuzulegen, eine Antwort, die als Schild dienen konnte.

Wir waren zu einem Abendessen eingeladen. Lauter Menschen in unserem Alter, die meisten kannten wir nicht oder nur sehr flüchtig. Fast alle hatten Kinder, mindestens eins, die meisten zwei oder drei. Das Tischgespräch drehte sich, wie immer, wenn Eltern dabei sind, fast ausschließlich um den Nachwuchs.

Eltern lieben es, über ihre Kinder zu sprechen. Besonders lieben sie es, sich darüber zu beschweren, wie viel einfacher ihr Leben ohne Kinder war und wie viel Arbeit das doch ist und wie überaus nervig, nur um im nächsten Augenblick das Smartphone zu zücken und einem ungefragt eine Million Baby- und Kinderfotos zu zeigen.

Und als sei das nicht qualvoll genug, spicken sie die Bildershow zusätzlich mit überflüssigen Kommentaren: »Da lutscht Emil gerade am Daumen!«, »Da badet Lilli gerade!«, »Da sitzt Marie auf dem Teppich und spielt!« Echt? Das hätte ich gar nicht gesehen …

Und während ich höflich auf die Bilder der kleinen, rosigen, daumenlutschenden, badenden, spielenden Engel starre, ist nur ein einziger Gedanke in meinem Kopf, der sich wie ein böser Dämon immer schneller dreht und sich von meinem Kopf bis in mein Innerstes bohrt: »Das wirst du niemals haben. Das wirst du niemals haben. Das wirst du niemals haben.«

Es war also schon schlimm genug für mich an diesem Abend,

aber dem arroganten Typ Mitte vierzig neben mir gelang es, es noch zu verschlimmern.

Glänzender grauer Anzug, viel zu viel Pomade in den Haaren.

Ein moderner Ritter ohne jede Ritterlichkeit: die Haare ein festgegelter Helm, der silbern schimmernde Anzug seine Ritterrüstung. Wie so viele seiner modernen Kollegen, deren Anzüge die Rüstungen waren, mit denen sie sich das wirkliche Leben vom Leib hielten. Eigentlich bemitleidenswert, aber dieser hier verspielte mein Mitgefühl sofort.

Ein Stück Brot mit Lachs in der Hand fragte er mich: »Warum habt ihr eigentlich keine Kinder? Ihr geht wohl den einfachen Weg, was?« Ein abfälliges Lächeln über das ganze Gesicht.

Ich kämpfte gegen die Tränen, die mir in die Augen schossen. Genau. Den einfachen Weg.

Ich holte tief Luft, drehte mich zu ihm um und sagte: »Unser Kind ist gestorben.«

Es war das erste Mal, dass ich mit der Wahrheit auf eine solche Frage antwortete, und ich konnte sehen, welch verheerende Wirkung das auf mein Gegenüber hatte. Dem Mann wich die Farbe aus dem Gesicht, zusammen mit seinem abfälligen Lächeln, er schrumpfte in sich zusammen und suchte offenbar nach Worten.

Bevor er irgendetwas erwidern konnte, stand ich auf und ging. Ich schaffte es gerade noch aus dem Gebäude heraus, dann brach ich weinend auf dem dunklen Parkplatz zusammen.

Nach diesem Vorfall gewöhnte ich mir an, Fragen dieser Art immer so zu beantworten. Es widerstrebte mir, Fremden etwas derart Persönliches zu offenbaren, aber es war zumindest weniger schmerzhaft, als auch noch Rücksicht auf die Menschen zu nehmen, die mich durch ihre unsensiblen und unüberlegten Bemerkungen wieder und wieder verletzten.

Glücklicherweise hatte ich noch meine beste Freundin. Wir hatten schon die schwierigsten Zeiten miteinander durchgestanden. Als wir uns kennenlernten, war sie diejenige gewesen, die sich in einer aussichtslosen Situation befand, und ich diejenige, die ihr zuhörte und Mut zusprach – nun war es eben andersherum.

Wie oft ich ihr auch von unseren vergeblichen Versuchen berichtete, sie an meiner Verzweiflung teilhaben ließ und sie mit meiner Niedergeschlagenheit belastete, sie sagte nicht ein einziges Mal, dass es ihr zu viel sei. Im Gegenteil, sie hatte immer ein aufmunterndes Wort für mich übrig. Es ist ganz erstaunlich, was ein einfaches »Das wird schon. Du wirst schon sehen, ihr werdet ganz tolle Eltern!« bewirken kann.

Sie hielt zu uns und baute mich tausendmal auf, auch in Situationen, in denen ihr eigenes Leben nicht so verlief, wie sie es sich vorgestellt hatte. Sie bemitleidete uns nicht, sie machte kein großes Ding daraus, sie war einfach da. Verlässlich und treu und voll ernsten Verständnisses für unsere Situation.

Und wir hatten noch unsere »Zufluchtsfreunde«: ein Pärchen, das bewusst keine Kinder bekommen hatte und mit dieser Entscheidung meistens glücklich war – sie hatte mit achtunddreißig sogar noch einmal abgetrieben –, und einige gleichgeschlechtliche Paare, die noch ganz andere Sorgen hatten als wir und sich auch nichts sehnlicher wünschten, als ein Baby zu haben.

Zwei unserer Bekannten erfüllten sich ihren Wunsch nach einem Kind in Dänemark, wo die Insemination mittels Samenspende erlaubt ist. Bei unseren männlichen homosexuellen Freunden gestaltete es sich schwieriger. Viel schwieriger. Sie hatten nur die Option, ein Kind zu adoptieren, was in Deutschland allerdings mit extrem hohen Hürden verbunden ist, oder eine Leihmutter zu engagieren, was in Deutschland verboten ist und zudem absolut nicht jedermanns Sache. Und wahnsinnig teuer.

Auch sie waren Ausgestoßene. Menschen, die nicht in die »normale« Gesellschaft aus glücklichen Familien passten. Nur waren sie noch auf eine ganz andere Art und Weise ausgestoßen als wir.

Einmal saßen wir abends mit einem dieser »Zufluchtsfreunde« in seinem Restaurant zusammen, als wir einen Eindruck davon bekamen. Wir unterhielten uns gerade mit ihm über einige Projekte, die er plante, als ein Pärchen aus unserem alten Bekanntenkreis hineingestolpert kam. Der Mann hatte offensichtlich schon etwas mehr dem Alkohol zugesprochen, als ihm guttat, und ich schämte mich bereits für ihn, als er auf uns zugetorkelt kam.

Nachdem er uns lallend gefragt hatte, ob wir denn nun endlich Kinder hätten, das sei ja nicht zum Aushalten gewesen »damals«, begann er damit, unseren Freund zu befragen, wie homosexuelle Männer es denn wohl so mit dem Sex hielten. Das habe er schon immer mal wissen wollen. Das sei ja schließlich nicht das, was von der Natur vorgegeben sei.

Wir schämten uns so entsetzlich, ich hätte den besoffenen Mistkerl am liebsten verprügelt und vor die Tür gesetzt, und ich glaube, John hatte dieselbe Idee.

Aber unser Gastgeber kam uns zuvor. Mit bemerkenswerter Gelassenheit und ausgesucht höflich bat er das Pärchen, doch bitte sein Restaurant zu verlassen. Man sah ihm in keiner Weise an, dass er sich beleidigt fühlte oder verletzt war.

Und während ich nach Spuren von Emotionen bei ihm suchte, fiel es mir wie Schuppen von den Augen: Das, was ihn so gelassen wirken ließ, war Routine!

Als die beiden sich motzend getrollt hatten, fragte ich ihn danach. Er lächelte müde, zuckte mit den Achseln und sagte trocken, Situationen wie diese seien bei ihm an der Tagesordnung. Es käme sogar vor, dass er und sein Partner auf offener Straße bepöbelt würden, es sei einfach ganz normal.

John und ich trauten unseren Ohren nicht – der Mann lebte immerhin in Deutschland und im einundzwanzigsten Jahrhundert! Aber die Vorurteile, welche diese Menschen trafen, waren offenbar noch größer und prägender als jene, welchen wir als »kinderloses Paar« begegneten. Sie erfuhren eine noch viel schlimmere Isolation, ein noch viel schlimmeres Gefühl, nicht dazuzugehören.

Die Herausforderungen, denen sie sich zu stellen hatten, waren wohl ein Grund dafür, warum sie ebendiejenigen waren, die absolut verstanden, was in John und mir vorging.

Sie verstanden, wie es ist, wenn sich Menschen, die man früher kannte, plötzlich auf der Straße umdrehen, ihre Kinder hinter sich herziehen und so tun, als hätten sie einen nicht gesehen. Als wir ihnen von solchen Situationen berichteten, hatten sie nur kurz gelacht und es für bemerkenswert gehalten, dass kinderlose Paare ebenfalls auf diese Art behandelt wurden.

Sie wussten, wie es ist, wenn ehemalige Freunde oder gar die eigene Familie kein Verständnis hat für die Situation, in der man sich befindet. Und auch kein Interesse daran hat, es zu verstehen. Diese »Zufluchtsfreunde« wussten, was es bedeutet, sich diskriminiert zu fühlen.

*

Ich schiebe Mabel von meinem schmerzenden Körper.

Sie kann nicht anders: Wenn sich auch nur die kleinste Gelegenheit für eine Streicheleinheit oder Körperkontakt bietet, gibt es für sie kein Halten mehr. Was gleichzeitig der Grund dafür ist, warum sie so wenig gestreichelt wird. Sie ist einfach immer viel zu aufdringlich, und die meisten Menschen möchten nicht von oben bis unten mit Sabber und Matsch eingerieben werden, nur weil sie einem Hund einmal kurz den Kopf tätscheln. Das ist ihr großes Dilemma.

Allerdings scheint es sie nicht allzu sehr zu beeinträchtigen. Sie hat es mir nicht übel genommen, dass ich sie weggeschoben habe. Im Gegenteil, sie staubsaugt vergnügt und hoffnungsfroh durch die Küche, die immer nasse Nase auf den Boden gedrückt.

Als wir sie aufnahmen, war sie ungefähr acht Wochen alt und in einem genauso verwahrlosten Zustand wie der Bauernhof, von dem wir sie holten. John war gar nicht überzeugt gewesen von der Idee. Aber ich hatte ihn mitgeschleppt unter dem Vorwand, »so eine wichtige Entscheidung nicht alleine treffen zu können«, und ihm immer wieder berichtet, wie schlimm es um die Welpen dort bestellt sei.

Er war schließlich mitgekommen, und da hatte sie dann gesessen: ein vollkommen verwurmter, abgemagerter kleiner Welpe mit großen Augen und Ohren und Pfoten. Sie war wirklich in einer erbärmlichen Verfassung, was sie aber schon damals nicht davon abhielt, gut gelaunt zu sein. Als wir kamen, spielte sie gerade mutterseelenallein vergnügt mit einem Blatt und schien vollkommen zufrieden zu sein.

Kaum hatte sie uns gesehen, stürzte sie ohne jede Scheu auf uns zu, auf ihren im Vergleich zu ihrem mageren Körper noch viel mehr zu groß wirkenden Welpenpfoten, warf ihren Bauch mit den hervortretenden Rippen und dem stumpfen Fell voller Kot an unsere Beine und rammte uns ihre nasse, dreckige Nase abwechselnd in die Hosen und Hände. Vier Mal war sie umgefallen, weil sie uns so stürmisch begrüßen musste, und jedes Mal hatte sie sich wieder aufgerappelt und war mit ihrem ungestümen Begrüßungsritual fortgefahren.

Es gab keine Möglichkeit, sie dort zu lassen. John hatte es vermieden, mich anzusehen, aber ich sah trotzdem die Tränen in seinen Augen. Der Anblick dieses völlig vernachlässigten, halb verhungerten kleinen Wesens, welches trotz seines Zustandes eine solche Freude ausstrahlte und so wirkte, als sei es fest entschlossen, weiter an das Gute im Menschen und das Gute im Leben zu glauben, brach ihm genauso das Herz wie mir.

»Ich bin immer noch dagegen, einen weiteren Hund anzuschaffen«, sagte er so unwirsch wie möglich. »Aber dieses Häuflein Elend können wir schlecht hierlassen.«

Und damit hatte er das Häuflein Elend ganz vorsichtig hochgehoben, als habe er Angst, es könnte zerbrechen, und es in seine Arme genommen, wo es ihm sofort überschwänglich über das Gesicht zu lecken versuchte und vor Begeisterung nicht eine Sekunde lang still sitzen konnte.

»Ich bringe sie schon mal zum Auto«, grumpfte er. »Geh du zu den Leuten und regele das mit dem Kaufpreis.«

Und damit stapfte er davon, und über seiner breiten Schulter lugte ein kleiner schwarzer Kopf mit riesigen Ohren hervor, und ich hörte, wie er liebevoll sagte: »Wie kann man denn nur so verwahrlost und abgemagert sein und trotzdem so gute Laune haben?«

So war Mabel von Anfang an gewesen: nass, dreckig, chaotisch und immer viel zu überschwänglich. Henry hatte sie erzogen, so gut es ging. Sie hatte ihm mit ihren spitzen Milchzähnen immerzu die Haut unterhalb seiner Ohren aufgebissen, woraus sich eine riesige vereiterte Fläche entwickelt hatte. Henry hatte daraufhin einige Wochen Penicillin nehmen müssen und sehr schmerzhafte Desinfektionen der vereiterten Stelle über sich ergehen lassen.

Glücklicherweise gab er seine Erziehungsversuche trotzdem nicht auf. Ich glaube, er hatte die Labradorin vom ersten Augenblick an in sein großes Weltraumbärenherz geschlossen, was auch erklärte, warum sie ihn beißen durfte.

Die beiden sind die allerbesten Freunde, auch wenn Henry ungefähr fünf Mal am Tag so tut, als sei er von ihr genervt. Alles nur Show. So, wie wenn er sich nicht ausreichend beachtet fühlt oder er bei einem Spiel verliert, beispielsweise wenn man den beiden einen Ball ins Wasser wirft und der Labrador jedes Mal schneller ist, dann »verschluckt« sich Henry entweder ganz schlimm, sodass er sich hustend und prustend mit letzter Kraft aus dem Wasser schleppt, oder er rennt los, bleibt stehen, hält ein Bein in die Luft und schreit. Und dann rast man hin und haut ihm auf den Rücken, damit er wieder Luft bekommt, weil man meint, er würde ersticken, oder untersucht die Pfote und tastet das Bein ab – und schon sind seine schlimmen Leiden wie weggeblasen.

Hollywood, heißt er dann bei uns. Das ändert aber absolut nichts daran, dass er der beste Hund – oder Weltraumbären-Wookiee – der Welt ist.

8. Kapitel

Nach der Operation in der Kinderwunschklinik googelte John alles, was er über Verklebungen in der Gebärmutter finden konnte, und war sich immer sicherer, dass wir zu einem dieser Spezialisten fahren sollten.

»Er scheint wirklich eine absolute Koryphäe auf dem Gebiet zu sein«, sagte er immer wieder, »was, wenn eine Behandlung bei ihm den ausschlaggebenden Unterschied macht? Wenn das genau das ist, was gefehlt hat? Wir sollten es wirklich probieren!«

Mir war klar, dass John hoffte, durch diesen Arzt endlich die ersehnte Gewissheit zu bekommen, die Unklarheit, in der wir lebten, das Hoffen und Bangen hinter uns lassen zu können. Und ich musste ihm zustimmen: Einen Versuch war es allemal wert. Auf der anderen Seite war ich diejenige, die wieder unter den ganzen Maßnahmen zu leiden hätte, nicht er …

John ließ nicht locker. Wieder und wieder sprach er über den Arzt und seinen ausgezeichneten Ruf.

Ich musste zugeben, dass John bisher immer recht gehabt hatte, wenn er seiner Intuition gefolgt war. Fast immer dauerte es bei mir einige Monate, bis ich dann genau das sah, was John schon Monate zuvor erkannt hatte, und dann wunderte ich mich jedes Mal, warum ich das nicht gleich verstanden hatte. Also fuhren wir zwei Monate nach der Operation schließlich doch zu dem Spezialisten.

Obwohl ich freiwillig zugestimmt hatte und wusste, dass es keine Alternative gab – allein schon damit wir uns später nicht vorwerfen konnten, wir hätten es nicht versucht –, fühlte ich mich, als führe mich John zum Schafott. Nach den Erfahrungen der letzten Jahre hatte ich inzwischen panische Angst vor Operationen und Narkosen. Allein bei dem Gedanken an die Schmerzen wurde mir schlecht. Auf der Autobahn bekam ich einen Weinkrampf. Ich war so verzweifelt, dass John mich fragte, ob ich umdrehen wolle.

»Nein«, schluchzte ich, »wir haben das beschlossen, dann ziehen wir das jetzt auch durch.« Ich wurde von Weinkrämpfen geschüttelt und schluchzte und schluchzte – es war wirklich schlimm, aber ich konnte einfach überhaupt nichts dagegen tun.

An der nächsten Ausfahrt fuhr John ab.

»Was machst du denn?«, schluchzte ich.

»Ich drehe um«, sagte er bestimmt und hielt an einem Feldrand an. »Ich liefere dich dem nicht aus, wenn dich schon der Gedanke daran so verzweifeln lässt. Keine Chance.«

Ich fühlte ein Gemisch aus Dankbarkeit und schlechtem Gewissen in mir aufsteigen. Der Gedanke an eine weitere Operation, die Spritzen, die Schmerzen, die Narkose, die Infusionen löste Panik in mir aus. Aber wenn ich jetzt aus egoistischen Gründen, nur weil ich das alles nicht wieder erleben wollte, einen Rückzieher machte, würde ich uns eventuell die eine Chance auf ein Kind zerstören. Was, wenn genau diese eine weitere Operation die Wende bringen und alles verändern würde?

Und während diese Gedanken durch meinen Kopf schossen und ich versuchte, mich zu überwinden, John zu sagen, er möge weiterfahren, wir würden das jetzt durchziehen, kam ein Storch über die Autobahn geflogen und landete punktgenau auf dem Feld direkt neben unserem Auto.

Ein verdammter Storch! Direkt an der Autobahn! Genau an der Stelle, an der wir uns nur deshalb befanden, weil John Sekunden zuvor entschieden hatte, umzudrehen!

John reichte mir ein Taschentuch, und ich wischte mir damit über das verheulte Gesicht.

»Da ist gerade ein Storch gelandet«, stellte er fest. »Für wie wahrscheinlich würdest du es halten, dass neben der Autobahn ein

Storch landet – und zwar genau in dem Moment, in dem ich abfahre, um umzudrehen und die Sache abzublasen?«

»Das ist ein Zeichen«, heulte ich. »Fahr weiter.«

Und so fanden wir uns kurz darauf erneut bei der obligatorischen Verabschiedung in einem Krankenhausflur mit Neonlicht wieder.

»Bis später.«

Wieder war ich in einem OP, wieder wurden dicke Nadeln in meine kaum verheilten Venen gestochen, wieder wurde es schwarz, und ich versank im Ungewissen.

Die vierte Operation. Wieder eine Vollnarkose, wieder Probleme bei der Beatmung. Mein Gesicht war zu schmal, die Maske passte wohl nicht richtig, zumindest mussten sie mich schließlich doch wieder intubieren, da ich zu ersticken drohte.

Beim Aufwachen wieder John an meinem Bett. Diesmal sah er irgendwie gelöst aus.

»Ich glaube, dieser Arzt weiß wirklich, wovon er spricht und was er tut«, sagte er. »Wie geht es dir, hast du Schmerzen?«

Hatte ich, natürlich, wie immer. Diesmal tat mir allerdings erstaunlicherweise auch die eine Hinternhälfte weh.

Der Arzt kam zur Besprechung. Ein ruhiger, freundlicher Mann mit einer beruhigenden Ausstrahlung. Er erklärte uns, dass die drei Operationen zuvor wohl alle »nicht optimal verlaufen« seien. In meiner Gebärmutter – das habe ich erst richtig verstanden, als ich eine Woche später den Befund aus dem pathologischen Labor las – hatten sich bei dieser neuerlichen OP, drei Jahre und drei Operationen nach der Fehlgeburt, noch immer verweste Reste der Schwangerschaft befunden. »Schwangerschaftsmaterial«.

Der Professor in der Kinderwunschklinik, der mich zwei Monate zuvor operiert hatte, hatte wohl tatsächlich angefangen, Verklebungen zu lösen, allerdings mit einem zu großen Gerät, wie wir nun von dem freundlichen Spezialisten erfuhren. Es könne schon einmal vorkommen, so sagte er, dass bei der Verwendung solcher Geräte die Gebärmutterwand durchstoßen werde, so wie in diesem Fall. Daraufhin habe der Arzt die OP dann wohl abgebrochen.

Es sei aber auch wirklich nicht einfach, so der höfliche Arzt, diese Art von Operation zufriedenstellend durchzuführen. Er selbst würde diesen Eingriff seit über zwanzig Jahren mehrmals täglich vornehmen, und dennoch sei es teilweise sogar für einen routinierten Arzt wie ihn sehr herausfordernd. Für jemanden ohne tägliche Übung und ohne das entsprechende sehr spezielle Equipment sei es eigentlich gar nicht möglich, eine solche OP mit dem gewünschten Erfolg abzuschließen.

Sosehr der Arzt sich bemühte, uns die Situation so höflich und sachlich wie möglich zu erklären, wir waren dennoch einigermaßen bestürzt. Damit hatten wir nicht gerechnet. Der Kinderwunsch-Professor hatte uns ja versichert, er habe alle Verklebungen gelöst und alles entfernen können, und uns geraten, zwei Wochen später bei ihm eine künstliche Befruchtung zu versuchen. Wie hatte er das sagen können, wenn der auf Operationen innerhalb der Gebärmutter spezialisierte Arzt nun zwei Monate später noch Material der Schwangerschaft von vor drei Jahren entfernt hatte?

Ich war vollkommen verunsichert. Und bei dem Gedanken daran, dass ich seit drei Jahren mit einem Teil meines verwesenden Kindes im Bauch gelebt hatte, packte mich das blanke Entsetzen.

Ich war froh und dankbar über die Ruhe und Freundlichkeit, die dieser Arzt ausstrahlte. Er war der Beweis dafür, dass es wirklich gute, ehrliche Ärzte gab, die sich Zeit nahmen und die Dinge so erklärten, dass wir sie verstanden.

Dennoch war mein Vertrauen in Ärzte ziemlich erschüttert, ich kam einfach nicht darüber hinweg, dass es in drei Jahren keinem der von mir aufgesuchten Fachärzte in den Sinn gekommen war, einen solchen Befund auszuschließen. Nach dieser OP konnte ich mir nicht vorstellen, mich noch einmal einer Situation auszuliefern, in der ich darauf angewiesen war, dass das, was die Ärzte mir sagten, stimmte und zu meinem Besten war.

Wenn ich gewusst hätte, was ich noch alles auf mich nehmen würde für ein Kind, hätte ich verächtlich gelacht. Das hier war nur der Anfang gewesen. Aber das wusste ich damals noch nicht.

Der Spezialist sagte uns, meine Gebärmutter sei jetzt wieder intakt; er habe die nötigen Maßnahmen getroffen, damit nun alles verheilen könne, und mir ein Hormondepot injiziert, um die Erneuerung der Schleimhaut bestmöglich zu unterstützen.

Daher die schmerzende Hinternhälfte …

Er könne verstehen, wenn wir nach den Erfahrungen der letzten Jahre erst einmal kein Vertrauen mehr zu Kinderwunsch- und Frauenärzten hätten – hatte er meine Gedanken gelesen? –, aber er würde uns empfehlen, es trotzdem noch einmal mit einer anderen Kinderwunschklinik zu versuchen. Er persönlich sei der Meinung, dass die Reste des »Schwangerschaftsmaterials« und die Verklebungen eine erneute Schwangerschaft verhindert hätten, und daher gäbe es erst jetzt wieder reelle Chancen auf eine Schwangerschaft. Wir sollten eventuell einfach einmal einige IUIs (Inseminationen) machen und, falls das nicht den gewünschten Erfolg bringe, es mit einer IFV zu versuchen. Also einer echten künstlichen Befruchtung. Er könne sich vorstellen, sagte er, dass eine solche IUI, bei der uns die Sorge um den richtigen Zeitpunkt und »all das« abgenommen würde, nach all den Jahren für uns zumindest ein wenig Erleichterung bedeuten würde. Und es sei wirklich kein großer Aufwand.

John und ich sahen ihn dankbar an. Das war tatsächlich der erste Arzt, der zu verstehen schien, was unerfüllter Kinderwunsch für Paare wirklich bedeutete. Es gelang ihm, ein bisschen Vertrauen wiederherzustellen. Wir beschlossen, seinem Rat zu folgen, machten einen Termin in der Kinderwunschpraxis, die er uns empfohlen hatte, und begannen unsere erste IUI.

*

Ich rappele mich auf, gehe in die Küche und hole mir mehr Wasser. Mein Blick fällt auf die Dose mit den chinesischen Kräutern. Nur eine von den unendlich vielen verzweifelten Maßnahmen, die ich in den letzten sieben Jahre ergriffen habe. Jeden Morgen und jeden

Abend Kotztee zu trinken war definitiv eine der widerlichsten. Aber auch die diversen Akupunkteure, Geistheiler und Osteopathen, die ich aufsuchte, waren kein Vergnügen gewesen.

Ich trinke mein Wasser aus und hole die Dose mit dem Kotztee vom Regal. »Das war's«, sage ich zu der Dose. Und zu den Hunden: »Kommt mit, wir gehen raus.«

Gemeinsam mit den Hunden schleppe ich mich durch den Nieselregen zum Wald und kippe die Kotzkräuter auf die weiche Erde. Vielleicht wachsen dort jetzt chinesische Kotzpilze, und der Förster wundert sich im nächsten Jahr, denke ich und empfinde eine gewisse Genugtuung bei diesem Gedanken. So sind sie jedenfalls für irgendetwas gut, als eine Überraschung und ein Rätsel für den Förster, denn zu einer Schwangerschaft haben sie mir mitnichten verholfen.

Gekrümmt schleppe ich mich zurück und lasse mich wieder auf den Hundeplatz fallen.

Draußen ist die Sonne noch immer von dicken grauen Wolken verdeckt, die von einem stürmischen Wind über den Himmel gejagt werden. Hinter den Wolken ist der Himmel immer blau. Vielleicht ist das ja Teil meiner Herausforderung: zu wissen, dass es hinter all den dunklen Wolken und dem Grau und Schwarz einen strahlend blauen Himmel gibt. Etwas anderes, Schöneres als das, was zu sehen ist.

So kommt es mir jedenfalls vor mit meiner ungewollten Kinderlosigkeit. Immer wieder sehe ich in den Wolkenlücken das strahlende Familienleben anderer, die süßen Kinder, die Freude, die ihre Eltern an ihnen haben. Und dann kommen wieder die Wolken, und alles, was für mich bleibt, ist ein grauschwarzer Himmel. Vielleicht muss ich mich damit abfinden und mich mit dem Grau und Schwarz arrangieren.

Ich seufze. Es ist nicht nur die Verzweiflung über diesen weiteren vergeblichen Versuch. Auch die Hormone haben wieder einmal mit voller Wucht zugeschlagen und ein depressives Wrack aus mir gemacht.

Obwohl ich weiß, was auf mich zukommt, es seit sieben Jahren in jedem Monat, in dem wir »hormonell unterstützte« Versuche unternahmen, für mindestens vier Wochen durchlebt habe, bin ich immer wieder überrascht von der Gewalt, mit der die Hormone meinen Charakter und mein Gemüt verändern.

*

Welch irrsinnige Überwindung es mich am Anfang gekostet hatte, mir die Spritzen in den Bauch zu rammen, damals bei unserer ersten IUI! Einer Maßnahme, die eigentlich für Paare gedacht ist, bei denen die Spermienqualität nicht gut ist oder der Mann anderweitige Schwierigkeiten hat. Eine Maßnahme, die für uns überhaupt nicht notwendig war und die wir nur deshalb versuchten, weil uns der freundliche Arzt dazu geraten hatte. Weil wir die Hoffnung hatten, dadurch einen Teil der Verantwortung abgeben zu können. Weil wir nichts unversucht lassen wollten.

Um möglichst gute Eizellen zu bekommen, für perfekte Voraussetzungen, musste ich also das erste Mal Hormone spritzen. Ich trug das Rezept in die Apotheke und kam mit einer riesigen Tüte voller Spritzen, Ampullen und einem Spritzen-Pen wieder heraus. Und um achthundert Euro ärmer.

Wie sich am Morgen der ersten Dosis herausstellte, war die Gebrauchsanleitung für den Spritzen-Pen vollkommen verwirrend und nutzlos. Ganz besonders in diesem Moment, in dem ich nicht wusste, was auf mich zukommen würde, und nur las, welche Nebenwirkungen das Medikament hervorrufen würde, das ich im Begriff war, mir in die Bauchdecke zu spritzen. Eine »Füllung« für einen solchen Pen kostete mehrere Hundert Euro – und genau diese landete beim ersten Versuch in Gänze auf dem Küchenboden.

Mir wurde heiß und kalt. Mehr noch als das viele Geld auf dem Boden versetzte es mich in Panik, dass ich genau um diese Uhrzeit meine erste Spritze hatte geben sollen, und nun hatte ich nichts, was ich spritzen konnte.

Hektisch rief ich in der Praxis an, wo man mir versicherte, es sei nicht so schlimm, wenn ich zwei Stunden später spritzen würde. Sie würden das neue Rezept an die Apotheke faxen, sodass ich es gleich abholen könne.

Also fuhr ich wieder in die Apotheke, bezahlte wieder ein paar Hundert Euro und zwang den Apotheker, mir den Pen genau zu erklären.

Wenig später saß ich mit dem aufgezogenen Pen am Küchentisch, kniff eine Falte in meinen Bauch und traute mich nicht, zuzustechen. Ich, die seit über zwanzig Jahren jeden Tag Blut abnahm und Akupunkturnadeln und Spritzen in alle möglichen Tiere stach. John musste mir schließlich in den Arm kneifen und von drei herunterzählen, und dann brachte ich es irgendwie fertig, aber meine Hände waren klitschnass.

Es dauerte Monate, bis ich einigermaßen routiniert darin wurde. Und es hilft definitiv nicht, dass die meisten dieser Medikamente brennen wie Feuer.

Jeden Tag rammte ich mir also zwei Spritzen in den Bauch, alle zwei Tage musste ich in die Praxis, um Blut abnehmen zu lassen und zur Ultraschallkontrolle der Eierstöcke. Kein großer Aufwand, hatte der Arzt gesagt. Wenn das hier kein großer Aufwand war, dann wollte ich lieber gar nicht wissen, was im Kinderwunsch-Business als »aufwendig« bezeichnet wurde … Ich hoffte inständig, dass ich es niemals würde herausfinden müssen.

Nach zwölf Tagen war der Zeitpunkt für die Spritze zum Auslösen des Eisprunges gekommen. Um Punkt 0:55 Uhr klingelte der Wecker. Ich hatte ihn extra leise gestellt, damit John nicht aufwachte, und wollte mich gerade an das Anmischen der Injektionslösung machen, da klingelte auch Johns Wecker.

Ich seufzte. Natürlich hatte er es sich nicht nehmen lassen, auch einen Wecker zu stellen. John, Pflichtbewusstsein und Verantwortungsgefühl in Person. Der Zeitpunkt durfte auf keinen Fall verpasst werden, hatte uns der Arzt erklärt, bereits eine halbe Stunde könnte den Erfolg der IUI gefährden.

»Schlaf weiter«, sagte ich und versuchte, ihn munter anzulächeln, »du kannst hier eh nichts tun.«

Lösung aufziehen, in die erste Pulverflasche spritzen, leicht schütteln, wieder aufziehen, in die zweite Pulverflasche spritzen, leicht schütteln, aufziehen, Kanüle wechseln, Luft aus der Spritze drücken, Haut desinfizieren – mitten in der Nacht, im Halbschlaf. Ich fragte mich, wie andere Frauen das hinbekamen, Frauen, die möglicherweise noch nie zuvor in ihrem Leben selbst mit Spritzen und Injektionslösungen hantiert hatten ... Dann die Kanüle (diesmal eine dicke, nicht so eine Mininadel wie bei dem Pen) bis zum Anschlag senkrecht in den Bauch drücken, langsam spritzen. Und vor allem darauf achten, dass keine Tränen in die Augen schießen, damit John nicht sieht, wie schlimm es ist.

»Erledigt!«, sagte ich so fröhlich wie möglich. »Gute Nacht.«

Ich war froh, als nach einer halben Stunde die Nebenwirkungen einsetzten (das Mittel macht entsetzlich müde, was tagsüber sehr hinderlich ist, aber in der Nacht hilfreich), und schlief ein.

Am nächsten Tag konnte ich die Augen kaum offen halten. Ich hatte die doppelte Menge von dem Hormon spritzen müssen. Der Arzt hatte gesagt, er würde alles exakt nach Lehrbuch machen, um die bestmöglichen Voraussetzungen zu schaffen, was auch immer das hieß.

Ich fühlte mich halb tot und gleichzeitig massiv an meine Schwangerschaft erinnert – diese bleierne Müdigkeit, die einen immer und überall einschlafen lässt, diese unendliche Erschöpfung, die hatte ich damals auch gehabt. Jetzt also wieder, nur diesmal, ohne schwanger zu sein. Ich schleppte mich durch den Tag und fiel abends vollkommen erschöpft ins Bett.

Am nächsten Morgen war John schon aufgestanden, als ich aufwachte.

»Wie spät ist es denn?«, fragte ich leicht panisch, weil ich vermutete, verschlafen zu haben. »6:30 Uhr«, sagte John. »Ich hätte dich gleich geweckt.« Er grinste mich an. »Ich fahr dann mal los, viel Glück für dich, nachher!«

»Für dich auch«, gab ich zurück.

»Haha, sehr witzig, bis später.« John gab mir einen Kuss und verließ das Zimmer.

Ich war wie gerädert. Ob ich mir einen Kaffee machen sollte? Eigentlich sollte ich Kaffee ja vermeiden, aber die IUI war erst in zwei Stunden, ob eine Tasse Kaffee wirklich alles kaputt machen würde? Gäbe es in Italien dann überhaupt Kinder? Ich entschied, dass ein Kaffee in meiner Lage lebensnotwendig war, da ich sonst auf dem Weg in die Klinik noch einen Unfall verursachen würde.

Das Summen der Kaffeemaschine und der Geruch frischen Kaffees weckten meine Lebensgeister. In einigen Stunden war es so weit. Alles war medizinisch perfekt vorbereitet, auf die Minute genau geplant, laut der Aussage des Arztes »die besten Voraussetzungen, die wir jemals gehabt hatten, um schwanger zu werden«. Ich nehme an, er meinte abgesehen von dem Versuch, in dem ich tatsächlich schwanger geworden war. Der Arzt hatte uns erklärt, dass die Eizellen durch die Hormone eine viel bessere Qualität haben würden und durch das perfekte Timing, durch Hormonwert- und Ultraschallkontrolle, mit an Sicherheit grenzender Wahrscheinlichkeit Embryonen entstehen würden, die sich dann nur noch einzunisten bräuchten. Es klang so einfach, und der Arzt hatte sich sehr überzeugt gegeben, dass es auf diese Weise klappen würde mit der Schwangerschaft.

Ich atmete den Geruch des frischen Kaffees ein und trank ihn dann doch nicht, ich wollte nichts riskieren. Ich zog mich an und machte mich auf den Weg.

Als ich zum Auto lief, bekam ich eine Nachricht von John: »Done.« Gut, dachte ich, dann ist der Teil zumindest schon erledigt …

Eine Dreiviertelstunde später saß ich wieder auf dem grässlichen Gynäkologiestuhl, den ich inzwischen so sehr verabscheute wie kaum etwas anderes.

Der Arzt hatte darauf bestanden, dass John bei der IUI dabei war – es sei eine Sache der Verbindung, hatte er gesagt, der Mann solle das Gefühl haben, bei der »Zeugung« dabei gewesen zu sein. Das gelte auch, falls wir – was ja sicher nicht notwendig sein würde – einmal eine IVF mit Embryotransfer machen sollten.

Was für ein Schwachsinn, hatte ich gedacht, die »Verbindung«! Nicht einmal ich bekam ja etwas davon mit, es war reine Medizintechnik und nicht einmal besonders ausgefeilte.

Abgesehen davon hatte ich mich einmal mehr gefragt, ob diese Kinderwunschärzte eigentlich in der Realität lebten – beziehungsweise in welcher. Denn in der, in der ich lebte, war der Anblick einer Frau auf einem Gynäkologiestuhl unter Neonlicht, aus der dann auch noch irgendwelche Schläuche herausragen, so ziemlich das absolute Gegenteil von allem, was ich mit »Zeugung« verbinde. Mir waren die Situationen schon unangenehm, wenn ich nur mit dem jeweiligen Arzt und der Sprechstundenhilfe im Raum war. John dabeizuhaben war einfach nur unvorstellbar.

»Du kannst ruhig los«, sagte ich zu ihm. »Ich glaube nicht, dass deine Anwesenheit hier deine ›Verbindung‹ zu deinem Kind festigt.«

Die Erleichterung war John ins Gesicht geschrieben. »Ist das auch wirklich okay für dich?«

»Ehrlich gesagt, ist es mir sogar lieber.« Ich machte eine vage Handbewegung in Richtung meines Unterleibes. »Ist nicht so eine tolle Position, in der ich mich gerade befinde.«

»Alles klar, dann sehen wir uns später! Viel Erfolg, Doktor!« Und raus war er.

Der Arzt schaute ihm kurz nach. Er sah etwas konsterniert aus, offenbar war er es nicht gewohnt, dass sich seine Patienten über seine Anordnungen hinwegsetzten. Er überwand seine Überraschung jedoch recht schnell, drehte sich um und griff nach dem Ultraschall. So ernst war es dann wohl doch nicht mit »der Verbindung« …

»Dann wollen wir mal«, sagte er beschwingt.

Es bestätigten sich zwei Eizellen kurz vor dem Eisprung. Eine rechts, eine links.

»Das sind absolut perfekte Voraussetzungen!«, schwärmte der Arzt. »Auf beiden Seiten eine, da kann ja gar nichts mehr schiefgehen!«

»Was ist denn mit der Gebärmutterschleimhaut?«, fragte ich vorsichtig nach.

»Ach, Ihre Schleimhaut ist eben so, wie sie ist. Es gibt auch Eileiterschwangerschaften, da gibt es gar keine Schleimhaut, und die beißen sich trotzdem fest.«

Das ist dann aber auch keine intakte Schwangerschaft, wollte ich sagen, traute mich aber nicht. Er war der Profi – wenn er eine Insemination empfahl, war das sicher richtig.

Die Schwester hielt mir eine mit Flüssigkeit gefüllte Spritze vor das Gesicht. »Wenn Sie hier noch mal kontrollieren wollen – Name und Geburtsdatum.«

Ich bestätigte Johns Namen und Geburtsdatum.

»Dann können wir ja loslegen!«, rief der Arzt vergnügt.

»Wenn denn auch drin ist, was draufsteht«, sagte ich trocken.

»Um Himmels willen, das fehlte noch! Hören Sie bloß auf!« Der Arzt schien kurz panisch zu werden. »So etwas passiert nicht in Wirklichkeit, keine Sorge! Das sind immer nur Horrorgeschichten!«

Und damit »legte er los«.

Abends erzählte mir John, wie skurril es in dem Raum gewesen war, in den die Männer gebracht würden. Da hatten wir bis vor wenigen Wochen gedacht, GVNP sei künstlich und seltsam, und nun stellten wir fest, dass die letzte Grenze, die wir überschritten hatten, uns in eine noch viel künstlichere Welt befördert hatte. Hier hatte Schwangerwerden tatsächlich nichts mehr mit natürlichen Abläufen oder gar Liebe zu tun.

Verwundert bemerkten wir, dass es uns nicht mehr allzu viel ausmachte. Es gab keine Alternative. Also fanden wir uns damit ab und versuchten, nicht mehr daran zu denken, wie Kinder unserer Meinung nach eigentlich gezeugt werden sollten.

Wieder einen Schritt gegangen, den wir uns niemals hätten vorstellen können; wieder eine Grenze überschritten, von der wir stets gesagt hatten »Bis hierhin und nicht weiter«.

Ich hielt mich penibel an alle Anweisungen, die ich erhalten hatte. Es machte mir nichts aus, denn ich war mir absolut sicher, dass ich schwanger geworden war. Ich hatte einige Tage nach der IUI noch einmal HCG, das Schwangerschaftshormon, welches auch zum Auslösen des Eisprungs verwendet wurde, nachspritzen müssen, um die Einnistung zu fördern, folglich waren die Schwangerschaftsanzeichen dadurch in diesem Zyklus noch einmal viel stärker ausgeprägt. Nachdem ich mich einige Tage am Stück hatte übergeben müssen, waren wir uns absolut sicher, dass meine Anzeichen nicht ausschließlich durch die Hormonspritzen verursacht wurden.

Wir konnten uns einfach nicht vorstellen, dass man in einer Kinderwunschbehandlung Medikamente verabreicht bekam, die einem eine Schwangerschaft vorgaukeln. Und so zogen John und ich uns daran hoch, dass wir nun wohl endlich Eltern würden und dass sich all die Medikamente und Nebenwirkungen und erniedrigenden Situationen auf jeden Fall gelohnt hätten. Und der finanzielle Aufwand natürlich.

Wir beide waren beschwingt von diesem Gedanken und voller Vorfreude auf den Tag des Schwangerschaftstests.

Wir waren nun in einer echten Kinderwunschpraxis, und das bedeutete auch, dass man nicht mehr selbst zu Hause testen durfte. Man musste auf den Bluttest warten.

Uns war so oft versichert worden, dass die Voraussetzungen perfekt gewesen wären, dass es »ganz bestimmt« etwas werden würde, dass wir absolut davon überzeugt waren, ein positives Ergebnis zu erhalten.

Zwei Wochen später wurde mir wieder Blut abgenommen.

»Das sah ja alles so super aus bei Ihnen, das hat bestimmt geklappt!«, sagte die Schwester, die das Blut abnahm.

Ich strahlte. »Ich glaube auch! Ich habe so viele Anzeichen.«

»Na, dann melden Sie sich mal heute Nachmittag für die Bestätigung Ihrer Schwangerschaft!«

Am Nachmittag rief ich in der Klinik an, voller Vorfreude auf das positive Ergebnis.

»Also diesmal war es leider noch nichts mit der Schwangerschaft«, sagte die Sprechstundenhilfe ins Telefon. »Aber beim nächsten Mal klappt es bestimmt.«

Ich dachte, ich hätte mich verhört. »Können Sie das wiederholen?«, fragte ich.

»Ihr Test war negativ. Aber beim nächsten Mal klappt es bestimmt! Sie wissen ja, man hat immer nur eine Chance von fünfundzwanzig Prozent, schwanger zu werden, selbst bei perfekten Voraussetzungen ...«

In meinen Ohren rauschte es.

Ich war doch nicht schwanger? Das konnte doch gar nicht sein, nach all den Hoffnungen, die man uns gemacht hatte? Nach all den Hormonen, die ich gespritzt hatte? Ich hatte doch alles genau so gemacht, wie man es mir gesagt hatte – warum hatte es nicht geklappt?

»Okay, vielen Dank«, sagte ich tonlos und legte auf.

Ich war am Boden zerstört. Das konnte doch nur ein Fehler sein! Sicher hatten sie meine Blutprobe vertauscht.

Ich rief wieder in der Praxis an und vereinbarte einen Termin mit dem Arzt. Ich musste sichergehen, dass dieses Ergebnis richtig war. Schließlich hatte ich ja auch noch keine Blutung bekommen.

Der Arzt untersuchte mich und bestätigte, dass ich nicht schwanger geworden war. Eine Blutung bekäme man unter den Hormongaben nicht, erklärte er mir. Dafür müsse ich die Medikamente jetzt absetzen und ein bis zwei Wochen warten, dann würde meine Menstruation einsetzen, und dann könnten wir einen weiteren Versuch starten.

»Man braucht einfach etwas Geduld, das wird schon! Keine Sorge!«, versicherte er mir.

Ich war verzweifelt und gab mir die Schuld dafür, dass es nicht geklappt hatte. So, wie ich es zuvor schon so oft getan hatte und von nun an in jedem einzelnen Zyklus tun würde. Und ich konnte mir absolut nicht vorstellen, das alles noch einmal auf mich zu nehmen.

*

Aus heutiger Sicht, unzählige IVFs und IUIs später, kann ich darüber nur müde lächeln. Lächerlich, die Hormone für eine IUI. Lächerlich, das Prozedere einer IUI. Es ist kein großer Aufwand. Der Arzt hatte recht. Absolut nicht der Rede wert im Vergleich zu dem, was eine IVF bedeutet.

Es ist erst Mittag. Frau Dietz hat sich gestern gemeldet, ihr altes Pferd hat festgelegen, sie macht sich Sorgen, dass es sich verletzt haben könnte. Vielleicht sollte ich dorthin fahren, statt hier zu liegen und unter den Erinnerungen zu leiden.

Die liebe, gute, alte Frau Dietz. Sie ist die Verkörperung der gutmütigen, immer Zeit habenden Großmutter. Ich weiß noch, wie ich das erste Mal bei ihr war.

Es war ein typisch norddeutscher Sommermorgen. In der Nacht hatte es geregnet und die erste Wärme drang durch die Kühle der Nacht, eine Vorahnung von der Hitze, die der Tag mit sich bringen würde. Frau Dietz hatte darauf bestanden, mir Möhren aus ihrem Garten mitzugeben, und so folgte ich ihr in ihren riesigen, uralten Bauerngarten.

Auf dem schmalen Weg krochen die kleinen Schnecken mit den bunt gestreiften Häusern aus meiner Kindheit. Mein Bruder und ich hatten diese Schnecken gesammelt und stundenlang »Schneckenzirkus« gespielt. Auf genau so einem festen Lehmweg, in genau so einem Bauerngarten, wie dem der Frau Dietz.

Mit den mannshohen Stockrosen in allen Farben, den gestutzten Buchsbaumhecken, den üppigen Rosensträuchern, den Staudenbeeten mit Rittersporn und Lysianthus, den Beerensträuchern und ordentlichen, in Reih und Glied stehenden Gemüsebeeten mit Roter Beete, Kohlrabi, Mohrrüben, Erbsen, Bohnen und Kartoffeln, in denen das Unkraut keine Chance hatte – bis auf die Wolfsmilchgewächse, die die Wühlmäuse verjagen sollten.

An die Wolfsmilchgewächse erinnere ich mich deshalb so gut, weil mein Bruder eines schönen Sommertages eine von diesen Pflanzen mit seinem Taschenmesser bearbeitet hatte, mit dem Ziel, die gesamte milchige Flüssigkeit herauszupressen. Offenbar war ihm das ziemlich gut geglückt, denn eine halbe Stunde später befand er sich in der Notaufnahme des nächstgelegenen Krankenhauses.

Wolfsmilch in Verbindung mit Sonnenlicht kann offensichtlich extreme allergische Reaktionen hervorrufen. Das lernten wir an diesem Tag, als mein Bruder sich in eine riesenhafte Feuerqualle verwandelte, man seine einzelnen Finger nicht mehr voneinander unterscheiden konnte und sein Gesicht aussah wie ein aufgeplusterter Kugelfisch.

Für den Schneckenzirkus auf den festgestampften Lehmwegen in diesem Bauerngarten hatten wir kleine Stöckchen vor den Schnecken in die Luft gehalten, sodass sie sich mit ihren Fühlern daran emporreckten und mit Glück hinaufkletterten. Wenn man sie mit einem Grashalm vorsichtig an den Hörnern stupste, konnte man sie auf diese Weise sogar lenken: linkes Horn, Schnecke kroch nach rechts, rechtes Horn, Schnecke kroch nach links.

Das konnte man mit den Schnecken nur machen, wenn sie sowieso unterwegs waren. War der Tag schon zu weit fortgeschritten und warm und trocken, saßen sie an den Unterseiten der Blätter der Pflanzen oder ganz versteckt zwischen den einzelnen Stängeln und klebten fest an der Pflanze. Man konnte sie vorsichtig ablösen, dann knisterte es leise wegen des getrockneten Schneckenschleims. Dabei bestand allerdings die Gefahr, dass die zarten Häuser zerbrachen, besonders, wenn die Schnecken noch sehr klein waren. Das war mir einmal passiert, und danach hütete ich mich davor. Abgesehen davon kamen die »festgeklebten« Schnecken nicht aus dem Haus, und es gab keinen Weg, sie dazu zu zwingen.

Mein Bruder und ich hatten aus kleinen Zweigen und Gras Zäune geflochten, die wir um die Schnecken herum aufstellten, wenn wir »Pause« machten. In diesen »Pausen« waren wir dann in die Beete gelaufen, hatten Radieschen, Mohrrüben und violetten Kohlrabi aus der schweren Erde gezogen, an unseren Hosen abgewischt und verspeist.

Den Kohlrabi hatten wir mit unseren winzigen Taschenmessern – mein Bruder hatte einmal ein großes gehabt und sich damit zwei Drittel seines Zeigefingers abgeschnitten, seitdem gab es für uns nur noch kleine Messer – so geschält, dass die Schale an einem Stück herunterkam. Eine außen violette, innen weißgrünliche Spule mit einem dicken Ende an jeder Seite, mit der wir dann Telefon spielten.

Oder wir pflückten uns die größten Rhabarberblätter und füllten sie mit Erdbeeren, Himbeeren, schwarzen und roten Johannisbeeren, Stachelbeeren, Süß- und Sauerkirschen, setzten uns in einen Baum und machten ein Picknick.

Wenn wir nach einiger Zeit zu unseren Schneckengattern zurückkehrten, waren diese stets leer – die Zäune waren für die Schnecken kein Hindernis gewesen, aber das störte uns nicht.

An besonders heißen Tagen zelteten wir im Garten. An dem Ende, das am weitesten vom Haus entfernt lag. Es waren ungefähr vierhundert Meter von dort bis zum Haus, und man musste auf dem Weg dorthin ziemlich viele unheimliche Stellen passieren: einen halb zerfallenen, gruseligen Geräteschuppen, die dichte Haselnusshecke, durch die man hindurchschlüpfen musste, den engen Weg zwischen der hohen Ligusterhecke und dem unheimlichen Nachbarn, der immer so cholerisch brüllte …

Wir schleppten Isomatten, Decken und Kissen in unser Zelt und warfen die unzähligen Ohrenkneifer hinaus, die natürlich sofort wieder hereinkamen. Während der Vorbereitungen waren wir immer ganz aufgeregt vor Freude auf das bevorstehende Abenteuer.

Wenn wir dann jedoch unter unseren Decken im Zelt lagen und es dunkel wurde und die Igel schmatzten und grunzten, man aber nicht hundertprozentig sicher war, ob es sich wirklich um Igel handelte, und dann auch noch die Ohrenkneifer zurückkamen … Oder sich sogar ein Gewitter durch fernes Grollen ankündigte – dann beschloss mein Bruder jedes Mal, dass es doch besser sei, zum Haus zurückzukehren und im Bett zu schlafen.

Ich wäre lieber im Zelt geblieben, als die Schrecken des Weges bis zum Haus in völliger Dunkelheit auf mich zu nehmen, aber alleine im Zelt zu bleiben war erst recht keine Option. Also rannten wir, so schnell wir konnten, barfuß mit unseren Decken und Kuscheltieren unter dem Arm durch das taunasse Gras zum Haus.

Dabei ließ es sich leider nicht vermeiden, dass man auf die am Boden liegenden Kirschen, Pflaumen, Aprikosen und frühreifen Äpfel trat, aber immerhin saßen nachts keine Wespen darauf. Dann noch über den dunklen Hof und zur Hintertür, die immer offen war, durch den unheimlichen Flur, von dem aus es in den verwaisten Stall ging, die Treppe hinauf und ins Kinderzimmer.

Am nächsten Tag im hellen Sonnenlicht verkündete mein Bruder dann stets: »Also, heute Nacht schlafe ich aber auf jeden Fall im Zelt! Kommst du mit?«

Und ich entgegnete jedes Mal: »Dann heute aber auch wirklich!«

Da stand ich also, in Frau Dietzens Garten, und dachte mit Wehmut daran, wie gerne ich all das meinen eigenen Kindern geboten hätte. All die schönen Erlebnisse aus meiner Kindheit – ohne die schlimmen. All das Wissen aus meiner Kindheit meinen eigenen Kindern weiterzugeben, damit sie eine Grundlage hätten, sich auf vielfältigste Weise und mit der Natur verbunden in der Welt zurechtzufinden. Ich hatte die Tränen verdrängen müssen und mich zusammengerissen.

»Einen wunderschönen Garten haben Sie hier, Frau Dietz!«, sagte ich.

Ein Strahlen huschte über das rundliche, von Runzeln durchfurchte Gesicht der alten Dame.

»Nu ja, so was Besonderes is er ja nu auch nich«, sagte sie bescheiden, aber der Stolz in ihrer Stimme war nicht zu überhören. »Nu sind wir aber auch gleich an den Möhren, und wissen Se was? Dann müssen Se auch 'n büschen Rhabarber mitnehmen und 'n paar von den Rosen. Die duften ganz besonders schön!«

Frau Dietz steuerte einen riesigen Rosenbusch mit zartrosa Blüten an. »Riechen Se mal!«

Mit Mühe hielt ich die Tränen zurück. Genau das hatte ich mir immer gewünscht: einen wunderschönen Garten mit allen Blumen, die man sich nur denken kann, mit eigenem Gemüse und Obst, mit einer lieben alten Großmutter, die mit meinen Kindern Marmelade kocht und Erbsen pult, während ich bei der Arbeit bin …

Aber nichts davon ist eingetreten. Ich habe keine Kinder, nicht einmal ein einziges, und eine liebe Großmutter mit einem Bauernhof müsste ich auch erst einmal suchen. Und: Unser gesamtes Geld ist in den Versuch geflossen, ein Kind zu bekommen. Wir sind also so weit entfernt von einem großen Bauerngarten wie nie zuvor.

Vielleicht fahre ich lieber nicht zu Frau Dietz. Nicht heute. Nicht in diesem Zustand.

9. Kapitel

Es folgten Monate der »hormongestützten IUI«. Wieder und wieder wurde uns versichert, wie hervorragend die Voraussetzungen seien. Man müsse eben auch Glück haben. Und Geduld.

Meinen Alltag, meine Arbeit, meinen Sport gab ich nun endgültig auf, denn ich musste in den zwei Wochen vor jedem dieser Versuche jeden zweiten Tag in die Kinderwunschpraxis und durfte mich in den zwei Wochen danach nicht belasten, um eine Einnistung nicht zu gefährden.

Jeden zweiten Tag Ultraschalluntersuchungen auf dem grässlichen Stuhl, jeden zweiten Tag Blutentnahmen, um die Hormonwerte zu kontrollieren.

Die Praxishilfen, die das Blut abnahmen, machten fast nichts anderes, stundenlang, jeden Tag. Und dennoch war es jedes Mal Folter. Nach der Übungseinheit, die der Professor der Uniklinik seine Studenten an meinen Extremitäten hatte ausführen lassen, war die Vene in meiner rechten Armbeuge vernarbt und nicht mehr zu gebrauchen. Jedes Mal wieder wies ich die jeweilige Praxishilfe darauf hin, jedes Mal wieder kam ein lapidares »Ach, das bekommen wir schon hin« zurück, und dann folgte ein Stechen und Suchen – bis ich sie buchstäblich zwischen zusammengebissenen Zähnen hindurch anflehte, sie solle es doch bitte einfach mit dem anderen Arm versuchen. Zu diesem Zeitpunkt waren die Vene im ersten Arm und das umliegende Gewebe von den vielen erfolglosen Einstichen bereits lila-blau angeschwollen.

Man muss zum Verständnis vielleicht hinzufügen, dass es für Rechtshänder deutlich einfacher ist, einem anderen Menschen am rechten Arm Blut abzunehmen. Besonders in den meist beengten Räumen, in denen die Blutentnahmen durchgeführt werden. Es lag also sehr wahrscheinlich nicht daran, dass die Arzthelferinnen nicht die nötige Ausbildung besaßen, es war eher eine Abgestumpftheit dem Schmerz gegenüber. Wenn man sich tagein, tagaus mit dem Leid und der Verzweiflung anderer Menschen beschäftigen muss, kann man nur abstumpfen oder den Job an den Nagel hängen.

Ich musste damals immer wieder daran denken, wie ich als Schülerin ein mehrwöchiges Praktikum auf der internistischen Station eines Krankenhauses absolviert hatte und in den ersten Tagen vollkommen geschockt war, mit welchem Ausmaß an Gleichgültigkeit und welchem Mangel an Empathie die Pfleger und Schwestern (nicht die Ärzte, komischerweise) mit den Patienten umgingen.

Sie sahen Patienten als Objekte, an denen eben bestimmte Maßnahmen durchgeführt werden mussten. Fieber und Blutdruck messen, Tabletten geben, Infusionen wechseln. Ich war geschockt, und dann, nach wenigen Tagen, war ich genauso geworden.

Für einen normal empathischen Menschen ist es nämlich schlichtweg nicht zu ertragen, täglich mit den schrecklichen Schicksalen anderer Menschen konfrontiert zu werden. Man kann den Job nicht machen, wenn man sich auf den Schmerz, die Trauer und die Angst der Menschen einlässt, um die man sich kümmert. Das würde zu viel emotionalen Tribut fordern, und dafür hat man als Pfleger oder Schwester in einem Krankenhaus normalerweise schlicht keine Kapazitäten. Die reine Masse an Leid und Schmerz würde jeden normalen Menschen überfordern, dem es nicht gelingt, das weiterhin als reinen Job zu betrachten. So hart das klingen mag und was nicht bedeuten soll, dass es sämtlichen Schwestern und Pflegern an Empathie fehlt, überhaupt nicht, und ich bewundere sie für ihre Arbeit – ich glaube nur, man stumpft ab. Und vielleicht ging es den Mitarbeiterinnen in den Kinderwunschpraxen genauso.

*

Ich krümme instinktiv die Arme, um das Gefühl der Kanülen und Infusionen in meinen Armbeugen abzuschütteln. Die vernarbten Venen. Eine der vielen Folgen meines Kinderwunsches, aber eine, die mich vor einiger Zeit, während einer unserer »Pausen«, in echte Schwierigkeiten gebracht hat.

Ich war mit meinem neuen Pferd gestürzt, und es war auf mir liegen geblieben. Ich auf dem Rücken, das Pferd auch auf dem Rücken, alle viere in der Luft, aber eben auf meinem Leib. Sechshundertfünfzig Kilo. Mein Schwiegervater sagte später, ich habe Glück gehabt, so schlank zu sein, so habe es mich vermutlich einfach in den Sandboden gedrückt und mir schlimmere Verletzungen (er sagte netterweise nicht »das sichere Ende«) erspart.

Aber es sah schlimm aus und fühlte sich auch so an, sodass der Notarzt gerufen wurde. Alle gingen davon aus, dass ich mindestens innere Verletzungen hätte. (Hatte ich auch, aber nicht so schlimme wie befürchtet.) Der Arzt versuchte nun aus diesem Grunde mit einer gewissen Dringlichkeit, mir einen Zugang in den Arm zu legen – und konnte keine intakte Vene finden. Die linke Seite war aufgrund der unzähligen Einstiche inzwischen auch nicht mehr zu gebrauchen gewesen. Er war schließlich auf die Füße ausgewichen. Das war ehrlich gesagt auch keine der schöneren Erfahrungen …

Bei der Erinnerung an die dicken Kanülen in meinen Füßen ziehe ich nun auch die Füße an.

»Ihr geht wohl den einfachen Weg, was?«

Henry macht ein Weltraumbärengeräusch und legt den dicken Kopf auf seine Pranken.

*

Mit dem Beginn der »echten« Kinderwunschbehandlung, also in unserem Fall den IUIs unter Hormongaben, veränderte sich nicht nur mein Leben im Alltag, welches nun von Praxisbesuchen, Spritzen und Tabletten bestimmt wurde. Unser beider Leben, Johns und meines, bestand plötzlich aus Warten.

Warten auf den Beginn der Stimulation. Warten auf den Eingriff. Warten auf den Schwangerschaftstest … Warten auf das Einsetzen der Menstruation, um von Neuem beginnen zu können. Warten auf den nächsten oder übernächsten oder überübernächsten Zyklus, weil nicht in jedem Zyklus eine IUI gemacht werden konnte.

Warten und Praxisaufenthalte, und das 24 Stunden an 7 Tagen der Woche, also 722,4 Stunden im Monat darüber nachgrübeln, ob es diesmal wohl endlich klappen würde oder bereits geklappt hatte.

Hatte es nicht.

Die eingebildeten Schwangerschaftsanzeichen, die OCD, das Knüpfen von Ereignissen an Bedingungen, wurde immer schlimmer. Wir hatten uns zu der Zeit die US-Fernsehserie »How I Met Your Mother« angesehen – übrigens nicht des Titels wegen. In ein paar Folgen ging es darum, dass ein Paar versuchte, schwanger zu werden. Als es nicht gleich klappte, taten der Mann und die Frau das, was John und ich seit Jahren taten: Sie knüpften Bedingungen an Sachen. In ihrem Fall hielten sie nach Doppelgängern ihrer Freunde Ausschau. Wenn sie alle Doppelgänger gefunden hätten, so ihre Überzeugung, würde sie, also die Frau, schwanger werden.

In der Serie war es dann natürlich auch tatsächlich so, und John und ich beschlossen, die Idee aufzugreifen. Schließlich musste es ein »Zeichen« sein, dass wir ausgerechnet diese Serie ausgesucht hatten, ohne zu wissen, dass es darin auch um das Schwangerwerden gehen würde …

Fortan suchten wir also nach Doppelgängern von Personen, die wir kannten. Wir schickten uns gegenseitig Fotos von wildfremden Menschen, wenn wir fanden, dass die Person Ähnlichkeit mit irgendjemandem habe. Wo wir auch waren auf der Welt (meistens in Afrika), ständig hielten wir Ausschau. Irgendwann verselbstständigte sich das Suchen, als wir es schon lange nicht mehr mit unserem Kinderwunsch verknüpften.

*

Ich lasse das lange Fell an den Weltraumbärenarmen durch meine Finger gleiten.

Wir suchen immer noch nach Doppelgängern. Neulich erst habe ich den von Laird Hamilton gesehen. Ein cooler Typ. Einer der berühmtesten Wellenreiter der Welt. Surft, seit er ein kleines Kind war. Jeden Tag. Trainiert wie ein Verrückter, quält sich mit Gewichten und Taucheinheiten, um seinem Hobby nachgehen zu können. Seinem Hobby, das so viel mehr ist als das. Surfen bestimmt sein gesamtes Leben, es ist sein Lebensinhalt.

Er ist offenbar nicht der teamfähigste Mensch auf der Welt, aber er hat sich in seinem Leben von absolut nichts abhalten lassen, wenn er sich etwas in den Kopf gesetzt hatte. Er müsste jetzt so Mitte fünfzig sein, und sein Körper ist mit Sicherheit ganz schön in Mitleidenschaft gezogen worden, aber er surft immer noch die größten und schwierigsten Wellen der Welt und erfindet ständig neue Möglichkeiten, Wellen zu reiten. Nach Stand-up-Paddeln und Tow-in-Surfen nun Foilboarding.

Wenn man bedenkt, wie oft er sich schon in Lebensgefahr gebracht hat … Wenn man etwas wirklich will, geht man erstaunliche Risiken ein.

*

Jedenfalls hatten wir bald ziemlich viele Doppelgänger zusammen. Geholfen hat es bei uns – im Gegensatz zu den Protagonisten der Serie – allerdings nicht. Ein Jahr und unzählige Hormone und Spritzen und Tabletten und Schmerzen und IUIs und Verzicht auf alles und verschwendeter Lebenszeit später war ich immer noch nicht schwanger.

Der Arzt meinte, wir sollten noch eine letzte IUI versuchen, diesmal sollte ich aber höher stimulieren, also mehr Hormone spritzen. Das würde die Chancen noch einmal verbessern. Ich hatte mich gefragt, warum er das dann nicht gleich so gemacht hatte, und kurz darauf sollte ich die Antwort bekommen.

Ich stimulierte, wie der Arzt es vorgegeben hatte, jeden Tag zwei Spritzen, die nun beide aus Durchstichflaschen mit Pulver vermischt werden mussten und dann mit einer dicken Kanüle in die Bauchdecke gespritzt wurden.

Bereits nach drei Tagen war mein gesamter Bauch grün und blau. Als ich am vierten Tag der Stimulation zur Ultraschallkontrolle ging, machte der Arzt ein besorgtes Gesicht.

»Das ist ja nicht so gut«, sagte er. »Sie haben etwas zu extrem auf die Hormone reagiert. Jetzt haben wir sechs Eizellen, da können wir keine IUI machen. Das Risiko, dass Sie Mehrlinge bekommen könnten, ist viel zu hoch.«

Ich lachte sarkastisch. »Bisher bin ich nicht ein einziges Mal schwanger geworden – ich denke, das Risiko gehe ich ein«, antwortete ich.

»Ja, aber ich darf das nicht. Wir können jetzt einfach nichts machen und die Hormone absetzen – natürlich steht es Ihnen frei, Geschlechtsverkehr zu haben, oder, und das wäre meine Empfehlung, wir machen eine IVF daraus. Dafür erhöhen wir jetzt die Dosis, und Sie bekommen noch ein weiteres Hormon, welches den Eisprung verhindert, und dann machen wir eine Punktion und einen Blastozystentransfer. Blastozysten sind fünf Tage alte Embryonen, das ist der Zeitpunkt, an dem sie auf natürlichem Wege wieder in der Gebärmutter ankommen, daher haben wir damit die besten Erfolgschancen. Sechs Follikel sind sehr gut für eine IVF.«

Eine IVF. In-vitro-Fertilisation.

Natürlich hatten wir uns schon damit befasst, das war das Vorgehen, bei dem in einer Operation unter Vollnarkose Eizellen entnommen und mit dem Sperma des Mannes in einer Petrischale zusammenbracht werden und dann außerhalb des Körpers die Embryonen entstehen, die dann in die Gebärmutter zurückgesetzt werden. In vitro. »Im Glas.«

Ich war niedergeschlagen. Meine Hoffnungen für diese hoch stimulierte IUI waren riesig gewesen, der Arzt hatte so oft gesagt, es wäre die beste Methode für uns – und jetzt sollte es plötzlich eine

IVF werden? Bei der IUI hätten die Befruchtung und die Embryonenbildung immerhin im Körper stattgefunden, wie es sein soll. Das schnellste Spermium hätte gewonnen, *survival of the fittest,* Natur.

Bei der IVF schien mir das alles nicht gegeben und sehr zufällig zu sein. Am Ende entschied der Labormitarbeiter darüber, welche Eizellen und welche Spermien zusammengesetzt wurden und damit über Geschlecht und Genetik unseres Kindes. Eine absolut gruselige Vorstellung.

Aber da stand ich nun, an der nächsten Grenze, von der ich niemals gedacht hätte, sie jemals zu überschreiten – und tat es. Die Argumentation war einfach: Jetzt hast du schon so viel unternommen, ihr habt schon so viel versucht, jetzt kannst du nicht aufgeben.

»Okay«, sagte ich resigniert, »dann machen wir das so.«

Ich bekam die neuen Rezepte und Anordnungen und ging in die Apotheke, wo sich herausstellte, dass die zusätzlich benötigten Medikamente knapp fünfzehnhundert Euro kosteten – also noch einmal zu den bereits bezahlten achthundert Euro hinzukamen. Ich schluckte und rief John an, welcher mir erstaunlich nüchtern erklärte, das sei dann eben so, wir hätten doch ohnehin wahrscheinlich als Nächstes eine IVF versuchen müssen. Und so rissen wir die nächste innerliche Grenze ein und machten aus der vermurksten IUI eine IVF.

Jetzt waren es jeden Tag bis zu vier, an manchen Tagen fünf Spritzen, und es gab keine unversehrte Stelle mehr auf meinem Bauch. Ich begann also damit, in die gelben Stellen zu spritzen, denn das waren die ältesten Flecken.

Nach zwölf Tagen folgte die Operation. Ich wurde in Vollnarkose versetzt, schon wieder.

Ich wachte auf in einem Raum mit ungefähr zwanzig nebeneinander aufgereiht stehenden schmalen Betten, in denen Frauen an Infusionen hingen. So wie ich.

Ich sah mich verblüfft um, und mein erster Gedanke war, dass ich wohl in einer dieser Eierfarmen gelandet sein müsse, in denen

Frauen illegal Eizellen entnommen werden, um sie teuer an Paare zu verkaufen, die keine eigenen Eizellen haben.

Ich hatte darüber mal eine BBC-Dokumentation gesehen. Zwar waren diese »Farmen« in Osteuropa gewesen, aber woher sollte ich wissen, ob ich nicht in Osteuropa gelandet war? In der Narkose hätte man mich schließlich überall hinschaffen können. Und außerdem: Wer sagte denn, dass es so etwas nicht auch in Deutschland gab? Die Alternative war, dass es sich um eine Art Kinderwunsch-Massenabfertigung handelte – aber doch wohl nicht in einer derart renommierten und luxuriösen Kinderwunschklinik?

Der Reporter in mir war fasziniert von dem Bild, das sich mir bot. Die Frau, der Mensch in mir war zutiefst erschüttert. Bei jedem Besuch versuchten die Ärzte und Angestellten der Kinderwunschklinik, uns das Gefühl zu vermitteln, unser Fall sei etwas ganz Besonderes, wir seien etwas ganz Besonderes, die Behandlung würde persönlich auf uns abgestimmt, alles sei darauf ausgelegt, uns die Behandlungen so angenehm wie möglich zu machen. Und nun lag ich hier mit neunzehn anderen Frauen in einem Raum mit identischen Betten und Infusionen, hörte von überall das Wimmern und Stöhnen und hier und da ein unterdrücktes Schluchzen. – Hier war gar nichts persönlich und auf den jeweiligen Patienten zugeschnitten. Und während ich ernüchtert feststellte, wie unverhohlen sich die Klinik hier die Maske vom Gesicht riss, hatte ich gleichzeitig unendliches Mitleid mit all den anderen Frauen und fragte mich umgehend, was wohl ihre Geschichten waren.

Der peinigende Schmerz in meinem Unterleib holte mich aus meinen Überlegungen zurück. Auf dem Landschulheimbezug der Polyesterbettdecke, die man über mich geworfen hatte, prangten bemerkenswerte Flecke undefinierbarer Herkunft. Ich wollte nur noch weg.

Unauffällig schob ich die Decke weiter zu meinen Füßen. Eine Schwester kam und brachte Zwieback und Kräutertee und sagte, wenn ich beides zu mir genommen hätte, könnte ich gehen.

Ich stürzte den Tee hinunter und ließ den Zwieback hinter dem

Bett verschwinden, ignorierte den brutalen Schmerz und die Krämpfe, ließ mir die Infusion entfernen und schleppte mich durch die dicke Zwischentür in den Empfangsbereich mit dem Tresen aus Mahagoni und den adretten Empfangsdamen in ihren rosa und blauen Kostümchen, der teuren Espressomaschine und den kleinen Snacks und Wasserflaschen, wo John auf mich wartete. Offenbar endete der Luxus hinter der Tür, die zum OP führte. Wer hätte das gedacht.

»Nichts wie weg«, sagte ich zu John. »Hier ist auch nicht alles Gold, was glänzt, sage ich dir …«

Und auf dem Weg nach Hause berichtete ich ihm von den vielen Betten und der Eierfarm, und John meinte, ich stünde sicher noch unter den Auswirkungen der Narkose und würde maßlos übertreiben.

In den nächsten Tagen kam das Bild immer wieder in meinen Kopf: die vielen billigen Jugendherbergsbetten, eines neben dem anderen, in jedem eine Frau in einem OP-Hemd, unter einer fleckigen Polyesterdecke, am Tropf. Irgendwie beschäftigte mich dieses Bild.

Es war ein Sinnbild für die vielen Frauen, die verzweifelt versuchten, ein Kind zu bekommen. Die alles nur Erdenkliche schweigend über sich ergehen ließen für diesen sehnlichen Wunsch.

Ein Sinnbild für die vielen Paare, die ihr letztes Hemd dafür gaben, in einer renommierten Kinderwunschpraxis behandelt zu werden, um alle Risiken, so gut es ging, auszuschließen und die bestmögliche Behandlung zu bekommen. Ein Sinnbild dafür, dass den »renommierten« Kinderwunschpraxen, die in ihren Hochglanzkatalogen nach außen hin erfolgreich ein Bild von Hygiene, Leichtigkeit und Luxus vermittelten, am Ende das eigene Portemonnaie dann offenbar doch näher war als das Wohl ihrer Patientinnen und Patienten.

Fünf Tage nach der Operation fuhren wir wieder in die Praxis, für den Embryotransfer. Der Arzt beglückwünschte uns zu zwei perfekten Blastozysten in 1-a-Qualität, es sei das beste Ergebnis, das er seit Langem bei einer IVF erzielt habe, wir seien ausgesprochen fruchtbar.

»Also, wenn Sie mit diesen ausgezeichneten Embryonen nicht schwanger werden, weiß ich es auch nicht!«, schwärmte er.

John musste nicht mit in den Raum. Ich hatte erklärt, diese Babys seien ja nun schon gezeugt worden, und weder John noch ich seien dabei gewesen, da würde sich die »Verbindung« sicher auch nicht durch Anwesenheit beim Einsetzen einstellen.

Nach dem Transfer musste ich wieder in den Raum mit den zwanzig Betten und dort noch eine halbe Stunde liegen bleiben. Diesmal durfte John mit, es war wohl kein »OP-Tag«.

Ich war froh, dass er mitkommen konnte, nicht sosehr, weil es dann weniger langweilig war, sondern vor allem, weil er mir die Geschichte mit den Betten nicht hatte glauben wollen.

»Krass«, sagte John, als er den Raum betrat. »Ich habe dir das echt nicht geglaubt! Vorne hui, hinten pfui, nicht schlecht.«

Die Schwester brachte einen Marienkäfer, den man mittels eines Klebestreifens an der Unterseite irgendwo hinkleben konnte. Die würden sie immer verteilen, sagte sie, nach einem Transfer, damit sie Glück brächten.

»Aber wie ich gehört habe, war bei Ihnen ja alles so super, da brauchen Sie den gar nicht!«

John nahm ihn ihr trotzdem aus der Hand. Wie oft wir das schon gehört hatten. Die besten Voraussetzungen. Geholfen hatte es nichts.

Da lag ich also wieder in dem Eierfarm-Raum, und John und ich rätselten, warum ich mich wohl hatte hinlegen sollen. Man hatte uns tausendfach erläutert, dass die Embryonen mit etwa 0,1 Millimeter so winzig sind, dass man sie ohne Mikroskop gar nicht sehen kann.

Wie sollte etwas derart Winziges also wieder »herausfallen«? Würde etwas so Kleines wirklich der Schwerkraft folgen? Und müssten die Embryonen nicht zwischen den Gebärmutterwänden stecken bleiben? Immerhin liegen die doch aufeinander, wenn man nicht schwanger ist?

Wie schon so oft erschloss sich uns der Sinn einer Maßnahme nicht, aber wir hatten uns damit abgefunden, dass wir auf die Spezialisten hören mussten. Wir hatten es alleine versucht, und es hatte nicht geklappt. Jetzt versuchten wir es mit der Hilfe von Kinderwunschexperten, also hielten wir uns an alles, was man uns empfahl.

Nach einer halben Stunde durften wir nach Hause fahren. Ich sollte mich schonen, sagte der Arzt, weiter Hormone spritzen (diesmal solche, die eine eventuelle Schwangerschaft erhalten und ein Einsetzen der Blutung verhindern sollten) und nicht darüber nachdenken, ob es nun etwas werden würde oder nicht.

Ein Rat, den ich schon hundertfach zu hören bekommen hatte. Einfach nicht daran denken.

*

Dieser Rat, denke ich, während ich Henrys Atem lausche, ist so ziemlich das Dümmste, was ich je gehört habe. »Denken Sie einfach nicht mehr an Ihren Kinderwunsch, dann werden Sie von ganz allein schwanger.« Natürlich! Warum bin ich nicht vor Jahren darauf gekommen?

Ganz ehrlich: Wie soll man denn bitte nicht daran denken, wenn man jeden Tag zu bestimmten Zeiten Hormone einnehmen oder spritzen muss? Wenn das ganze Leben sich nach dem Zyklus richtet? Oh, ich muss mir wieder eine Spritze in den Bauch jagen – wofür war das noch mal? So in etwa?

Wie soll man denn bitte nicht daran denken, wenn man durch die Nebenwirkungen der Hormone zum Zombie mutiert und sich selbst nicht mehr wiedererkennt? Wenn man auf ein normales Leben verzichtet, um ein Baby zu bekommen? Wenn das ganze Geld in diesen Wunsch fließt?

Klar, wir denken einfach nicht mehr daran. Wir denken einfach nicht mehr an den einen Wunsch, das eine Ziel, dem wir seit Jahren alles unterordnen …

Henry seufzt tief und lange.

Eigentlich seltsam, denke ich und presse meine Hände gegen meine Schläfen, dass ich in all dieser Zeit nie geglaubt habe, es könnte vielleicht einfach nichts werden mit einem Kind. Wenn ich an unsere Zukunft dachte, kamen darin immer Kinder vor. Eigene Kinder. Unsere Kinder. Ich glaube, John ging es genauso.

Ich muss an eine Situation in Florida denken. Ich hatte dort einen Vortrag für Pferdeleute gehalten, John einen Beratungsjob gehabt, und wir hatten die Gelegenheit genutzt, zusammen noch einige Tage Ferien zu machen. Wir saßen vor irgendeinem Starbucks auf den Florida Keys und beobachteten die überdimensionierten amerikanischen Autos, die vor uns ein- und ausparkten.

John hatte auf einen Chevy Suburban gezeigt und gesagt: »Das wäre das passende Auto für dich! Da sind zwei Sitzreihen und dann noch ein riesiger Kofferraum – damit kannst du mit Kindern, Hunden und deinem ganzen Pferde-Equipment bequem losfahren!«

Ich hatte gelacht und gefragt, wo denn seiner Meinung nach die Hunde sitzen sollten, und er hatte geantwortet: »Na, auf der zweiten Rückbank! Hinter den Kindern!«

Und ich wunderte mich nicht eine Sekunde darüber, dass er so selbstverständlich davon ausging, dass wir Kinder haben würden. Im Gegenteil, das Einzige, was ich dachte, war: Haha, mal sehen, wie lange es dann dauert, bis die Hunde den Kindern von hinten das Essen aus den Händen klauen!

Und dann stellte ich mir bildlich vor, wie sich hinter einem der Kinder verstohlen ein dicker schwarzer Kopf über die Rückenlehne schieben und dem Kind vorsichtig, aber bestimmt den Keks aus der Hand nehmen würde.

Stellte mir vor, wie ich am Steuer dieses von außen gefährlich aussehenden Wagens sitzen würde, was in meiner Vorstellung im Innern zu einem Gefühl noch größerer Sicherheit führte, und hinter mir meine ganzen Kinder und Hunde säßen.

Stellte mir vor, wie die Kinder ihr Essen gegen die schwarzen Hundeköpfe würden verteidigen müssen und was für lustige Szenen sich in meinem Rückspiegel abspielen würden, während ich glückserfüllt durch die Welt fuhr.

Der Gedanke daran, dass wir gar keine Kinder hatten, kam mir in Situationen wie diesen einfach nicht in den Sinn. Wir würden Kinder haben. So einfach war das. Und daher stellte ich mir alle möglichen alltäglichen Situationen vor, die ich, die wir mit unseren Kindern erleben würden. Wenn wir erst eine richtige Familie wären …

Ich schiebe meinen Arm unter Henry.

Absurderweise sah ich genau diese Situation, in dem Auto mit den Kindern und den Hunden, fast identisch mit der, wie sie damals in meiner Vorstellung gewesen war, später als Werbung im amerikanischen Fernsehen. Einer Autowerbung noch dazu. Eine Frau saß am Steuer ihres Wagens, ihre Tochter auf der Rückbank mit einem Hotdog in der Hand. Da tauchte von hinten eine Hundeschnauze auf und nahm der Tochter vorsichtig das Würstchen weg.

Es ging nicht um den Suburban, sondern um irgendein anderes Auto, und der Hund war natürlich nicht schwarz (wer wirbt schon mit schwarzen Hunden), sondern ein Golden Retriever mit Knopfaugen, aber ich dachte sofort wieder an die Situation vor dem Starbucks auf den Florida Keys, als ich mir genau das vorgestellt hatte.

Seltsame Zufälle wie dieser schürten den Aberglauben, verstärkten unseren irrationalen Glauben an »Zeichen«. Oder sie fielen uns einfach nur deswegen auf, weil wir auf jeden kleinsten Hoffnungsschimmer schauten und aus dem kleinsten Funken ein Feuer zu entfachen versuchten.

*

Zwei Wochen später fuhr ich wieder zur Blutentnahme, und John kam schon am Nachmittag aus dem Büro, weil er nicht wollte, dass ich das Ergebnis des Bluttests allein erführe. Er hatte den Marienkäfer in sein Auto geklebt. Dort klebte er noch Jahre später. Ich glaube, er nahm ihn erst ab, als er das Auto verkaufte.

Alle hatten uns versichert, ein Blastozystentransfer sei die beste Chance auf eine Schwangerschaft, unsere Embryonen seien perfekt gewesen. Uns waren also wieder einmal die allergrößten Hoffnungen gemacht worden, obwohl wir natürlich nach all unseren Erfahrungen wussten, dass trotz aller positiver Versicherungen am Ende ein negativer Test stehen konnte. Unsere Anspannung war mit jedem Tag gestiegen, je näher wir dem Tag des Ergebnisses kamen.

Nun war dieser Tag also gekommen. Wir saßen auf unserem Bett, und ich versuchte die Klinik anzurufen, aber alle Leitungen waren belegt, und es dauerte eine Viertelstunde, bis ich endlich jemanden erreichte.

Die Dame am Empfang ließ sich von mir erläutern, dass ich wegen meines Schwangerschaftstests anriefe, und steckte mich in die Warteschleife.

Die Minuten verstrichen, und es kam mir vor wie eine Ewigkeit. Mir fiel auf, dass ich die Musik in der Warteschleife dieser Klinik nicht mehr hören konnte. Nun ist Warteschleifenmusik ja selten ein besonderes Highlight, aber diese Melodie war für mich inzwischen so negativ besetzt, dass ich das Telefon vom Ohr weg hielt.

So verpasste ich beinahe, dass jemand in der Leitung war.

»Hallo, Frau von Bismarck? Hier ist Frau Simon von der Kinderwunschklinik. Wir haben Ihr Ergebnis jetzt vorliegen. Es ist leider negativ.«

Mein Blut stockte. Negativ? Nach all dem Aufwand? Den zwei perfekten Blastozysten? Die Verzweiflung, die mich überkam, war noch größer als bei allen Versuchen zuvor.

Alle hatten uns versichert, eine IVF sei das allerbeste Mittel, um schwanger zu werden. Es käme nur darauf an, dass die Embryonen eine gute Qualität hätten. Unsere waren eins a gewesen, das bestmögliche Ergebnis. Und nun war wieder alles umsonst?

»Okay, danke«, sagte ich.

»Sie können die Hormone dann jetzt absetzen, damit Sie Ihre Blutung bekommen.«

»Okay«, sagte ich wieder. Und dann legte ich auf und starrte auf den Boden und sagte nichts.

John kam und nahm mich in den Arm und versuchte, mich aufzumuntern. Es sei doch erst unsere erste IVF gewesen, sagte er, und ohnehin sei das eigentlich nur durch einen Zufall entstanden, da könnte man doch nicht erwarten, dass es gleich auf Anhieb etwas werden würde.

Aber die Enttäuschung in seiner Stimme konnte er nicht verbergen. Perfekte Blastozysten, perfekte Voraussetzungen, alles genau so gemacht, wie man es uns gesagt hatte, das Geld aufgebracht. Kein Baby.

Die Rechnung der Kinderwunschpraxis kam vor der Blutung. Noch einmal dreitausend Euro, zusätzlich zu den Medikamenten.

Es dauerte zehn Tage, bis die Blutung endlich einsetzte. Zehn Tage. Zehn Tage, in denen ich jeden Tag die vage Hoffnung hegte, der Test könnte falsch negativ gewesen sein, denn ich hatte ja (hormonbedingt) wieder sämtliche Schwangerschaftsanzeichen und keine Blutung.

Als die Blutung schließlich doch noch kam, war ich auf einem Spaziergang mit den Hunden, mitten im Wald. Sie kam wie aus dem Nichts und mit einer solchen Wucht, dass ich mir eine ganze Packung Taschentücher in die Unterhose stopfte und diese nach einer halben Stunde gegen eine neue Packung austauschen musste. Glücklicherweise war es ein kalter Herbst, sodass ich größere Mengen Taschentücher bei mir trug.

Ich weiß noch, unter welchem Baum ich damals den ersten Klumpen roten Papiers beerdigte und dachte: Hier liegen jetzt zwei Babys begraben. Es war eine sehr gerade, hochgewachsene Birke gewesen, an deren Zweigen vereinzelt noch gelb verfärbte Blätter hingen. Der größte Teil war bereits zu Boden geschwebt und bildete einen goldenen Teppich auf der nassen, schwarzen Erde an den

Wurzeln des Baumes. Unter diesem goldenen Teppich in der schwarzen Erde vergrub ich den blutigen Klumpen und mit ihm die beiden Embryonen, aus denen zwei gesunde Kinder hätten werden sollen.

Es war das erste Mal, dass ich genau wusste, wie viele Embryonen sich in meiner Gebärmutter befunden hatten, und es war schaudererregend. Ich weiß noch, wie ich in dem Wald unter dem Baum stand und die Dunkelheit sich zwischen den Bäumen ausbreitete und mich plötzlich ein solch kaltes Grausen packte, dass ich mich umdrehte und panisch losrannte. Ich rannte den ganzen Weg zu meinem Auto, die Hunde neben mir. Wären die Hunde nicht da gewesen, wäre ich vielleicht vor Angst und Entsetzen gestorben.

Zwei fünf Tage alte, voll lebensfähige und entwicklungsbereite Embryonen. Beide tot. Vergraben in der kalten, schwarzen Erde unter einem kahlen Baum. Sie hätten an diesem Tag schon drei Wochen alt sein sollen, ihre Organe wären bereits angelegt gewesen, bald hätten ihre Herzen zu schlagen begonnen.

Es war sicher meine Schuld, dass diese beiden Babys nicht am Leben waren. Wie viele Kinder würde ich noch umbringen? War ich ein Egoist, weil ich es immer und immer wieder versuchte?

Ich rannte und rannte, so schnell ich konnte, blind vor Tränen durch die einsetzende Dunkelheit, das kalte Grauen im Nacken. Es gab nicht genugend Tränen, um das Entsetzen und den Schmerz aus mir herauszuwaschen.

Einige Tage, nachdem ich die beiden Embryonen unter der Birke im Wald beerdigt hatte, rief mich meine jüngste Schwester an, um mir mitzuteilen, dass sie nun auch schwanger sei. Vierzehnte Woche.

Ich hatte mich schon jahrelang davor gefürchtet. Wenn sie auch noch ein Baby bekäme, wären alle meine Geschwister Eltern und die meisten meiner Freunde auch, und meine jüngste Schwester wäre vor mir Mutter und ich wäre noch einsamer. Die Einzige, die kein Kind bekommt.

Als ich dann auch noch realisierte, dass sie mir gerade zu exakt dem Zeitpunkt von ihrer Schwangerschaft berichtet hatte, an dem unser Kind einige Jahre zuvor gestorben war, also nicht nur in der gleichen Woche der Schwangerschaft, sondern auch in der gleichen Woche des Jahres, brach ich zusammen.

Das Kind meiner jüngsten Schwester würde, um einige Jahre versetzt, zu exakt dem Zeitpunkt geboren werden, an dem unser Kind hätte zur Welt kommen sollen.

Warum musste es denn auch noch solch seltsame Zufälle geben? War nicht alles schon schwer genug?

John hatte mich in die Arme geschlossen, und ich hatte seine Hilflosigkeit gespürt, seine Trauer darüber, dass er mich nicht beschützen konnte vor Nachrichten wie dieser, vor Situationen wie dieser, die mich in solche Verzweiflung stürzten. Vollkommen abrupt.

Es war nicht die Tatsache, dass meine Schwester ein Kind erwartete, die mich so verzweifeln ließ. Ich gönnte jedem sein Kind, erst recht meinen Geschwistern. Es war der Gedanke daran, dass unser Kind nicht überlebt hatte, der mich jedes Mal, auch Jahre später, wieder in diese absolute und vernichtende Trauer stürzte und nun auch noch die greifbare Gewissheit, dass ich weitere Babys auf dem Gewissen hatte.

Nicht nur die beiden, die ich wenige Tage zuvor im dunklen Wald allein und voller Grausen unter der Birke vergraben hatte. Auch alle anderen, die in all den Zyklen zuvor gestorben waren. Selbst wenn ich bei diesen nicht sicher wusste, ob und wenn ja wie viele Embryonen sich jeweils gebildet hatten.

Ich konnte absolut nichts gegen diese Verzweiflung tun. Und John erst recht nicht. Und so hielt er wieder einmal ein schluchzendes Häuflein Elend in seinen Armen, und es musste ihm das Herz brechen, nichts tun zu können, um mir zu helfen.

»Es war doch klar, dass deine jüngste Schwester auch irgendwann ein Kind bekommen möchte … es war nur eine Frage der Zeit«, murmelte er, und dann schwieg er, und man hörte nur mein

Schluchzen, und ich hätte so gerne aufgehört zu weinen, aber es ging einfach nicht.

Und so lag ich in seinen Armen und weinte und weinte und hatte irgendwann keine Tränen mehr.

*

Ich schüttele mich bei dem Gedanken an die Zeit, und Henry weist mit einem Grumpfen darauf hin, dass er schläft und nicht gestört zu werden wünscht.

Die überall im Familien- und Freundeskreis entstehenden Schwangerschaften waren wie Hohn und Spott: absolut unverständlich, weshalb ihr solch einen Aufwand betreibt, um schwanger zu werden, eure letzte Energie und Kraft, euer Geld dort hineinlegt, wo es doch das Einfachste auf der Welt ist!

Ich muss plötzlich an einen Film denken, den John und ich einmal gesehen haben, als wir schon mehrere Jahre lang versucht hatten, schwanger zu werden. In dem Film ging es um vier verschiedene Paare, die alle Kinder bekommen. Nur bei einem der Paare klappt es nicht, und auch bei diesem Paar liegt es an der Frau. In dem Film sagte diese Frau so etwas wie: dass sie der letzte Versager sei, weil sie nicht einmal das für Frauen Normalste auf der Welt hinbekäme, nämlich ein Baby zu bekommen. Genau so fühlte ich mich auch.

Genau so fühle ich mich auch heute noch. Nur noch schlimmer, weil ich damals eine Chance gehabt hatte: Ich war schwanger gewesen, ich erwartete ein Kind – und ich hatte es nicht geschafft, es am Leben zu halten. Als ich mein Baby verlor, ging auch ein Teil von mir selbst verloren. Und so ist es bis heute.

Ich weiß nicht, ob es anders wäre, wenn ich in der Zwischenzeit ein Kind bekommen hätte. Oder zumindest noch einmal schwanger geworden wäre. Vielleicht. Das werden wir nie erfahren. Ich weiß nur, dass ich seit dem Tag, der unser Glück zerstörte, nicht mehr dieselbe bin wie zuvor.

Ich habe mir schon so oft gewünscht, ich könnte zu mir zurück. Zu meinem Ich von vor dem Tag. Aber es geht einfach nicht. Irgendetwas in mir ist mit dem Kind verschwunden. Ich gebe die Hoffnung nicht auf, vielleicht doch eines Tages wieder vollständig zu sein, aber es ist schon so lange her – wie viel Zeit muss noch vergehen, damit das passiert?

Eine alte Dame hat einmal zu mir gesagt, wenn man ein Kind verliert, selbst wenn es sich um eine Fehlgeburt handelt, geht ein Stück der eigenen Seele verloren. Vielleicht ist es ja das.

Die Labradorin schläft auch. Sie schnarcht so laut, dass ich mich frage, wie Henry überhaupt ein Auge zutun kann bei dem Lärm. Andererseits hat es etwas Tröstliches. Wie das Geräusch von Regen auf den Blättern der Bäume oder das Rauschen von Pappeln im Wind oder der Brandung des Ozeans.

Wenn ich infolge der Nebenwirkungen der Hormone nicht schlafen konnte – was fast jede Nacht der Fall war –, tat ich immer so, als würde ich schlafen, indem ich einen besonders gleichmäßigen Atemrhythmus vortäuschte. John und ich wachen sofort auf, wenn wir merken, dass der andere nicht schlafen kann. Also simulierte ich tiefen, entspannten Schlaf, um ihn nicht zu wecken.

Das Schnarchen der Labradorin erinnert mich daran.

*

Unser erster Versuch einer In-vitro-Fertilisation war also kein Erfolg gewesen. Aber, wie John direkt nach dem negativen Ergebnis gesagt hatte, es war erst unser erster IVF-Versuch gewesen, und wir konnten es natürlich nicht dabei belassen.

Ich las alles, was ich im Netz über künstliche Befruchtung finden konnte, und lernte dabei eine ganze Menge über die in meinen Augen unlogischen rechtlichen Bestimmungen in Deutschland.

Es ist in Deutschland erlaubt, eine Niere zu spenden oder Knochenmark, man darf Embryonen spenden und Sperma – solange es nicht anonym passiert –, aber es ist verboten, eine Eizelle zu spenden. Man darf nach Belieben Spermien in Eizellen injizieren und Embryonen in Labors herstellen, aber keine dafür gespendeten Eizellen verwenden.

Einen gespendeten Embryo können Sie haben, junge Frau, eine Eizelle nicht. Sorry.

Die Argumentation dahinter: Der Eingriff zur Entnahme von Eizellen stellt eine zu große Belastung dar. (Wäre es nicht an der Spenderin, das für sich zu entscheiden?)

Embryonen dürfen nur solche gespendet werden, die nach einer künstlichen Befruchtung übrig geblieben sind. Wo es also bei dem Paar in dem Versuch mit dem Kind geklappt hat und beide versichern, dass sie keine weiteren Kinder wünschen. Sie haben dann die Möglichkeit, die im Vorkernstadium eingefrorenen Embryonen vernichten zu lassen – oder zu spenden. Offenbar ist die Logik dahinter: Dann hat die Frau das Prozedere ja ohnehin schon über sich ergehen lassen, dann kann man auch die Spende erlauben.

Nun ist es aber so, dass sehr viele Frauen aufgrund von Erkrankungen keine eigenen Eizellen produzieren können und dennoch gerne ein Kind von ihrem Mann bekommen würden, das also biologisch zumindest mit dem Vater verwandt ist. Das ist in Deutschland nicht vorgesehen.

Einen gespendeten Embryo wiederum darf man in eine fremde Gebärmutter einsetzen. Allerdings auch nur dann, wenn die Frau, die das Kind austrägt, nicht die biologische Mutter, also nicht mit dem Kind verwandt, sondern lediglich die »Geburtsmutter« ist und das Kind dann anstelle der biologischen Mutter aufzieht. Einen biologisch von seinen Eltern abstammenden Embryo in eine fremde Gebärmutter einzusetzen, mit dem Ziel, das Kind nach der Geburt auch bei seinen biologischen Eltern (aus deren Sperma und Eizelle es entstanden ist) aufwachsen zu lassen ist hingegen verboten.

Man kann also ein quasi Adoptivkind, sprich ein Kind, mit dem man biologisch nicht verwandt ist, selber austragen, so man denn eine Embryonenspende ergattert und eine funktionierende Gebärmutter hat, oder man kann gleich ein Kind adoptieren. Das ist meistens der gängige Vorschlag.

Wir hatten perfekte Eizellen und Spermien, mich betraf dieses Thema nicht, aber die Logik erschloss sich mir trotzdem nicht. Auch wenn es für mich nicht relevant war, beschlich mich der Verdacht, dass die deutschen Gesetze in dieser Hinsicht nicht gerade auf dem neuesten Stand sind.

Und dass hier eine gewisse Doppelmoral erkennbar ist: Wenn man es als deutscher Staat für ethisch falsch hält, Paaren mit unerfülltem Kinderwunsch auf medizinischem Wege zu helfen, doch noch Eltern zu werden, dann müsste man konsequenterweise alle Verfahren, welche dazu geeignet sind, verbieten. Natürlich oder gar nicht, müsste die Devise dann heißen. Aber in Deutschland finden Kinderwunschmessen statt, es gibt eine regelrechte Kinderwunschindustrie, in der riesige Summen umgesetzt werden. Die Kinderwunschpraxen, die ich kennengelernt habe, sind fast alle in den feinsten Lagen der Großstädte untergebracht, mit unübersehbaren Schildern vor den Türen. Hier schämt sich niemand.

Ganz im Gegensatz zu den Kundinnen, die verstohlen durch die verglasten Eingangshallen schleichen, und ihren Männern, die in den Praxen anrufen und vorsichtig nachfragen, ob es eventuell möglich wäre, die Rechnungen anonym zu verschicken oder zumindest nicht das Wort »Kinderwunsch« oder »Fertilität« für jedermann lesbar auf den Absender zu drucken …

Das Geschäft wird gemacht mit dem Verkaufen der gesetzeskonformen Leistungen. Probieren Sie einfach noch vierhundertzwanzig IVFs, irgendwann wird es schon klappen! Ach ja, Sie können ja gar keine Eizellen produzieren, na, in der fünfhundertsten IVF werden wir wohl eine rausbekommen! Positiv denken!

Das Geschäft mit der Hoffnung, das Geschäft mit der Verzweiflung – aber durchaus nicht der Versuch, jedem Paar, so weit medizinisch möglich, zu einem Kind zu verhelfen.

Ich frage mich manchmal, ob das unter ethischen Gesichtspunkten nicht viel schlimmer ist. Denn so wird nur den Paaren geholfen, die mit den vom deutschen Gesetzgeber festgelegten Methoden schwanger werden, und allen anderen nicht. Ich finde das, gerade im Bereich der Medizin, sehr bedenklich. Man stelle sich vor, es gäbe verschiedene Techniken, um beispielsweise die Herzkranzgefäße eines Patienten wieder durchgängig zu machen und ihm damit das Leben zu retten, in Deutschland wäre aber nur eine dieser Methoden erlaubt, und diese wäre nun nicht für jeden Patienten geeignet. Das würde bedeuten, dass alle, die nicht die finanziellen Mittel hätten, ins Ausland auszuweichen, dem Tod geweiht wären. Sorry, die Methode, die bei Ihnen passt, ist hier nicht erlaubt. Ethische Bedenken, irgendwo müssen wir ja die Grenze ziehen …

Vielleicht. Aber vielleicht ist es auch nur eine Ausrede. Denn, wie ich schon sagte, wenn man Reproduktionsmedizin verwerflich findet, dann wäre es logisch zu sagen: ganz oder gar nicht.

Ich las alles, was ich zum Thema IVF finden konnte. Unter anderem die Schilderungen der Frauen in den unzähligen Chatrooms und Internetforen. Manche hatten bereits zehn und mehr IVF- und/oder ICSI-Versuche unternommen, Letztere für die Paare, bei denen die Spermien des Mannes eine so schlechte Qualität haben, dass sie im Labor mit einer Kanüle in die Eizelle injiziert werden müssen, da sie es allein nicht schaffen, die Eizelle zu befruchten. Es waren sogar Frauen darunter, deren Männern die Spermien per Operation aus den Hoden entnommen werden mussten, weil sich in ihrer Samenflüssigkeit keine Spermien fanden.

Es war wirklich ganz unvorstellbar, was es alles gab. Da waren unzählige Frauen, welche die ganze Belastung der hormonellen Stimulationen und der Operationen aufgrund der Unfruchtbarkeit oder mangelhaften Fruchtbarkeit ihres Mannes auf sich nehmen mussten. Und ich fragte mich, was das wohl mit einer Beziehung machte …

Ich konnte mir vorstellen, dass es für das Selbstwertgefühl der meisten Männer ein ziemlicher Schlag sein musste, zu erfahren, dass sie der Grund für die Kinderlosigkeit waren. Dass viele der Männer sich daraufhin wahrscheinlich zurückzogen, nicht darüber sprachen (vollstes Verständnis von meiner Seite – es ist erniedrigend), sich immer weiter von ihrer Frau entfernten, weil sie glaubten, sie würden dafür verachtet.

Es ist sehr schwer, darüber offen zu sprechen, über die eigenen Befürchtungen und Ängste, und gleichzeitig ist es das Einzige, das eine Beziehung in einer solchen Situation vielleicht retten kann.

Denn so bekamen die Frauen nur mit, wie sich der Mann immer weiter zurückzog, immer unwirsch und abweisend war (aus Furcht und Scham, aber das weiß die Frau ja nicht), und dann lagen sie von Hormonen und Schmerzen gepeinigt im Aufwachraum einer Eierfarm, mit einem Schlauch im Arm, weil sie sich ihre Eizellen aus dem Bauch hatten herausoperieren lassen müssen. Und zwar nur deshalb, weil das Sperma ihres Mannes aufgrund seiner schlechten Qualität im Labor dort hineingepflanzt werden musste. Und dieser Mann schien dann überhaupt nicht wahrzunehmen, was sie seinetwegen durchmachen musste, einzig und allein seiner Unfruchtbarkeit wegen. Er zeigte nicht einmal ein bisschen Dankbarkeit. Dabei lag sie nur deswegen hier, weil ihr Mann zu enge Unterhosen getragen oder zu oft in der Sauna gesessen hatte und daher jetzt nur noch unbrauchbares Sperma produzierte.

Das ist wahrscheinlich ein bisschen übertrieben, und natürlich gibt es auch etliche Männer, die aufgrund von Erkrankungen unfruchtbar sind. So, wie es etliche Frauen gibt, bei denen dies der Fall ist. Dennoch stellte ich es mir noch schwieriger vor für eine Beziehung, all das durchzumachen, wenn es am Mann liegt. Es ist nun einmal die Frau, die all die Qualen und Torturen über sich ergehen lassen muss. Es würde mich nicht wundern, wenn die eine oder andere von Schmerzen und Hormonen gepeinigte Frau schon mal ihren Mann angefahren hat, dass es seine Schuld ist, dass sie das alles nur seinetwegen durchmachen muss.

Ich konnte mir einfach nicht vorstellen, dass eine Beziehung so etwas so einfach wegsteckt. Der Mann ist ohnehin schon zutiefst gekränkt in seiner Männlichkeit, doppelt sogar, weil er unfruchtbar ist und weil er seine Frau leiden sieht und sie nicht beschützen kann, und noch schlimmer: sie aufgrund seines »Versagens« in dieser Situation ist. Und dann kommen die Nebenwirkungen der Hormone, und die Frau flippt aus …

Bei Männern, bei denen auch kein Herausoperieren aus dem Hoden mehr möglich war, kam nur eine Samenspende infrage. Diese Paare hatten immerhin die Möglichkeit, ins an Deutschland grenzende Dänemark zu reisen, wo es erlaubt ist, eine IVF durchzuführen, bei der die Embryonen aus den Eizellen der Frau und gespendetem Sperma entstehen.

Interessanterweise stand von heterosexuellen Paaren, die diesen Weg gingen, wenig in den Foren. Eine Frau berichtete verzweifelt, sie wünsche sich so sehnlich ein Kind, aber ihr Mann sei unfruchtbar, und ihre einzige Möglichkeit bestünde in einer Samenspende. Sie habe sich damit abgefunden, aufgrund ihres Mannes nicht auf natürlichem Wege schwanger werden, aber nun weigere sich ihr Mann, einer Samenspende zuzustimmen. »Ich ziehe doch keinen Bastard groß«, hatte er zu ihr gesagt. Klar, es wäre eben nicht sein biologisches Kind gewesen, nur das seiner Frau …

Ich vermute, dass es Tausende solcher Geschichten gibt, sie sind bloß nirgendwo zu lesen. Sperma zu spenden gilt seltsamerweise in der öffentlichen Wahrnehmung als weniger »schlimm«, als eine Eizelle zu spenden, dennoch las ich kaum etwas von (heterosexuellen) Paaren, die dies in Anspruch nahmen – entweder passierte es tatsächlich nicht, oder es herrschte Stillschweigen darüber.

Mich beschlich der Verdacht, dass es vielen Männern ausschließlich darum ging, ihre eigenen Gene weiterzugeben. War das nicht möglich, verzichteten sie lieber auf Kinder. Denn interessanterweise las ich zugleich zahllose Geschichten von Paaren, bei denen die Frau »unfruchtbar« war, also schwanger werden, aber keine Eizellen produzieren konnte (meistens aufgrund von Erkrankungen). Diese Paare fuhren nach Tschechien, Russland oder in die Ukraine, wo sich die Frau Embryonen einsetzen ließ, die aus einer von einer fremden Frau gespendeten Eizelle und dem Sperma ihres Mannes entstanden waren.

Ab nach Osten, ihr kinderwünschenden Unfruchtbaren! Nicht in Deutschland.

Ich las die Berichte von Frauen, die sich in diesen fremden, fernen Ländern all den Strapazen und Risiken aussetzten, die mir schon in Deutschland unmenschlich vorkamen, in einem fremden Land, ohne die Sprache zu verstehen oder sie gar zu sprechen.

Alles für einen »Bastard«, wie der Mann es so schön ausgedrückt hatte. So herum schienen die Männer damit überhaupt keine Schwierigkeiten zu haben. Ihre Gene waren ja verewigt.

Ich staunte, was Frauen alles auf sich nahmen für ein Kind. Es war wirklich unmenschlich. Mir dämmerte, dass der Kinderwunsch Frauen zu viel verzweifelteren Taten drängen kann, als ich mir jemals hätte vorstellen können.

Ich las all diese schrecklichen Berichte, und ich dachte dann: nun ja, so viel haben wir dann doch noch nicht versucht.

Und so machten wir noch eine IVF. Und dann noch eine. Und dann noch eine, eine nach der anderen. Natürlich mit kleinen Pausen zwischen den einzelnen Versuchen, der Körper hält das sonst nicht aus. Die Psyche übrigens auch nicht. Meine zumindest nicht.

Aber das interessierte in den Kinderwunschkliniken niemanden. Jedes Mal wurden mir zwei »perfekte Blastozysten« zurückgesetzt, nicht eine von ihnen biss sich fest. Embryos, aus denen gesunde Kinder hätten werden sollen. Ich schaffte es nicht, sie am Leben zu halten. Keines von ihnen. Ich wurde trotz aller Bemühungen nicht schwanger.

Die Rechnungen der Ärzte fraßen unsere Reserven auf, die private Krankenversicherung zahlte nicht einen einzigen Cent. Wir waren gefangen in einem Strudel, aus dem wir nicht mehr herauskamen. Der Wunsch nach einem eigenen Kind bestimmte unser gesamtes Leben, und es gab einfach keine Möglichkeit, die Versuche an irgendeiner Stelle abzubrechen. Jetzt hatten wir schon so viel versucht, da konnten wir doch nicht aufhören. Jedes Mal wieder dachten wir: Wenn wir das nicht auch noch versuchen, werden wir uns unser Leben lang vorwerfen, nicht alles unternommen zu haben, was wir hätten tun können, um ein eigenes Kind zu bekommen.

Der Wunsch hatte sich verselbstständigt, und wir hatten keinerlei Kontrolle mehr darüber. Wahrscheinlich war genau das eingetreten, was all die Paare, deren Schilderungen ich damals fassungslos und mit Entsetzen gelesen hatte, zu ihren verzweifelten Maßnahmen trieb. Wir waren gefangen im Kinderwunsch.

Dem »Schicksal« derartig ausgesetzt zu sein, nichts tun zu können, keinen Einfluss zu haben auf den Ausgang all dieser Versuche, das war wirklich furchtbar.

Für mich ganz besonders deshalb, weil ich es gewohnt war, absolut jedem Patienten irgendwie helfen zu können, der mir vorgestellt wurde. Ich hatte zu diesem Zeitpunkt fast zwanzig Jahre lang sehr erfolgreich Pferde auf der ganzen Welt behandelt (und viele Hunde, einen Affen, einen Geparden, zwei Antilopen und ein Lama). Ich war ein absoluter Nerd in Differenzialdiagnostik, hatte sogar eine eigene Diagnosemethode entwickelt und fand bei so gut wie jedem Pferd die Ursache für seine Beschwerden.

Ich konnte fast jedem Patienten irgendwie helfen. Aber bei mir selbst, bei meinem eigenen Körper fehlten mir die Möglichkeiten, die Mittel. Bei mir selbst konnte ich mich nur auf die Expertise der Ärzte verlassen und ihre Anweisungen befolgen.

Und mit jedem negativen Schwangerschaftstest wuchs in mir das Bedürfnis, irgendetwas zu tun, irgendeine Methode zu finden, die mir helfen würde, schwanger zu werden. Nicht etwa, weil ich die Ärzte für inkompetent hielt, sondern weil ich nicht untätig danebenstehen konnte und zusehen, wie ein Versuch nach dem anderen scheiterte.

Für John war es wahrscheinlich noch tausendmal schlimmer. Er hatte sein ganzes Leben lang andere Menschen beschützt und in den schwierigsten Lagen die Kontrolle und den Überblick behalten. Er löste seit Jahren als Krisenmanager die kompliziertesten Situationen, aber hier konnte auch er nichts ausrichten.

Er musste stattdessen mitansehen, wie ich in Krankenhausbetten lag, als sei ich tot, bleich, durch starke Medikamente in den Tiefschlaf versetzt, mit unzähligen Nadeln und Schläuchen im Körper. Wie ich mich nach den Operationen gekrümmt vor Schmerzen aus den Krankenhäusern schlich, wie ich jeden Tag etliche Spritzen in meinen Bauch jagte. Für einen Wunsch, auf dessen Erfüllung keiner von uns beiden irgendeinen Einfluss hatte.

Er musste mitansehen, wie ich jeden Monat wieder zusammenbrach unter der Verzweiflung eines negativen Resultats, wie meine Schuldgefühle und das Gefühl, ein Versager zu sein, mit jedem gescheiterten Versuch größer wurden, mit jedem unserer Mandalas, welches nach wochenlanger Arbeit zerstört wurde. Er stand daneben und konnte absolut nichts tun.

Wir beide nicht.

Wir waren der Ball in dem einzigen Flipperautomaten der Eckkneipe, und ein Gast nach dem anderen versuchte sein Glück im Spiel. Die Gäste waren die Ärzte, die Kinderwunschexperten, die gesamte Industrie, die hinter ihnen stand – keiner von ihnen hatte eine Ahnung, wo wir landen würden, aber jeder von ihnen drückte auf den Knopf. Wieder und wieder und wieder.

Sie drückten die Knöpfe, die den Ball durch das Labyrinth schossen, ohne zu wissen, was passieren würde. War dieses Spiel beendet, kam der nächste Gast und betätigte munter den Hebel, der den Ball erneut ins Spiel brachte. Einer nach dem anderen machte Versprechungen und pries »zu hundert Prozent erfolgreiche« Verfahren an.

Die Gäste erfreuten sich am Glücksspiel, erfreuten sich daran, den Ball wahllos durch das Labyrinth zu schießen. Aber sie wussten genauso wenig wie wir, wie es ausgehen würde. Wir wurden von einer Ecke in die andere geschleudert, fielen von oben nach unten, prallten an Ecken und Kanten ab, hin und her, ohne Unterlass, ohne Pause. Und vor allem: ohne jede Kontrolle.

*

Mir ist schwindelig. Sicher der Flüssigkeitsverlust durch die Blutung. Ich muss mehr Wasser trinken. Mühsam taumele ich in die Küche, trinke ein großes Glas Wasser und wische mir mit einem Taschentuch das Gesicht ab.

Ich werfe das Taschentuch in den Müll. Es landet auf den Kartoffelschalen von gestern. Ich hatte Kartoffelpüree gemacht, unter anderem. Wie immer waren bei mir zuerst die großen Kartoffeln geschält worden. John schält immer zuerst die kleinen. Habe ich nie verstanden. Kleine Kartoffeln zu schälen ist schrecklich. Die Hände bekommen Krämpfe, und man schneidet sich ständig in die Finger.

Ich hatte eine schöne große Kartoffel aus der Papiertüte gezogen, die sich leider als ziemlich vernarbt entpuppte. Voller Stellen und »Augen« und Einkerbungen. Ich hatte sie zur Seite gelegt und wieder in die Tüte gegriffen, in der Hoffnung, eine bessere zu erwischen, aber dort waren nur noch kleine Kartoffeln. Also hatte ich die vernarbte große wieder zur Hand genommen und sie zu schälen begonnen.

Ich war zu faul gewesen, alle Stellen einzeln mit dem Messer herauszuschneiden, und so schälte ich und schälte und schälte, bis alle Stellen weg waren. Die Kartoffel in meiner Hand war schließlich nur noch ein winziger Rest ihrer selbst, aber sie sah wieder aus wie eine unversehrte, ziemlich runde Kartoffel.

Vielleicht, hatte ich gedacht, ist das ja die Lösung: einfach seine Verletzungen und Narben abzuschälen. Okay, man schrumpft jedes Mal ein bisschen, aber dafür sieht man am Ende zumindest wieder intakt aus.

Was spielt es schon für eine Rolle, ob ich so aussehe, als sei ich in Ordnung, denke ich und wanke zurück zu Henry.

Ich sinke wieder auf seinen Platz und kraule ihm das Kinn. Weiß ist es geworden. Ein alter Mann, mein bester Freund. Ich hoffe, er ist unsterblich. Oder wird mindestens zweihundert Jahre alt, wie Chewbacca.

Wäre ich Genetiker, würde ich alles daransetzen, eine Möglichkeit zu finden, ihn steinalt werden zu lassen. Keine ethischen Bedenken meinerseits.

*

Die Zahl der »Experten« um uns herum wurde immer größer. Eine der Kinderwunschärztinnen empfahl mir eine Osteopathin mit den Worten, sie hätte ganz erstaunliche Erfolge bei Kinderwunschpatientinnen. Selbst Frauen, die sich jahrelang vergeblich einer IVF nach der anderen unterzogen hatten, seien nach einem Besuch bei ihr im nächsten Versuch schwanger geworden.

Ich wollte das natürlich gerne glauben. Hinzu kamen die bekannten Gedanken: »Jetzt haben wir schon so viel auf uns genommen und ertragen, da können wir das auch noch machen.« Und: »Wenn wir das jetzt nicht versuchen, werden wir uns das ewig vorwerfen.«

Also war ich zu der Osteopathin gefahren. Die Ärztin würde ja wissen, wen sie empfiehlt, dachte ich mir, sie möchte ja auch, dass der Versuch ein Erfolg wird.

Die »Osteopathin« war ungefähr dreißig Jahre alt, wirkte aber wie fünfundsechzig. Sie war eine schlanke, kleine Person, trug eine dunkelblau karierte Bluse und einen dunkelblauen Blazer und hatte die dünnen, blond gefärbten Haare in einem strengen Dutt zusammengebunden. Sie hatte mich mit einer leisen und irgendwie leidenden Stimme hineingebeten, die aufgesetzt wirkte und ganz furchtbar nervig war.

In ihrem Behandlungsraum hatte sie sich dramatisch hinter einem immensen dunkelbraunen Schreibtisch platziert – als sei sie »eine echte Ärztin« und schon seit zwanzig Jahren im Job, voller Erfahrung und Lebensweisheit.

Wenn ich nicht so fertig gewesen wäre, hätte ich angefangen zu lachen.

»Was kann ich für Sie tun«, fragte sie leise und verschwand dabei weitgehend hinter ihrem riesigen Tisch. Sie hatte ein MacBook Air aufgeklappt und versuchte hinter diesem weiteren Hindernis mitfühlend auf ihre Patientin (mich) zu sehen.

Das Ganze konnte doch nur ein Scherz sein. Ich war mir sicher, gleich würde die richtige Osteopathin hereingestürzt kommen und sich tausendmal dafür entschuldigen, dass eine Patientin aus der psychiatrischen Praxis nebenan ausgebüxt sei und hinter ihrem Schreibtisch Platz genommen habe.

Aber nichts geschah.

Ich seufzte. »Nun ja, Sie wurden mir von Frau Dr. K. empfohlen. Sie sagte, eventuell könnten Sie mir helfen – wegen des Kinderwunsches.« Ich versuchte, die Ironie zu unterdrücken, die sich in meine Stimme schleichen wollte.

Sie nickte bedächtig, während sie sehr schnell auf der Tastatur ihres MacBooks herumtippte und dabei weiter versuchte, auf ihre Patientin (mich) zu blicken.

Es sah exakt so aus und klang exakt genau so, wie wenn Kinder Sekretärin spielen und dabei ›ugouzoijnofdrs gvtrd ishfd ihvenpiurzipvauhsdjkcjüasoiu ogz oiuhjoaisud pihapiuh‹-Texte schreiben.

»Ich verstehe. Was ist denn die Herausforderung mit Ihrem Kinderwunsch?«

Bitte????

»Ich verstehe die Frage nicht«, sagte ich.

»Nun«, säuselte sie, »warum werden Sie denn nicht schwanger?«

»Wenn ich das wüsste, wäre ich jetzt definitiv nicht hier.«

Ich hätte sie gerne gehauen – einfach nur, um zu sehen, ob man sie in einen »echten« Zustand versetzen könnte, denn das hier konnte ja nicht ihr Ernst sein.

Ich seufzte. Nun war ich hier, jetzt musste ich dem zumindest eine Chance geben.

»Die allgemeine Annahme ist, dass sich meine Gebärmutterschleimhaut nicht richtig gut aufbaut, seit ich nach einem verhaltenen Abort zwei Ausschabungen hatte.«

Tippeditippeditippedi …

pwge ihpiuhdh<bs hkgdr cuzewgpiahdanspikjdnüxoiuihwe puhfpjispdom cjeiu hiuhüoi üwopx

Definitiv.

Sie machte eine Pause und linste hinter ihrem Computer hervor.

»Ja, das war bestimmt nicht leicht, die ganze Zeit da unten zu sein.«

Was?

Da unten?

Kurz überlegte ich, ob ich einen Schlaganfall gehabt haben könnte.

»Bitte?«

»Nun ja, es war bestimmt sehr kräftezehrend und anstrengend für Ihre Psyche und Ihren Körper, die ganze Zeit gedanklich immer im Unterleib zu sein.«

Ja, genau! Das war der springende Punkt.

Nicht der Fakt, dass sich mein Wortschatz seit Jahren viel zu oft, mehrmals täglich um Worte drehte wie: »überleben« »Tod« »gestorben« »nicht geklappt«.

Nicht der Fakt, dass ich seit Jahren in jedem Zyklus alles tat, um schwanger zu werden – um am Ende statt eines positiven Tests die Menstruation zu bekommen.

Nicht der Fakt, dass sich dabei die Gedanken nicht »da unten« (was war das überhaupt für ein Ausdruck) befanden, sondern bei meiner grün und blau gespritzten Bauchdecke, den krassen Nebenwirkungen der Hormone, welche unter anderem mit irren Kopfschmerzen, aggressiven Ausbrüchen, völliger Fremdgesteuertheit und depressiven Anfällen einhergingen.

Nicht der Fakt, dass mein Leben seit Jahren komplett fremdbestimmt wurde, von Zyklustagen, Ärzten, Narkosen, OPs, Nebenwirkungen und Schmerzen.

Genau! Es war so schlimm, die ganze Zeit mit den Gedanken »da unten« zu sein …

Ich hatte wirklich überlegt, einfach zu gehen.

Aber Frau Dr. K. war eine wirklich gute Ärztin, und wenn sie diese seltsame Osteopathin empfahl, musste doch eigentlich etwas dran sein. Was, wenn die Behandlung hier jetzt genau das wäre, was bisher gefehlt hatte? Was, wenn ich nach der Behandlung endlich schwanger werden würde?

Ich verbiss mir also jeden Kommentar und sagte lächelnd: »Ja, da haben Sie recht.«

»Dann wollen wir mal schauen«, säuselte sie und klappte ihr Macbook zu.

Sie erhob sich, zog sehr umständlich ihren Alte-Damen-Blazer aus und hängte ihn sehr ordentlich über einen Stuhl.

Warum, zum Donner, zog sie sich jetzt die Jacke aus? Wollte sie sich prügeln? Da käme ich ja doch noch dazu, ihr eine runterzuhauen, ausgezeichnet!

Mal ehrlich: Wenn die Jacke zum Arbeiten nicht geeignet war, warum zog sie sie dann zum Arbeiten an? Ich würde doch auch nicht in Ballerinas zur Arbeit gehen. (Na ja, genau genommen hatte ich auch schon in Flip-Flops Pferde behandelt, aber immerhin hatte ich die dann nicht vorher ausgezogen.) War das albern.

Ich seufzte innerlich und legte mich auf die Behandlungsliege, die wie ein Opfertisch mitten im Raum stand.

Mochte ja sein, dass die Tante hier nicht bei einem Psychiater ausgebrochen war, aber sie sollte dort definitiv lieber gestern als morgen einen Termin vereinbaren. Gute Güte – hatte die einen nassen Hut auf …

Und das war wirklich schade, denn sie ruinierte damit den Ruf all der fantastischen Osteopathen, die es natürlich auch gab.

Zwanzig Minuten später, in denen die »Osteopathin« ihre Hände die meiste Zeit über meinen Körper gehalten hatte und ich, sosehr ich mich auch anstrengte, weniger als keinen Effekt hatte spüren können, verschwand sie wortlos wieder hinter ihrem Schreibtisch, zog sich den Blazer wieder an und nahm einen Schluck aus dem großen Glas mit stillem Wasser, das auf ihrem Tisch stand.

Puh, das musste ja megaanstrengend gewesen sein.

Ich war wirklich fassungslos.

»Ich schau gerade mal wegen eines neuen Termines – wie ist es nächste Woche Montag bei Ihnen?«, raunte sie hinter ihrem MacBook Air hervor.

Ich zögerte kurz, was, wenn das hier helfen würde, ohne dass man es merkte? Und ich wollte wirklich nicht unhöflich sein ... Andererseits hatte ich Besseres zu tun, als mit »Behandlung« genannten Aufführungen meine Zeit zu verschwenden ... Ich kniff mir ein Lächeln ab und sagte höflich: »Ich glaube, ich passe.«

Und dann verließ ich so schnell ich konnte den Raum.

Aber der leise Zweifel begleitete mich, dass es, so unwahrscheinlich es sein mochte, trotzdem möglich war, dass genau diese »Behandlung« den Durchbruch hätte bringen können.

Heute weiß ich natürlich, dass dieser Besuch – außer einer gepfefferten Privatrechnung von der »Osteopathin« – genauso wenig gebracht hat wie all die anderen Besuche bei den unzähligen Heilpraktikern, Ärzten, Akupunkteuren und Kräuterhexen, aber in der Situation war es schwierig, auf meinen gesunden Menschenverstand zu hören und mich nicht von »wohlmeinenden« Therapeuten aller Art ausnutzen zu lassen. Damit möchte ich nicht sagen, dass diese Therapien unwirksam sind, sie haben nur in diesem Fall eben nichts gebracht.

Bei dem zweiten »Osteopathen«, der mir als »Kinderwunsch-Experte« empfohlen worden war und den ich aus diesem Grunde aufsuchte (vielleicht war genau das der fehlende Baustein, um endlich schwanger zu werden), war es noch schlimmer.

Ein mittelalter Mann, ganz in weißes Leinen gekleidet, der seine Praxis in einer Altbauwohnung hatte, in der er ziemlich sicher auch wohnte.

Die erste Behandlung erschien mir ziemlich normal, einmal abgesehen davon, dass der Mann immer ein bisschen zu nah an meinen Brüsten hantierte und meine Oberschenkel ein bisschen zu weit oben, um nicht zu sagen: hart an der Grenze anfasste. Ich ließ das durchgehen – für manche Techniken muss man an bestimmten Stellen der Beine oder Arme anfassen, das ist schon in Ordnung. Aber wie gesagt, bei diesem war es jedes Mal ein winziges bisschen drüber.

Ich beschwichtigte mein leicht alarmiertes Gefühl, er würde bestimmte Grenzen übertreten, indem ich mir sagte, dass der Mann mir von drei verschiedenen Ärzten empfohlen worden war, er musste also gut sein. Vielleicht hatte er einfach eine eigene Technik, hatte ich ja auch in der Behandlung von Pferden.

Wie sich herausstellte, hätte ich auf mein Bauchgefühl hören sollen.

Als ich zur zweiten Behandlung erschien, war der »Behandlungsraum« mit Duftkerzen erhellt, und der Osteopath trug unter seiner weißen Leinenkleidung sichtbar – nichts.

Er erläuterte mir, dass er nun von dieser Behandlung an auch »von innen« behandeln müsste, damit er die Durchblutung und die Beweglichkeit der Gebärmutter wieder optimal herstellen könnte. Mit dieser Technik habe er schon sehr vielen Frauen zu einer intakten Schwangerschaft verholfen.

Ich starrte ihn sprachlos an und erwischte mich dabei, wie ich für einen winzigen Augenblick dachte: Ok, dann muss das wohl gemacht werden. Aber dann wurde mir schlagartig klar, was er da gerade gesagt hatte – und ich verließ fluchtartig die »Praxis«.

Das schreibt sich so leicht, aber in der Situation selber war es das überhaupt nicht.

Sogar ich dachte: »Du kannst doch jetzt nicht einfach gehen, was soll der/die denn denken? Was, wenn es tatsächlich hilft? Er/sie ist ja der Profi …«

Und wenn das schon bei mir so ist, bei jemandem mit Selbstbewusstsein und medizinischem Hintergrundwissen, frage ich mich, wie es dann wohl anderen Frauen ergehen mag, die dies vielleicht nicht in dem Maße haben?

Ich möchte mir gar nicht vorstellen, wie viele Frauen mit Kinderwunsch echtem körperlichem Missbrauch ausgesetzt sind. Bei mir beschränkte sich der Missbrauch zumindest auf die finanzielle Ausnutzung meiner Verzweiflung durch Dritte – und die Nebenwirkungen der verkauften Produkte und Maßnahmen natürlich.

Die Masse an Geiern, die sich um uns versammelt hatten, wuchs stetig. Das ist ja das Erstaunliche an diesen Vögeln: eigentlich Einzelgänger, tun sie sich mit anderen Artgenossen zusammen, wenn sie einen »Kill« finden. Hunderte dieser gigantischen Vögel kreisen dann über einem toten Körper. Ein weithin sichtbares Zeichen und einer der Gründe, warum die Wilderer in Afrika inzwischen auch Jagd auf Geier machen: Die Vögel verraten die Standorte der von den Wilderern illegal getöteten Tiere und bringen die Ranger auf ihre Spur.

So war es auch bei uns mit den ganzen »Experten«, Ärzten und »Therapeuten«: Sie versammelten sich um das Opfer. Geier haben übrigens die gleichen Vorfahren wie Störche. Was für ein Zufall.

Wenn Geier dich umkreisen, versuche nicht zu sterben.

Wir hatten uns schließlich dazu entschieden, es in Österreich zu versuchen und dort eine weitere IVF mit Blastozystentransfer durchführen zu lassen, da es dort mehr Möglichkeiten und bessere Erfolgsraten gab.

Anders als in Deutschland ist es in Österreich nämlich erlaubt, bei einer IVF alle entnommenen Eizellen mit den Spermien zusammenzubringen und abzuwarten, welche der auf diese Weise entstehenden Embryonen sich bis zum Tag fünf entwickeln.

Da ohnehin immer nur sehr wenige Embryonen den komplexen Entwicklungsweg bis zum Blastozysten an Tag fünf überstehen, hat man eine größere Chance auf gute Blastozysten, wenn man allen bis zu diesem Tag eine Chance gibt. Sollten mehr als zwei oder drei Blastozysten in solch einem Versuch entstanden sein (was, soweit ich weiß, wohl außerordentlich selten passiert) oder die Frau den Transfer nur eines oder zweier Embryonen wünschen, um das Risiko einer Mehrlingsschwangerschaft zu reduzieren, können die überzähligen Embryonen in Österreich eingefroren werden.

Fertig, logisch, medizinisch sinnvoll und im Ausland gängige Praxis, ethisch ohnehin fragwürdig. Alles davon.

Ich persönlich fand die Vorstellung einer künstlichen Befruchtung im Labor und erst recht das Einfrieren von Embryonen einfach nur gruselig. Ich konnte mir einfach nicht vorstellen, dass das nichts mit den Zellen macht – zumindest nichts Gutes. Aber medizinisch gesehen werden durch die Möglichkeit des Einfrierens natürlich mehr Embryonen am Leben gelassen, und die Wahrscheinlichkeit für die verzweifelten Frauen wächst, endlich schwanger zu werden.

Wir setzten also große Hoffnungen auf Österreich. Da die IVFs in Deutschland keinen Erfolg gebracht hatten, schlug John vor, ich solle vorsichtshalber noch einmal zu dem Spezialisten fahren, der mich Jahre zuvor operiert hatte, und eine neuerliche Gebärmutterspiegelung machen lassen. In Anbetracht der enormen Kosten und des Aufwandes, den eine Behandlung in Österreich bedeutete, stimmte ich seufzend zu.

Es war schön, den freundlichen Arzt wieder zu treffen. Er schien ehrlich betroffen, als ich ihm erzählte, dass wir noch immer kein Glück gehabt hatten, und versicherte mir, er würde prüfen, ob es irgendetwas gäbe, das einem Erfolg im Wege stehen könnte. Auch die Anästhesistin war sehr freundlich und professionell, blitzschnell hatte sie einen Zugang gelegt, und schon war ich in Narkose.

Die Schmerzen nach dem Eingriff waren erstaunlich gering, und ich fühlte mich, als habe es sich bloß um eine etwas aufwendigere Diagnostik gehandelt – was es ja auch gewesen war.

Der Arzt erklärte uns, er habe nichts machen müssen, alles hätte tadellos ausgesehen und ich daher auch nur zehn Minuten in Narkose gelegen. Allerdings, fügte er hinzu, könne er natürlich nicht hinter die Oberfläche schauen. Was in den tieferen Schichten der Schleimhaut vor sich ginge, könne er daher nicht beurteilen. Seiner Meinung nach stünde einer erfolgreichen IVF jedenfalls nichts im Wege. Man bräuchte eben auch das nötige Quäntchen Glück.

Also flogen wir nach Österreich. Die Flugnummer war nicht »Glück versprechend«. Da ich ja nach wie vor auf »Zeichen« achtete, hatte ich schließlich alle Zahlen des Datums hinzugezählt und die Quersumme gebildet, und das war dann zumindest eine neutrale Zahl gewesen … Ja, es ist ein aufwendiges Leben, wenn man an alles Bedingungen knüpft.

Die Klinik befand sich in einem relativ neuen, hässlichen Betonklotz an einem kleinen Fluss. Im Gebäude waren noch ein Bäcker und eine Apotheke, nichts in der näheren Umgebung erinnerte an eine Ortschaft oder Leben. Wie passend für eine Kinderwunschklinik, dachte ich ironisch.

Der Empfangs- und Wartebereich war riesig und vollgestopft mit Babyfotos und Dankesbriefen. Wo keine Fenster waren, hingen Babyfotos an den Wänden. Auf allen Tischen und Regalen standen: Babyfotos. Offenbar wollte man hier mit allen Mitteln zeigen, wie viele Babys durch diese Klinik auf die Welt gekommen waren.

Ich fragte mich unweigerlich, wie viele von den Bildern und Dankesbriefen wohl von der Klinik selbst geschrieben worden waren. Die Erfahrungen der letzten Jahre hatten John und mich viel von unserem Glauben an das Gute im Menschen gekostet …

»Grüß Gott!«, sagte die Dame am Empfang.

»Hallo«, erwiderte ich, »wir haben einen Termin bei Herrn Dr. X.«

»Ah ja, Frau von Bismarck! Wunderbar! Nehmen S' noch einen kleinen Moment Platz, der Doktor wird Sie gleich aufrufen.«

Wir gingen in den Wartebereich.

»Hier hängen ganz schön viele Bilder …«, sagte John.

»Ja, und es sind ganz schön viele nicht so sehr hübsche Kinder darunter«, entgegnete ich.

John war extrem angespannt, und ich versuchte, ihn aufzuheitern. Vermutlich dachte er die ganze Zeit darüber nach, was wäre, wenn das hier die nächste Pleite werden würde. So, wie ich es tat.

Allein die Flüge, das Hotel und der Leihwagen hatten jetzt schon wieder mehr als tausend Euro gekostet. Von der psychischen Belastung einmal ganz abgesehen. Was, wenn man uns jetzt wieder große Hoffnungen machen würde, und es käme wieder nichts dabei heraus? Ich nahm mir noch einmal vor, den Arzt ganz genau zu befragen.

»Grüß Gott! Kommt S' bitte mit!« Ein mittelalter Mann in weißer Hose und Poloshirt winkte uns zu. »Dr. X, angenehm!«, sagte er und gab uns die Hand.

Wir folgten ihm in sein Sprechzimmer und setzten uns vor seinen Schreibtisch.

Dr. X ließ sich in den ledernen schwarzen Schreibtischstuhl hinter selbigem fallen. »Was kann ich für Sie tun.«

Es war keine Frage, sondern eine Aussage.

John fixierte ihn mit seinem Analystenblick. Ich konnte sehen, dass die goldene Rolex am Handgelenk des Arztes nicht dazu beitrug, Johns Vertrauen zu gewinnen.

»Sie können uns bitte erklären, was genau Sie hier anders machen als die Ärzte in Deutschland und warum wir daher bei Ihnen besser aufgehoben sind«, sagte er ruhig.

Dr. X zuckte überrascht zusammen, fing sich aber sofort wieder und setzte ein joviales Lächeln auf.

»Wenn ich Ihre Unterlagen richtig gelesen habe«, er überflog die Papiere mit den Berichten von den Operationen, »hatten Sie ja bisher kein Glück. So, wie ich das sehe, müssen wir einfach nur die Schleimhaut gescheit aufbauen und ein paar Blastozysten hineinsetzen. Das sind fünf Tage alte Embryos, dadurch ist die Schwangerschaftsrate viel höher. Das können Sie in Deutschland auch machen, aber wir dürfen hier überzählige Blastozysten einfrieren. Das bedeutet, wir können viel höher stimulieren und haben dadurch viel bessere Voraussetzungen.«

»Ach, und das ist das, was man in Deutschland nicht darf?«, fragte John nach, der Dr. X nicht eine Sekunde aus den Augen gelassen hatte.

»Exakt. So, nun will ich mir aber erst mal ein Bild verschaffen.« Und an mich gewandt: »Kommen S' bitte mit ins Nebenzimmer, dann wollen wir mal schauen.«

Ich hatte den Eindruck, er habe von etwas abgelenkt, aber wir waren schließlich hier, um eine weitere Meinung zu hören.

Drei Minuten später war Dr. X fertig mit seinem Ultraschall. »Ja freilich bekommen wir Sie schwanger!«, rief er jovial. »Ziehen S' sich wieder an, und dann sehen wir uns gleich wieder im Nebenraum.«

Kurz darauf saßen wir wieder an seinem Schreibtisch.

»Die Schleimhaut ist ja jetzt nicht unter Medikamenten aufgebaut, und sie hat trotzdem einen Puschel von ungefähr vier oder fünf Millimetern, und dahinein setzen ma die Embryos, und dann wird es sich scho ausgehen. Gar kein Problem!«, erklärte der Arzt in breitestem Österreichisch und mit einem bestätigenden Dauergrinsen.

Sollte es tatsächlich so einfach sein? Waren wir in den letzten Jahren einfach nur bei den falschen Ärzten gewesen?

Ich unterdrückte die riesige Erleichterung, die sich in mir breitmachen wollte – es klang so einfach und so überzeugend! Ich wollte jubeln vor Glück.

Doch der ungläubige Blick von John holte mich schnell wieder auf den Boden der Tatsachen. »Aber ist vier oder fünf Millimeter nicht viel zu wenig für eine Schwangerschaft?«, fragte er skeptisch.

»Ach, papperlapp! Im Eileiter hat's auch keine Schleimhaut, und da gibt's auch Schwangerschaften!«

Da war sie wieder, die meistgehörte Antwort zum Thema »dünne Schleimhaut«.

»Wir probiern das jetz amal, und falls es sich doch nicht ausgeht, kann i euch eine Leihmutter empfehlen.« Er klappte seine Akte zu, als sei das alles ganz normal.

Wir starrten ihn fassungslos an. Die Erleichterung, die ich Sekunden zuvor verspürt hatte, war schlagartig wie weggeblasen.

»Eine was?«, fragte John ungläubig.

»Eine Leihmutter! So, die Larissa holt Sie dann gleich ab, um alles Weitere zu besprechen. Von ihr bekommen S' dann auch den Medikamentenplan und die Formulare für den Arzt daheim, der die Ultraschallkontrolle macht.« Er sah auf seine goldene Uhr und stand auf. »Wir sehen uns dann! Pfiat euch!« Und schon war er verschwunden.

Wir blieben verwirrt sitzen. Er hatte doch gerade erklärt, es sei ein Leichtes für ihn, mich schwanger zu bekommen – wieso sprach er jetzt von einer Leihmutter? Wie um alles in der Welt kam er denn plötzlich auf so etwas? Wir waren doch wegen einer IVF hier? Und abgesehen davon, war Leihmutterschaft in Österreich nicht genauso verboten wie in Deutschland?

Ich konnte mir nicht helfen, aber mir kam der Arzt irgendwie seltsam vor. Sein im Brustton der Überzeugung geäußertes »Ja freilich kriegen wir Sie schwanger!« und kurz darauf die Erwähnung einer Leihmutter, das vertrauliche Duzen, sein joviales Lächeln, die Schnelligkeit, mit der er diesen Termin abgefertigt hatte …

Andererseits war er eben seit über zwanzig Jahren Kinderwunscharzt, vielleicht hatte er einfach so viel Erfahrung, dass er alles so schnell beurteilen konnte. Und das vertrauliche Duzen war vielleicht typisch österreichisch?

John sah mich etwas unsicher an. »Das ist doch toll, er hat gesagt, dass es Medikamente gibt, mit denen er deine Schleimhaut aufbauen kann! Und wenn sie hier so viel höher stimulieren können, ist das doch ein Vorteil.«

Ich nickte. »Ja, das klang alles zu schön, um wahr zu sein. Aber wir werden es ja sehen.«

Die Tür ging auf, und eine junge Frau kam herein. »Grüßt euch, ich bin die Larissa! Ich werd euch betreuen während der Behandlungen. Kommts mal mit in mein Zimmer.«

Wenig später verließen wir das Klinikgebäude. Wir hatten einen Stapel Unterlagen erhalten, unter anderem einen Vertrag, den wir unterschreiben und zurückschicken sollten, Formulare für den Arzt zu Hause, Medikamentenlisten und Rezepte sowie die Adresse einer Apotheke in Österreich, wo wir all das bestellen sollten. Diese spezielle Apotheke habe alles vorrätig, und man wisse ja nicht, ob es die identischen Medikamente in Deutschland gäbe, hatte es zur Begründung geheißen.

»Na, wenn der Arzt sich da mal nicht Cashback geben lässt ...«, hatte John gemurmelt, aber weiter nichts gesagt.

Ich auch nicht. »Komm, wir holen uns noch einen Kaffee für den Rückweg«, sagte ich, als wir vor dem Gebäude standen, und drückte die Tür zur Bäckerei auf. Mein festes Vorhaben, den Arzt ganz genau zu befragen, war kläglich gescheitert.

10. Kapitel

Die Rechnung für die Medikamente aus Österreich verschlug uns den Atem.

»Wow«, sagte John. »Das ist ja mal sportlich.«

Ich sah ihn ängstlich an. Man konnte die Kisten nicht zurückschicken, wir würden es bezahlen müssen, wir hingen da jetzt drin.

»Ich hoffe«, sagte er zweifelnd, »diese Stimulation wird nicht noch viel, viel schlimmer als die anderen. Bei dieser Masse an Medikamenten …«

»Ach, das wird schon.« Ich versuchte, fröhlich zu klingen und mir nicht anmerken zu lassen, welche Übelkeit mich beim Anblick der mit Ampullen und Spritzen vollgestopften Kisten packte. »Sieh es mal so: Das ist der Versuch mit den besten Voraussetzungen. So eine gute Chance hatten wir noch nie!«

»Wenn das denn alles stimmt, was man uns da so erzählt hat«, murmelte John.

»Die Kinderwunschärzte sind doch alle irgendwie ein bisschen exotisch«, versuchte ich ihn zu beruhigen. »Der da in Österreich eben auch. Das wird schon stimmen.«

Ich konnte den Zweifel auf Johns Gesicht sehen, aber es nutzte ja nichts. Wir hatten uns das vorgenommen, jetzt mussten wir es auch durchziehen. Wenn ich gewusst hätte, dass John auch mit dieser unbestimmten Vorahnung recht behalten sollte, hätte ich es mir vielleicht anders überlegt.

In den folgenden vier Wochen stach ich jeden Tag zwei Spritzen in meinen Bauch und schluckte zusätzlich dazu noch etliche Tabletten. Die Nebenwirkungen waren bereits in dieser »Vorbereitungsphase« so schlimm, dass ich bereits nach wenigen Tagen ein körperliches Wrack war.

Die IVF in Österreich wurde nach dem langen Protokoll durchgeführt, das bedeutete: einen Monat lang Hormone spritzen, welche die Eierstöcke lahmlegen, und dann die Hormone spritzen, die sie wieder stimulieren, Eizellen zu produzieren. Acht Wochen unter hoch dosierten Hormonen. Allein die Medikamente hatten mehrere Tausend Euro gekostet. Diese von mir so sehr verabscheuten Medikamente, die meinen Körper und meine Psyche zerstörten.

Wie schon so oft hatte ich mich auch diesmal wiederholt gefragt, wie Frauen nach einer solchen Prozedur überhaupt schwanger werden können. Im Internet las ich manchmal Beiträge anderer Frauen in den Kinderwunsch-Chats zu den Hormonen beziehungsweise den verschiedenen Medikamenten. Alle diese Frauen litten wie ich unter massiven Nebenwirkungen. Sie schrieben Sätze wie: »Ich habe mich noch nie in meinem Leben so schlecht gefühlt.« Das konnte ich nur bestätigen.

Die Art und Weise der Nebenwirkungen ist besonders perfide. Ich konnte keinen klaren Gedanken mehr fassen, geschweige denn mich konzentrieren, mir war permanent schwindelig, und ich war vollkommen kraft- und antriebslos. Von einem der Medikamente musste ich mich an einem einzigen Tag sechs Mal übergeben. Bereits nach wenigen Tagen sieht man aus, als sei man im zwölften Monat schwanger: Man wird fett und aufgedunsen, und das, obwohl man überhaupt nicht mehr isst als sonst. Von dem Risiko, Brustkrebs zu bekommen oder an einer Embolie zu sterben, einmal ganz abgesehen.

Als wäre das nicht schlimm genug, machen einen die Hormone psychisch labil, um nicht zu sagen: Sie verwandeln einen in eine zwischen völlig überdreht und tief betrübt schwankende Furie, die alle, die ihr in den Weg kommen, in Stücke reißt. Glücklicherweise hatte ich im Laufe der Jahre Techniken entwickelt, die mich in die Lage versetzten, diese Anfälle, so gut es ging, zu vermeiden, aber es war immer noch schlimm genug.

Ich wunderte mich nicht länger über die vielen Geschichten in den Foren, von Frauen, die sich darüber beklagten, dass ihre Männer plötzlich immer länger im Büro blieben, obwohl sie gar keine Beförderung bekommen hätten. Frauen, die sich umgehend die schlimmsten Szenarien ausmalten und schließlich davon überzeugt waren, ihr Mann würde sie meiden, weil sie durch die Hormone fett und aufgedunsen und hässlich geworden waren und er sie abstoßend fand. Nicht wenige von ihnen hatten die Vorstellung, dass ihr Mann am Tag der Eizellentnahme in dem Raum, in dem die Männer ihren Teil verrichten mussten, an die neue, dünne unbeschwerte, immer lachende Kollegin dachte.

In einem Zustand, in dem man körperlich und seelisch derartig am Boden ist wie unter diesen Medikamenten, kann ein solcher Gedanke eine Beziehung beenden. Da bin ich mir ganz sicher. Es reicht ja, dass die Frau ihren Mann mit ihrer paranoiden Vermutung konfrontiert, die sie in ihrem Kopf schon als Gewissheit abgespeichert hat, und sich daher nicht mehr von ihm davon überzeugen lässt, dass sie sich das alles nur einbildet.

Ganz bestimmt gibt es etliche Paare, deren Beziehung durch den Kinderwunsch zerstört worden ist. Auch wenn das dann nicht mehr in den Foren steht.

Immer wieder dachte ich darüber nach, wie es wohl für Paare sein mochte, die vielleicht keine so liebevolle und unterstützende Beziehung hatten wie wir, die nicht die Möglichkeit hatten, so viel zu reisen, die vielleicht keine Tiere hatten, die sie trösteten, die nicht einfach mal so zwei Tage nicht bei der Arbeit erscheinen konnten.

Wir waren beide selbstständig. Wir hatten unsere Tiere. Wir hatten uns. Wir hatten Afrika, das uns in all den Jahren immer wieder aus den schlimmsten Tiefen half.

Und es war trotzdem so schrecklich. Wahrscheinlich litt jeder anders unter einer solchen Situation, und vielleicht gab es auch Menschen, die nicht darunter litten. Aber angenommen, die anderen Frauen würden nur annähernd die gleiche Verzweiflung empfinden wie ich und hätten all das nicht, was mir half, den Verstand nicht vollständig zu verlieren – wie überstanden sie das?

*

Henry dreht sich auf den Rücken, damit ich ihm den dicken Bauch kraule.

John und ich hatten vielleicht einfach Glück, denke ich, dass wir von Anfang an etwas Besonderes hatten. Etwas, das uns dazu bewegte, immer miteinander zu sprechen und tatsächlich alle schlechten, aber eben auch alle freudigen Ereignisse miteinander zu teilen. Wir hatten Glück, dass wir so viel zusammen reisen konnten. Wir hatten Glück, dass uns eine so besondere Liebe verband, in welche sich einfach kein Keil treiben ließ. Die größer war, größer ist als das Schicksal. Wir haben wirklich Glück gehabt.

*

Nach einigen Wochen begann die eigentliche Stimulation. Nun waren es zwischen zwei und fünf Spritzen am Tag. Natürlich war meine Bauchdecke bereits nach einigen Tagen vollkommen zerstört. So musste ich schließlich dazu übergehen, in die Oberschenkel zu spritzen … Die Medikamente brannten wie Feuer. Sekunden nach der Injektion bildeten sich riesige, stark geschwollene, knallrote Quaddeln, teilweise golfballgroß. Ich bin mir bis heute nicht sicher, ob das wirklich eine normale Reaktion war oder ob ich möglicherweise allergisch auf das Mittel reagierte. Als ich in Österreich nachfragte, sagte man mir, das sei ganz normal. Alles in Ordnung.

Zwei Mal waren die Schmerzen bei den Injektionen so stark, dass mir schwarz vor Augen wurde. Bereits nach fünf Tagen schmerzte mein Unterleib außerdem derart, dass ich nicht mehr aufrecht gehen konnte.

Jeder Ultraschall, der zur Überprüfung bei der deutschen »Hausgynäkologin« gemacht wurde, war eine Tortur. Meine Eierstöcke waren innerhalb weniger Tage auf das Doppelte angeschwollen, und die bereits erwähnte »Nebenwirkung« der Gewichtszunahme hatte mit voller Wucht zugeschlagen.

Ich schleppte mich durch die Tage und konnte es nicht erwarten, endlich operiert zu werden. Weihnachten war vorüber, und Bekannte sagten Sachen zu mir wie: »Na, du bist aber auch gut über die Feiertage gekommen, was?«

Und ich stand da, fassungslos, unterdrückte gleichzeitig einen Heulkrampf und einen Wutausbruch und antwortete: »Ja, ja, die Kekse, du weißt ja, wie das ist ...« Während alles in mir schrie: »Du dumme, anmaßende Person – während du dir in lustiger Runde mit Gans und Klößen und Keksen und Rotwein und Eierpunsch den Bauch vollgeschlagen und gelacht und gefeiert hast, habe ich über der Toilette gehangen, weil die Hormone eine derartige Übelkeit auslösen. Dieselben Hormone übrigens, die mich aussehen lassen, als sei ich eine aufgedunsene, fette, widerliche Wuchtbrumme.

Während du, den Mund voller Marzipan, Weihnachtslieder gesungen hast, im Schoße deiner liebenden Familie, haben John und ich allein auf dem Sofa gesessen, weil ich mich kaum bewegen kann vor Schmerzen.

Während sich die Lichter des Tannenbaumes in den strahlenden Augen deiner Kinder gespiegelt haben, die mit vor Aufregung geröteten Wangen wie die kleinen Weihnachtsengel ehrfürchtig vor ihren Geschenken standen, haben John und ich die Tage gezählt, bis wir endlich zur Operation fahren können. Der Operation, bei der man mir unter Vollnarkose mit dicken Kanülen in die übergroß angeschwollenen Eierstöcke sticht und die Eizellen daraus entfernt.

Während ihr euch mit Geschenken überhäuft habt, haben John und ich uns zur Bescherung gegenseitig unserer Liebe versichert, da wir unser gesamtes Geld in diese Behandlung stecken mussten. Um eine winzige Chance auf ein Kind zu haben, ein einziges.

Ja, ich bin ganz hervorragend über die Feiertage gekommen!«

*

Ich schiebe meine Finger zwischen Henrys Zehen. Er mag es nicht, aber heute lässt er es über sich ergehen. Ich glaube, er möchte mir einen Gefallen tun.

Die Tatsache, dass unerfüllter Kinderwunsch mit Versagen, Scham und Peinlichkeit besetzt ist – zumindest in Deutschland –, bestraft die betroffenen Frauen gleich doppelt. Nicht nur sind sie gestraft, weil sie eben nicht so einfach mal ein Kind bekommen können, sie sind auch gestraft durch die Heimlichkeit, den Aufwand, mit dem sie das Thema verbergen müssen. »Ja, ja, die Kekse, du weißt ja wie das ist …«

Sich umsehen, wenn man in die Kinderwunschklinik geht oder sie verlässt. Sonnenbrille und Hut. Bloß nicht erkannt werden. Am besten eine Praxis in einem Gebäude mit vielen anderen Unternehmen wählen und sich eine Geschichte ausdenken, warum man bei Computer Nerd Magazine oder Werbeagentur WTF einen Termin hat. Hoffen und Bangen, dass man niemandem begegnet, den man auch nur entfernt kennt.

Falls doch, wie gesagt, eine Geschichte parat haben, die man dem Betreffenden unterjubeln kann. Man glaubt ja gar nicht, an welch entlegenen und abstrusen Orten plötzlich Bekannte auftauchen, wenn man sie gerade am wenigsten treffen will …

Auf die Nachfragen von Freunden und Familie überzeugend behaupten, man habe sich schon vor Jahren damit abgefunden, eben keine Kinder zu bekommen, und man würde jetzt seine ganze Energie auf andere tolle Projekte lenken. »Wenn es klappt, dann klappt's. Wenn nicht, dann halt nicht.« Von wegen.

Immer eine Erklärung parat haben, weshalb man gerade keinen Alkohol oder Kaffee trinkt oder auf sein geliebtes Sushi verzichtet, warum man nicht mit ausgehen kann oder zum Sport oder warum man nicht reitet und warum man ein paar Kilo zugenommen hat …

Und dann zeigt, ganz unvermeidlich, immer mal wieder jemand auf den durch die Hormonbehandlungen geschwollenen, aufgetriebenen Bauch und sagt: »Sag mal, das ist ja toll, bist du endlich schwanger?«

Und dann darf man nicht zu weinen anfangen oder einen Nervenzusammenbruch bekommen und auch sonst nicht außergewöhnlich reagieren, sondern muss so etwas antworten wie: »Nein, nein, ich habe nur zu viel gegessen, ich bin einfach nur fett.« Man muss sich immer zusammenreißen, denn es darf ja niemand wissen.

Diese Art des Verbergens und der Geheimhaltung eines so großen Teils des eigenen Lebens, der Ängste, Hoffnungen und Schmerzen, die einen begleiten, ist ein gewaltiger Kraftakt. Aber die Vorstellung, jemandem zu erzählen, dass wir seit Jahren vergeblich versuchen, ein Kind zu bekommen, ist noch viel, viel schlimmer. Versagen.

Ich seufze und stecke meine Finger zwischen die Zehen von Henrys anderer Vorderpfote.

Es ist einfach nicht fair. Wirklich nicht. Wir Kinderwünschlerinnen, wie man uns abwertend betitelt, und unsere Partner geben nicht nur unser letztes Hemd und setzen unsere körperliche und seelische Gesundheit aufs Spiel, wir werden auch noch dafür verachtet, dass wir das tun.

Wir werden von ebenden Frauen und Männern verachtet, die einfach so vier Kinder bekommen, eines nach dem anderen, genau getaktet. Wir sind diejenigen, mit denen etwas nicht stimmt, die, die nicht dazugehören. Als sei es nicht Strafe genug, kein Baby zu bekommen.

Kinderlose Frauen werden diskriminiert. Sogar vom deutschen Rechtssystem. Neulich im Auto wurde im Radio von einem Mordprozess berichtet. Jemand hatte zwei Frauen bestialisch umgebracht und wurde wegen Mordes verurteilt. Es wurde die besondere Schwere der Schuld festgestellt, allerdings nur – und jetzt kommt es –, weil beide Frauen Kinder hatten.

Ich weiß noch, wie ich ungläubig dasaß mit meinem geschwollenen Bauch (ich war mitten in diesem letzten Versuch und stand seit sechs Wochen unter Hormonen) und dachte: Okay, also wenn mich jetzt jemand umbringt, wie hinterhältig und geplant es auch immer sein mag, dann ist das »nur« ein normaler Mord, keine besondere Schwere der Schuld, weil ich seit sieben Jahren vergeblich versuche, ein Kind zu bekommen … Die Betonung liegt auf vergeblich.

Wenn mein Mörder dann nach ein paar Jährchen wegen guter Führung aus dem Gefängnis käme und die nächste Frau umbrächte, wäre das also gewissermaßen meine Schuld: Durch meine Kinderlosigkeit könnte er wieder morden. Weil er aus dem Gefängnis käme. Keine Kinder, keine besondere Schwere der Schuld. Ein Mörder kann also beliebig viele Frauen umbringen, er darf nur keine nehmen, die Kinder hat. Nicht schlecht. Ich atme tief durch. Es ist schon ziemlich absurd, was für Gedanken ich inzwischen habe. Es muss aufhören. Es muss ein Ende finden.

Henry lässt ein ungehaltenes Grumpfen hören. Er mag es immer noch nicht, wenn ich meine Finger zwischen seine Zehen stopfe.

Viele Menschen scheinen ganz selbstverständlich davon auszugehen, Frauen wie ich würden aus »egoistischen« Gründen keine Kinder bekommen, weil sie ihre Karriere an die erste Stelle stellen oder ihren Körper nicht ruinieren wollen oder einfach keine Kinder mögen.

Und ich verstehe das sogar. Wenn beispielsweise Mütter so denken, die die Kinder alleine großziehen, weil der Vater der Kinder bereits beim ersten Kind das Weite gesucht hat oder immer erst aus dem Büro kommt, wenn alle Kinder schlafen. Als sei er nicht mindestens genauso verantwortlich für die Kinder wie die Mutter.

Ich verstehe, dass solche Frauen vielleicht von Zeit zu Zeit – besonders wenn die Kinder alle gleichzeitig krank sind und schreien und die Tage und Nächte der Mutter damit ausgefüllt sind, Babysprache zu sprechen, Erbrochenes aufzuwischen und Betten frisch zu beziehen – so etwas wie Neid empfinden auf jede Frau, die einfach arbeiten gehen kann. Auf jede Frau, die Anerkennung bekommt und ihr eigenes Geld verdient, die sich den ganzen Tag mit Erwachsenen unterhalten und sich abends nach der Arbeit mit ihren Kollegen betrinken kann. Das verstehe ich wirklich sehr, sehr gut.

Nur entspricht das Bild, welches sich solche Mütter und andere Menschen von uns kinderlosen Frauen machen, nicht immer der Realität. Ich würde alles dafür tun, um nur ein einziges Kind zu haben, dem ich die Windeln wechseln muss und mit ihm Babysprache sprechen. Und ich vermute, den anderen Frauen in meiner Situation geht es genauso. So seltsam das klingen mag.

Es ist schwierig, wenn nicht unmöglich, Menschen, die keine Schwierigkeiten hatten, ein Kind zu bekommen, zu erklären, was ein unerfüllter Kinderwunsch eigentlich bedeutet.

Ich war immer wieder erstaunt, mit welcher Arglosigkeit und Unwissenheit all diejenigen dem Thema begegneten, die problemlos Kinder bekommen konnten. Ein Grund, warum ich mich von diesen Menschen so weit wie möglich abzuschotten versuchte, waren ihre mehr als unsensiblen und unüberlegten Fragen. Fragen, die implizierten, dass mein »Problem« doch total einfach zu lösen sei, die implizierten, ich würde die Sache unnötig verkomplizieren und mich anstellen.

Ich wollte mich nicht immer wieder rechtfertigen müssen für etwas, an dem ich überhaupt keine Schuld trug. Ich wollte nicht immer wieder erklären müssen, wie unvorstellbar schwierig alles auf diesem Weg ist.

Es gibt nämlich keine einfache Antwort auf eine vermeintlich harmlose Frage wie zum Beispiel: »Warum adoptiert ihr nicht einfach ein Kind?« Hätte ich darauf geantwortet: »Ach, das ist nichts für uns«, hätte der Fragende daraus geschlossen, wir würden Adoption als solches ablehnen. Und jede andere Antwort wäre eine komplizierte Erklärung geworden. Nicht, weil ich es nicht einfacher beantworten konnte, sondern weil es eben nicht einfach ist.

(Einmal davon abgesehen, dass man diese Frage jedem Menschen stellen könnte – nicht nur kinderlosen Paaren!)

Zunächst einmal gab es bei uns nicht den einen Punkt, an dem ein Arzt zu uns gesagt hat: »Sie werden niemals Kinder bekommen können.« Im Gegenteil, wir wurden ermutigt, es wieder und wieder zu versuchen – und das taten wir. Wir gingen bis zu diesem letzten

Zyklus davon aus, dass wir ein Baby bekommen würden. Uns gleichzeitig auf die Wartelisten der Vermittlungsstellen setzen zu lassen war daher keine Option: Wir glaubten an unsere Bemühungen.

Aber selbst wenn wir uns auf eine solche Liste hätten setzen lassen, wären unsere Chancen, in Deutschland ein Baby zu adoptieren, kleiner gewesen als diejenige, schwanger zu werden. Es gibt in Deutschland offenbar etwa zehnmal mehr wartende Adoptiveltern als Babys, die zur Adoption freigegeben werden. Was ich persönlich für positiv halte, zeigt es doch, dass nicht viele Kinder weggegeben werden (müssen). Im Internet ist zu lesen, das im Jahr 2015 nicht einmal viertausend Kinder adoptiert wurden, und von diesen waren nur ein Drittel »echte« Adoptionen, also tatsächlich fremde Kinder, die nicht in irgendeiner Weise zur Familie gehörten.

In der Folge sind die Chancen, zu den glücklichen Auserwählten zu zählen, sehr gering. Wenn man dann auch noch älter als fünfunddreißig Jahre ist, schrumpft die Wahrscheinlichkeit, ein Baby zugeteilt zu bekommen, offenbar noch einmal ganz erheblich.

Als uns langsam dämmerte, dass ich nicht so einfach wieder schwanger werden würde, war ich siebenunddreißig und John zweiundvierzig Jahre alt. Viel zu alt, um eine echte Chance zu haben.

Auf der Webseite einer der Vermittlungsstellen habe ich irgendwann einmal den Hinweis gefunden, man müsse sich darüber im Klaren sein, dass ein Adoptivkind kein Ersatz sei für das, was dem Paar von der Natur verwehrt wurde.

Als ich das las, dachte ich: Dann können wir das nicht machen. Denn für uns wäre ein adoptiertes Baby genau das: der Ersatz für das eigene Kind, das wir nicht bekommen können.

Und zu all dem schossen mir bei der Frage, »Warum adoptiert ihr nicht einfach?«, immer Gedanken durch den Kopf wie: Weil ich mir am Kinn zupfe, wenn ich in ein Gespräch vertieft bin oder konzentriert nachdenke – genau wie mein Vater es tut. Weil ich an meinem Ohrläppchen eine komische Falte habe – die gleiche, die mein Vater hat. Weil ich das Bild nicht loswerde von meinem Bruder mit seinen Söhnen auf unserem Bootssteg, ihre Umrisse scharf abgezeichnet gegen die untergehende Sonne, versonnen auf das Wasser blickend, und alle drei hatten dabei auf exakt dieselbe Weise die Hände in die Seiten gestemmt. Weil mein Neffe dieselben Lieblingspflaumen hat wie ich. Reineclauden.

Weil all das Dinge sind, die einfach so da sind und die nicht erlernt werden müssen. Weil die Verbindung zwischen einem leiblichen Kind und seinen Eltern etwas Besonderes ist. Es sind ja nicht nur die Eltern verewigt in einem Kind. Generationen über Generationen hinterlassen ihre Spuren, von denen sich ein Mensch möglicherweise irgendwann fragt, wie sie dorthin gekommen sind.

Wie es auf der Webseite der Vermittlungsstelle stand: Ein adoptiertes Kind ist kein Ersatz für ein leibliches Kind. Darf kein Ersatz dafür sein. Und uns ging es darum, ein eigenes, leibliches Kind zu bekommen. Daher wäre eine Adoption für uns nicht der Weg gewesen. Selbst wenn wir die Möglichkeit dazu gehabt hätten.

Wir versuchten nicht, ein Kind zu bekommen, weil wir um jeden Preis ein Kind haben wollten. Wir versuchten, unser Kind zu bekommen. Wir wünschten uns so sehnlich ein eigenes Kind, dass wir all diese erniedrigenden, zerstörerischen, absonderlichen Maßnahmen auf uns nahmen.

»Warum adoptiert ihr nicht einfach?« oder »Ihr geht wohl den einfachen Weg …« waren Äußerungen, die zeigten, dass den meisten Außenstehenden das nicht klar war.

Ich schiebe meine Finger zwischen Henrys Hinterpfoten-Zehen, was dieser mit einem unwirschen Grumpfen quittiert und das dazu führt, dass er energisch die Pfote wegzieht. Genug ist genug. Eine deutliche Aussage. Vielleicht sollte ich mir ein Beispiel an ihm nehmen. Mich hinstellen und erklären: Genug ist genug. Ich möchte einfach nicht mehr so leben …

Ob die Krämpfe in meinem Unterleib wohl irgendwann aufhören werden? Ich kann mich nicht daran erinnern, dass die Blutung schon einmal derartig schlimm war. Heute ist alles schlimmer.

Seufzend raffe ich mich auf und schleppe mich wieder ins Bad.

Wir hatten so große Hoffnungen in die IVF in Österreich gesetzt. Die Stimulation war ja viel, viel höher gewesen als in den Versuchen zuvor, und meine körperlichen Beeinträchtigungen waren so viel schlimmer, dass wir fest davon überzeugt waren, diesmal müsste es etwas werden. Hier wurde geklotzt, nicht gekleckert. Wir glaubten an einen durchschlagenden Erfolg.

Man hatte uns erklärt, fliegen sei zwar nicht erwiesenermaßen schlimm, aber es könne auch niemand ausschließen, dass es den Eizellen nicht doch schade. Somit hatten wir uns entschieden, aus der Reise nach Österreich zur Eizellentnahme einen »Familienausflug« zu machen. Im Auto, mit den Hunden.

Ein Roadtrip, das wäre eine gute Ablenkung, und wir würden endlich einmal wieder alle etwas gemeinsam erleben. Hinfahren, Punktion, fünf Tage Ferien machen, Blastozystentransfer, gemütlich wieder nach Hause fahren. Es hatte sich angehört wie eine tolle Idee. Wir konnten ja nicht wissen, dass bereits die nächste Katastrophe auf uns wartete.

So fuhren wir frohgemut von der Ostsee nach Österreich und unterhielten uns darüber, dass wir mit Kind zurückfahren würden.

»Auf der Rückfahrt«, sagte John, »sind wir schon zu dritt.«

»Zu fünft. Mindestens. Wenn sie nur einen zurücksetzen«, korrigierte ich ihn lächelnd.

Zwei Erwachsene, zwei Hunde, ein Embryo.

Bei der Voruntersuchung am Tag vor der Operation schien der Arzt nicht besorgt über die enorme Größe meiner Eierstöcke. Im Gegenteil, das sei doch super, ein großer Erfolg, die Stimulation!

Auf meine Frage, ob diese extremen Schmerzen denn normal seien, erklärte er, ja, das würde schon mal etwas ziehen, ich hätte vermutlich einfach keine besonders hohe Schmerztoleranz.

Das gab mir zu denken. Einmal war ich in Afrika ziemlich schlimm vom Pferd gefallen und, ohne es zu wissen, mit fünf gebrochenen Brustwirbeln und zwei gebrochenen Rippen zurück nach Europa geflogen und hatte dabei meine schwere Tasche geschleppt. Und mir dabei permanent gesagt, ich müsse mich gefälligst zusammenreißen, ich hätte sicher nur Prellungen und solle mich mal nicht so anstellen. Ich war in diesem Zustand sogar noch in Deutschland wieder aufs Pferd gestiegen – hatte den Ritt dann allerdings abgebrochen. Ich Memme.

Als ich schließlich wegen Lähmungserscheinungen ins MRT geschoben wurde, hatte der Arzt mich ungläubig angesehen und mir sehr ernst gesagt, dass Zusammenreißen nicht immer die Lösung sei und er es nicht für möglich gehalten hätte, dass irgendjemand mit nur einem Bruchteil meiner Verletzungen auch nur drei Schritte gehen würde. Geschweige denn einen Langstreckenflug absolvieren und den Versuch unternehmen zu reiten. Dass dies auch nicht über die Maßen klug von mir gewesen sei, denn durch die Belastung hätte ich die Verletzungen erheblich verschlimmert.

Ich wusste also, dass meine Schmerztoleranz durchaus sehr viel höher war als die anderer Menschen. Aber was hätte ich denn tun sollen? Die Punktion musste erfolgen, es gab kein Zurück. Es gab keinen anderen Weg, die Eierstöcke wieder auf ihre normale Größe zu bringen.

Außerdem war der Arzt schließlich ein ausgewiesener Experte mit jahrelanger Erfahrung auf diesem Gebiet, und ich hatte all die Mühen und Nebenwirkungen und Schmerzen auf mich genommen, jetzt sollte es zumindest ein Ergebnis geben.

Am nächsten Morgen fuhren wir wieder in die Klinik, erstaunlicherweise war ich gar nicht aufgeregt, aber wahrscheinlich lag das daran, dass ich schon sehr krank war.

John und ich hatten uns wie üblich auf dem Flur verabschiedet – »Bis nachher!« –, Routine für uns inzwischen, und ich war von einer sehr netten österreichischen Anästhesistin in Narkose versetzt worden.

Die Punktion war ein voller Erfolg, aus Sicht des Arztes. Er hatte zehn gesunde Eizellen in perfekter Qualität entnommen. Dafür waren die Schmerzen in meinem Bauch jetzt unerträglich. Mein gesamter Leib war angeschwollen und hart, und mir war so schlecht, dass ich mich nicht rühren konnte. Als wir nachmittags nach der

Punktion auf dem Hotelzimmer ankamen, hatte ich 41 Grad Fieber.

Besorgt rief John den Arzt an und schilderte ihm mein Befinden. Das sei sicher eine Grippe und habe definitiv nichts mit der Stimulation zu tun, sagte er und verschrieb mir Fiebersenker.

Kurioserweise empfahl er dennoch, ich solle mindestens fünf Liter stilles Wasser pro Tag trinken und sehr viel Brühe essen. Empfehlungen, die bei einer Überstimulation gegeben werden, wie ich später erfahren sollte. Einem potenziell lebensbedrohlichen Zustand, ausgelöst durch die hohen Hormongaben.

Die Fiebersenker halfen nicht. Trotz Antirheumatika, Paracetamol und Ibuprofen wurde mein Zustand immer schlimmer. Meine Lunge rasselte, die Übelkeit brachte mich fast um, und ich konnte mich nicht rühren.

Sterbenskrank lag ich auf dem Hotelbett, während John literweise Wasser heranschleppte, Medikamente und Suppe besorgte – und zwischendurch mit den Hunden spazieren ging.

Ich erinnere mich noch genau daran, wie ich auf die Wasserflaschen gestarrt und sofort ein schlechtes Omen befürchtet hatte. Auf den Wasserflaschen, die John in Massen auf das Zimmer schleppte, war ein Aufruf zum Schutz der Eisbären und das Bild eines Eisbärenjungen gewesen. Darunter stand: »Uns schmilzt die Zeit davon!« Ich hatte sofort an die Frauen in den Internetforen gedacht, die ihre eingefrorenen Embryonen als »Eisbärchen« bezeichneten.

Mich packte das Grauen. Alles, bloß keine eingefrorenen Embryonen! Schlimm genug, dass sie außerhalb meines Körpers in einer Petrischale entstanden waren, aber das war wirklich die letzte Grenze gewesen, die ich überschreiten würde. Eingefrorene Embryonen! Wie furchtbar! Ich konnte mir nicht vorstellen, dass ein solcher Vorgang keinerlei Auswirkung auf die Gesundheit und Lebenskraft der Kinder haben würde.

Ich hatte mich so sehr vor einem schlechten Omen gefürchtet, dass ich John erst hatte bitten wollen, mir anderes Wasser zu besorgen. Aber das war mir dann doch etwas sehr abergläubisch und albern vorgekommen. Außerdem war John schon mehr als ausgelastet damit, sich um seine schwer kranke Frau und die zwei Hunde zu kümmern.

An Tag drei nach der Operation ging es mir nicht einen Deut besser. Wir fuhren trotzdem zur Untersuchung in die Klinik, denn zwei Tage später sollten ja die Embryonen zurückgesetzt werden. Zwei von sechs, die sich aus den zehn Eizellen entwickelt hatten.

Als der Arzt sah, wie krank ich war, sagte er – und ich zitiere wörtlich: »Sie sollen wohl wirklich keine Kinder bekommen! Vielleicht liegt ja ein Fluch auf Ihnen, also so was hab ich noch nie erlebt! Das gibt es ja gar nicht!«

Wirklich sehr hilfreich. Er verschrieb ein weiteres Medikament, zur Stabilisierung der Nierenfunktion. Warum, wenn ich doch angeblich keine Überstimulation, sondern nur eine Grippe hatte?

»Wenn es Ihnen morgen nicht besser geht, müssen wir den Transfer verschieben«, stellte er gereizt fest. »Das ist wirklich sehr ärgerlich, denn Ihre Schleimhaut ist super aufgebaut. Aber in diesem Zustand kann ich Ihnen keine Embryonen zurücksetzen, das wäre ja Mord.«

Ich spürte vollkommene Verzweiflung in mir aufsteigen. Ich hatte ohnehin schon das Gefühl, es sei meine Schuld, dass es mir so schlecht ging, und der Arzt verhielt sich so, als sei das ohne jeden Zweifel der Fall. Als sei es meine Schuld, dass ich eine Überstimulation bekommen hatte. Oder, wie der Arzt weiterhin behauptete, eine »Grippe«.

Ich hatte mich haargenau an alles gehalten, was er mir gesagt hatte: die Dosierungen, die Zeiten, die Spritzen, die Tabletten, hatte mich gekrümmt durch die Tage geschleppt, weil ich mich aufgrund der extrem vergrößerten Eierstöcke vor Schmerzen nicht mehr aufrecht bewegen konnte, hatte weiter jeden Tag in meine blaugrüngelbe Bauchdecke und die Oberschenkel gespritzt – aufgrund der unzähligen Spritzen und des nur begrenzt vorhandenen Platzes … (Man darf die Injektionen nur unterhalb des Bauchnabels setzen, oberhalb davon ist das Risiko zu groß, durch die Hormone Brustkrebs zu entwickeln.)

Ja, auch dieses Risiko hatte ich wieder in Kauf genommen, ebenso wie das, jederzeit an einer Thrombose/Embolie sterben zu können. Die Hormone führen erwiesenermaßen zu Blutgerinnseln, und eine Blutverdünnung ist aufgrund der Operation zur Entnahme der Eizellen nicht möglich.

Ich hatte alles genau befolgt, ich hatte nichts falsch gemacht, ich war diejenige, die wegen der hohen Dosierung des Arztes nun sterbenskrank war. Und da saß er nun und versuchte, mir die Schuld daran zu geben, dass es mir derartig schlecht ging. Meine Verzweiflung vermischte sich mit Wut, und zum ersten Mal fühlte ich so etwas wie aktiven Widerwillen in mir aufsteigen. Es war das erste Mal, dass ich den Gedanken zuließ, diese Quälerei, mit der ich seit Jahren mein und unser Leben ruinierte, könnte es möglicherweise nicht wert sein.

Am nächsten Tag ging es mir nicht besser. Der Transfer wurde abgesagt. Wir mussten unser Einverständnis erklären, die Embryonen einfrieren zu lassen. Die Entscheidung war: einfrieren oder vernichten.

Und wieder überschritten wir eine Grenze, taten etwas, von dem wir niemals geglaubt hätten, es wirklich zu tun. Natürlich wussten wir, dass diese Maßnahme in Österreich möglich war, aber wir hatten zu keinem Zeitpunkt damit gerechnet, wirklich darauf zurückgreifen zu müssen.

Eingefrorene Embryonen. Gruselig. Streng genommen bin ich also sechsfache Mutter, dachte ich im Fieberwahn, und meine erste Handlung ist es, die armen Kinder erfrieren zu lassen. Was für ein miserables Zeichen. Uns schmilzt die Zeit davon. Ich war zu krank, um einen klaren Gedanken zu fassen.

Dafür traf John die Entscheidung, nach Hause zu fahren. Es würde keinen Transfer mehr geben, in der Klinik fühlte sich niemand verantwortlich für meine Überstimulation (die »Grippe«), es gab keinen Grund zu bleiben.

An den Weg nach Hause kann ich mich nur noch dunkel erinnern. Ich weiß noch, dass John die ganze Strecke durchgefahren ist. Bis auf zwei Pausen – einmal, um die Hunde hinauszulassen, und einmal, weil der Landrover den Geist aufgab. Ja, auch das noch. Aber John schaffte den Gewaltritt, und wir kamen tatsächlich spät in der Nacht zu Hause an.

Einige Tage später war ich immer noch zu schwach, um die Treppe ins Obergeschoss hinaufzugehen, ohne dabei anzuhalten. Der Hausarzt war da gewesen, hatte eine eindeutige Überstimulation diagnostiziert und mich für mehrere Stunden an den Tropf gehängt sowie weitere Medikamente zur Unterstützung der Nierenfunktion verabreicht und mir mitgeteilt, ich müsse nur dann nicht ins Krankenhaus, wenn ich weiterhin täglich vier Liter Wasser tränke und mich sehr eiweißreich ernährte.

Ich versprach es ihm. Ich hatte immer noch hohes Fieber, und meine Lunge rasselte bei jedem Atemzug. Ich hatte einen hohen Preis gezahlt für den Versuch, ein Kind zu bekommen. Mal wieder.

Da lag ich also, auf dem immer gleichen Sofa, und starrte aus dem immer gleichen Fenster. Wieder einmal hatte der Wunsch nach einem Kind meinen Körper zerstört, wieder einmal konnte ich mich kaum bewegen. Wieder einmal war ich allein, bis auf die Hunde natürlich.

Ich spielte »Wolken erkennen«. Das hatte ich tagelang gespielt, als ich ein Kind war – damals, als es noch gutes Wetter gab, mit blauem Himmel und Wölkchen. Heute riss der Sturm immerhin Lücken in den ansonsten dunkelgrauen Himmel, in denen sich vereinzelt blauer Himmel und weiße Wolken zeigten.

»Dackel«, »Busch«, »Schnurrbart. Nein, Mund«, »Fliegende Gans«. Die Wolken waren schnell vorbei an meinem Fensterausschnitt. »Walfluke«, »Freundlicher Drache«, »Hut«, »Bärenjunges« – Eisbärenjunges.

Uns schmilzt die Zeit davon. Ich spürte eine tiefe innere Leere in mir aufsteigen. Ja, das tat sie. Ich war fast vierzig. Aber was konnte ich denn noch tun? Ich hatte doch wirklich alles versucht ... Ich hatte keine Kraft mehr zu kämpfen. Genug war genug. Wenn es nicht sein sollte, sollte ich aufhören, es erzwingen zu wollen. Vielleicht hatte der Arzt ja recht, und es lag ein Fluch auf mir ...

Außerdem zerstörte ich meinen Körper, meine Gesundheit. Irgendwann würde ich wegen der Hormone sterben. Entweder an Brustkrebs oder durch eine Embolie oder einfach bei einer der Operationen. Wenn es ohnehin zu nichts führte, warum sollte ich dann mein Leben dafür riskieren? Immer und immer wieder?

Ich musste an die Worte des österreichischen Arztes denken, bei denen zum ersten Mal Widerwillen in mir aufgestiegen war. Diesen Widerwillen spürte ich nun mit jedem Tag drastischer, und heute gesellte sich Wut dazu. Echte, richtige Wut.

Seit sechs Jahren war mein Alltag, waren meine Feiertage, meine Ferien, meine Nächte, war jeder Tag vom Kinderwunsch bestimmt. Leben nach meinem Zyklus.

Seit sechs Jahren wusste ich zu jeder Zeit, zu jeder Minute, an welchem Punkt des Zyklus ich mich befand, wann ich welches Medikament und welchen Kinderwunschtee zu mir nehmen müsste, stellte den Wecker für Injektionen, um keine Minute zu früh oder zu spät zu sein. Ich wusste alles über meinen Zyklus. 24 Stunden am Tag, 7 Tage in der Woche.

Seit sechs Jahren ging jede Kraftanstrengung in den Kinderwunsch, und alle Gedanken kreisten ständig darum. Meine Arbeit, meine Karriere, meine Passion Reiten und Sport, meine Hobbys – alles andere musste zurückstehen.

Ich hatte wirklich alles geopfert und alles genau so gemacht, wie man es mir empfohlen hatte. Und dennoch lag ich hier wieder auf dem Sofa, und mein Körper war ein Wrack. Der Tempel meiner Seele ...

Ja, ich war wütend. Ich war wütend auf die Ärzte, auf das Schicksal und eigentlich auf alles.

John hatte gut reden. »Lass uns das in jedem Fall noch mal versuchen …« Es war ja nicht sein Körper, er war nicht derjenige, der hier fast starb, der unter den Schmerzen und den massiven Nebenwirkungen litt. Den Nebenwirkungen, die mich in jedem Zyklus unter den Hormongaben zu einem depressiven Wrack machten, mich keinen klaren Gedanken fassen ließen, dazu führten, dass ich unter einer Watteglocke lebte …

Er ging ein einziges Mal in die Kinderwunschklinik und gab sein Sperma ab. Sicher nicht toll, aber im Vergleich zu dem, was ich auf mich nahm?

Nun ja, er arbeitete natürlich auch wie ein Besessener, um all die Rechnungen zu bezahlen, die uns ununterbrochen ins Haus flatterten. Und ja, auch er ertrug die Hilflosigkeit und die enttäuschten Hoffnungen.

Ja, er tat sein Bestes, um mich aufzufangen, wenn ich jeden Monat wieder vor Verzweiflung zusammenbrach, weil es wieder nicht geklappt hatte. Er fing mich auf, obwohl er ganz sicher genauso hoffnungslos und verzweifelt war wie ich …

Aber in diesem Moment, in dem ich so krank war wie noch nie in meinem Leben – abgesehen von der Malaria vielleicht, die ich als Jugendliche in Afrika durchgemacht hatte –, war ich diejenige, die ihre Gesundheit aufs Spiel setzte. Ich war diejenige, die dort lag und deren Lunge rasselte und die sich nicht rühren konnte.

Schon oft war ich an diesem Punkt gewesen, an dem ich nicht mehr konnte, und hatte mich dann wieder aufgerafft und es wieder versucht. Aber an diesem Tag WOLLTE ich nicht mehr. Das war ein großer Unterschied.

Mein Computer pingte. Ich hatte eine E-Mail erhalten. »Ich freue mich sehr, Ihnen mitteilen zu können, dass wir sechs gesunde und korrekt entwickelte Embryonen kryokonservieren konnten. Wir alle wünschen Ihnen gute Besserung und passen gerne auf die Kleinen auf, bis Sie sie abholen! Mit freundlichen Grüßen, Franzi vom Kinderwunschteam«

Ich starrte auf die E-Mail. Nichts. Keine Emotion. Ich fühlte gar nichts. Musste ich mich nicht wahnsinnig freuen? Bedeutete das nicht, dass unser Projekt irgendwie trotzdem ein voller Erfolg gewesen war?

Ich fühlte mich leer. Es regte sich einfach gar nichts in meinem Innern bei diesen Zeilen. Ich hatte es noch einmal versucht, um mir nicht vorwerfen lassen zu müssen, ich hätte es nicht getan. Es war einfach eine weitere Eskalation unserer Versuche gewesen. Gebracht hatte es nichts. Außer dass ich furchtbar krank war.

Ich hatte gezwungenermaßen die Grenze erst zum GVNP, dann zur IUI, dann zur IVF überschritten. Ich hatte in Kauf genommen, dass meine Kinder nicht durch Liebe und natürliche Abläufe, sondern durch sterile Operationen, Spermien in Plastikbechern und in den Petrischalen der Labors entstanden. Unter Neonlicht und sterilen Bedingungen, gezeugt von Labornerds, die in meiner damaligen Verfassung in meiner Vorstellung Freaks waren, währenddessen Bach hörten und an Frankenstein dachten.

NICHTS von dem hatte ich gewollt. Ich hatte all das hingenommen – für meine Kinder.

Meine Kinder, die nie zu Kindern wurden. Embryonen, aus denen trotz aller Mühen eben keine Kinder geworden waren.

Dann hatte ich auch noch die letzte zuvor undenkbare Grenze überschreiten müssen, hatte mich entscheiden müssen, ob ich diese sechs Embryonen umbringen oder schockfrosten wollte. Und jetzt lagen sie bei minus zweihundert Grad in einem Behälter mit flüssigem Stickstoff.

Ich las die Mail noch einmal. Was für eine zynische Formulierung: »Wir passen gerne auf die Kleinen auf, bis Sie sie abholen …« Als wären es fertige Kinder! Und wie konnte jemand, der diese Zellhaufen als Kinder betrachtete, diese im selben Moment ruhigen Gewissens einfrieren?

Ich seufzte. Wahrscheinlich war ich einfach zu krank. Aber ich wollte nicht unhöflich sein, die Angestellte machte ja auch nur ihren Job.

Ich klickte auf Antworten und schrieb: »Das ist schön, haben Sie vielen Dank. Ich melde mich, sobald ich wiederhergestellt bin. Herzlichen Gruß.«

Überschwänglich klang das nicht. Wenn ich nicht schwanger geworden war mit ungefrorenen Embryonen, dann würde ich es mit diesen erst recht nicht mehr. Was sollte es also bringen? Selbst wenn ich wieder gesund wäre, ich würde ja doch nicht schwanger.

Diese Embryonen waren nicht eingefroren worden, weil ich mir Hoffnungen darauf machte, sie würden irgendwann aufgetaut werden und wenige Tage später frisch und lebendig in meiner Gebärmutter zu gesunden Kindern heranreifen. Diese Embryonen waren nur eingefroren worden, weil ich nicht dafür verantwortlich sein wollte, dass sie starben. Nicht, ohne ihnen zumindest eine Chance auf Leben gegeben zu haben.

Ich war wütend, wütend auf alles, was mich in diese Situation gebracht hatte. Wütend und vollkommen desillusioniert. Es sollte wohl einfach nicht sein.

»Wasservogel«, »Fratze«, »Wolf«, »Dackel«. Schon wieder. Musste am Sturm liegen. Die Wolken wurden alle so lang …

Eine Leihmutter, hatte der österreichische Arzt gesagt. So weit kommt es noch! Wusste er nicht, dass das ebenfalls verboten ist in Deutschland?

In Österreich auch, übrigens. Man darf das Herz eines Toten bekommen, die Lunge oder die Leber, man darf sogar die Gebärmutter einer Toten bekommen. Aber wenn man als Frau in Deutschland ohne Gebärmutter geboren wird oder diese an den Krebs verloren hat oder wegen einer Fehlgeburt, darf man sich nicht die Gebärmutter einer lebendigen Frau »ausleihen«, welche dies freiwillig und möglicherweise aus dem Gefühl heraus tut, jemandem das größte Geschenk zu machen, das man bekommen kann.

Dafür darf man seine Embryos spenden, seine Kinder … Eine sehr, sehr seltsame Gesetzeslage ist das bei den Deutschen.

Wie auch immer, es wäre sowieso vollkommen unvorstellbar.

Einem Fremden die Verantwortung für das eigene Baby zu übertragen – keine Chance. Trotzdem fragte ich mich, was den Arzt zu der Bemerkung veranlasst hatte – war er vielleicht doch nicht so überzeugt von meiner Gebärmutterschleimhaut?

Es dauerte zwei Monate nach dem IVF-Versuch in Österreich, bis ich wieder vollständig gesund war.

Ich schleppte mich durch die Tage. Zu den körperlichen Beschwerden gesellte sich immer mehr ein Gefühl von Schuld. Dieses Gefühl, das der Arzt mir vermittelt hatte, indem er mir ganz deutlich machte, dass dieser Versuch nur meinetwegen in einem Desaster endete, wuchs und gedieh mit jedem Tag, an dem ich nutzlos und wie ausgeschaltet auf dem Sofa lag.

Ich hatte Zeit zu grübeln, und genau das tat ich auch. Grübeln, die selbstzerstörerische Schwester von Nachdenken. Ich machte mir Vorwürfe, dass ich krank geworden war, dass durch die Überstimulation der von uns mit so viel Aufwand und Gewissenhaftigkeit vorbereitete Versuch in Österreich, wo doch die Erfolgszahlen so viel besser sein sollten, gescheitert war.

Warum hatte ausgerechnet ich eine Überstimulation bekommen? Wo dieses Phänomen doch angeblich so selten war? Warum konnte dieser für uns so entscheidende Versuch nicht durchgeführt werden? Was, wenn genau dieser eine Versuch, diese eine IVF, dieser eine Transfer unsere einzige echte Chance auf eine Schwangerschaft gewesen war?

Es war zum Verrücktwerden. Und es war einfach niemand da, der mir geholfen hätte. Selbst meine beste Freundin konnte nun nicht mehr helfen. Selbst sie hatte nicht mehr als ein »Das ist ja auch wirklich alles wie verhext« herausgebracht. Verständlicherweise.

Und so versank ich in meinem Strudel aus Grübeln, bis ich schließlich davon überzeugt war, dass es ausschließlich meine Schuld sein musste, dass ich überstimuliert worden war. Ich war davon überzeugt, dass der Arzt nichts falsch gemacht haben könnte, dass es an meiner »Sensibilität« gelegen haben musste, dass ich so stark auf die Hormone reagiert hatte.

Meine Schuld, dass es nicht zum Transfer kam, meine Schuld, dass ich fast gestorben war, meine Schuld, dass ich hier lag, meine Schuld, dass Johns sauer verdientes Geld vergeblich ausgegeben worden war, meine Schuld, dass die armen Embryonen bei minus zweihundert Grad in einem Behälter mit flüssigem Stickstoff lagen. Alles meine Schuld.

Ich zerstörte mich.

Es dämmerte mir, dass ich mir diese Kraftverschwendung nicht mehr leisten konnte. Die Strapazen waren das eine, aber fast noch schlimmer war, sich konstant und immer mit dem Thema Kinderwunsch zu befassen. Es wurde mir klar, dass es ein Ende haben musste. Ich wollte mein Leben zurück. Unser Leben.

Ich wollte mit John wieder eine Beziehung führen und nicht ständig ausschließlich darüber reden, was nun der nächste Schritt wäre und was wir vielleicht noch versuchen könnten. Alles für ein Kind, das am Ende doch nicht da war.

Meine beste Freundin war einige Wochen zuvor wieder einmal bei uns zu Besuch gewesen; sie kam aus Dubai, wo sie jetzt lebte. Frei und ungebunden und erfolgreich. Im Spiegel unseres Flurschrankes hatte ich zufällig einen Blick auf uns erhascht: sie entspannt und vergnügt, mit der nachhaltigen Bräune der Menschen, die jeden Tag in der Sonne sind. Ich bleich, erschöpft, angespannt und mit tiefen Augenringen unter den ausdruckslosen, müden Augen. Ein Gespenst.

Und ich hatte mich einmal mehr gefragt, ob Ungebundenheit und die Freiheit, tun und lassen zu können, was man will, zu leben, wo man will, nicht vielleicht doch erstrebenswerter seien, als dem Wunsch nach einem Kind hinterherzulaufen.

Wir verschwendeten die besten Jahre unseres Lebens an den vergeblichen Versuch, ein Kind zu bekommen. Wenn es nicht sein sollte, wäre es besser, wir würden es abhaken, endlich wieder unser Leben leben und uns auf die schönen Seiten konzentrieren.

Unser Leben war so wundervoll gewesen vor dem Tag, an dem unser Kind gestorben war. Die Worte, die wir am häufigsten ausgetauscht hatten, waren: Liebe, Glück, fröhlich, lachen, lustig, Licht, Sonne, Ziele, Erfolg, produktiv, lieben, leben, reisen, erleben, vervollständigen, unterstützen, Respekt, Achtung, Spaß …

Nun bestand unsere Konversation zu mindestens fünfundneunzig Prozent aus Worten wie: nicht geklappt, erfolglos, gestorben, nicht überlebt, vergeblich, hoffnungslos, eventuell, versuchen, Schmerzen, nein, negativ, keine Chance, Trauer, warten.

Ich hasste es, dass wir uns ständig mit dem Thema Kinderwunsch befassen mussten. Ich konnte es nicht mehr hören. Nicht mehr daran denken, schon gar nicht darüber sprechen. Und nicht mehr meine Gesundheit dafür aufs Spiel setzen.

Es war zu viel. Ich brauchte eine Pause.

*

Draußen ist der Himmel aufgeklart, und die Sonne kommt durch. Hier und da fallen lange Sonnenstrahlen durch die Bäume.

»Vielleicht sollten wir eine Runde an die frische Luft gehen«, sage ich zu den Hunden.

Wir gehen aus der Terrassentür hinaus und über die nasse Wiese zum Wald. Falls die Labradorin zwischendurch den Eindruck gehabt haben sollte, dass vielleicht etwas nicht richtig war mit mir oder dem Tag oder der Stimmung, so hat sie es in diesem Moment vergessen. Sie rast mit freudig wedelndem Schwanz im Galopp um Henry und mich herum, die alte Staubsaugernase ins Gras gedrückt, und macht grunzende Geräusche.

Manchmal wünschte ich, ich wäre ein Labrador. Labradore scheinen sich besonders wenig Gedanken um irgendetwas zu machen. Außer ums Essen natürlich. Unsere alte Labradorin hat jeden Geburtstagskuchen gegessen, der in unserer Familie gebacken wurde. Ganz gleich, wie gut wir ihn sicherten und vor ihr zu retten versuchten: Irgendwann bekam sie ihn. Sie wartete geduldig. Und dann, wenn einer von uns nachlässig wurde, weil zwei Tage lang nichts geschehen war und keiner mehr an den Hund dachte, dann stand der Kuchen eben doch einmal für einige Minuten unbeobachtet auf dem Geburtstagstisch oder in der Küche, und dann aß sie alles, was davon übrig war. Inklusive der Kerzen.

So, wie es ihr jedes Ostern gelang, die Schokoladeneier zu erbeuten. Sie wartete auf ihre Gelegenheit, lief unauffällig und scheinbar desinteressiert durch das Haus, und nach einigen Tagen vergaß immer irgendjemand sein Osterkörbchen mit den Schokoladeneiern auf einem Tisch oder in einem Regal. Und dann machte sie sich in aller Seelenruhe darüber her und aß die Lindt- und Niederegger-Eier und freute sich. Inklusive der goldenen und roten und blauen und grünen und silbernen Alufolie, in der die Schokolade verpackt war.

Nach Ostern glitzerten ihre Haufen immer für einige Tage in den schönsten Farben.

Es war ein Fest.

Man sagt, Schokolade würde Hunde umgehend umbringen – das schien auf diese Labradorin nicht zuzutreffen. Sie hat in ihrem Leben sicher einige Kilo Schokolade erbeutet und mit dem größten Vergnügen aufgegessen.

Sie war wirklich eine diebische Elster. Einmal hatte mein Bruder einen ganzen Rehrücken vorbereitet für ein Abendessen mit Gästen. Er hatte stundenlang geduldig auch noch die letzte feinste Sehne entfernt, das Fleisch mit Gewürzen und grobem Meersalz und Pfeffer eingerieben und dann unter ständiger Beobachtung über Stunden im Ofen gegart. Und nun hatte er sein Werk zum Abkühlen in die Küche gestellt.

Als wir Stunden später in die Küche kamen, um die letzten Vorbereitungen für das Abendessen zu treffen, lag die Labradorin in einer Ecke und schnarchte und rührte sich nicht. Sie sah aus wie ein Python, der ein Kalb gegessen hat. Auf dem Küchenboden verteilt lagen Fetzen der Reste der Alufolie, in die mein Bruder sein Kunstwerk gewickelt hatte, und ein einsamer Rosmarinzweig, der traurig die Blätter hängen ließ. Der Hund hatte tatsächlich einen ganzen Rehrücken gefressen.

Ich blickte auf den Rosmarinzweig und dachte an das Pfefferminzblättchen in dem Film von Monty Python.

Wenn sie den noch gegessen hätte, wäre sie geplatzt. Es dauerte ungefähr zwei Wochen, bis ihr Leib wieder normale Ausmaße hatte. Ja, die alte Dame war ein Phänomen.

Unsere jetzige Labradorin klaut glücklicherweise nicht. Na ja, manchmal. Ein bisschen. Jetzt gerade läuft sie um die alten Apfelbäume herum und prüft, ob eventuell der eine oder andere Apfel zu Boden gefallen ist. Das scheint an diesem Tag in diesem Moment ihre einzige Sorge zu sein.

Es muss so herrlich sein, so unbeschwert und immer gut gelaunt durch die Welt zu laufen. Jetzt ist wieder so ein Moment, in dem ich gern ein Labrador wäre.

Henry würde es auch gut bekommen, so etwas Labrador-Gemüt. Während Mabel freudig schwanzwedelnd nach Äpfeln sucht und zwischendurch in Mäuselöchern wühlt, trottet er bekümmert neben mir her und wirft mir ab und zu besorgte Blicke zu. Er spürt alles. Meine Schmerzen, die Leere, die Zerrissenheit, die Trauer, das Ende. Wahrscheinlich, denke ich, während ich nachdenklich in die Baumwipfel schaue, weiß er bereits mehr als ich.

11. Kapitel

Nach dem Desaster in Österreich hatte sich herausgestellt, dass auch John nicht mehr wollte. Wir hatten beide genug vom Thema Kinderwunsch und unseren vergeblichen Versuchen und uns auf eine Pause verständigt. Das Wort »Pause« bedeutete hier in etwa das Gleiche, was es früher bedeutet hatte, wenn man eine Beziehung beenden wollte und, um es sich leichter zu machen, von einer Pause sprach statt von Trennung.

Wir brauchten Abstand von allem, und so flogen wir einige Monate später an die amerikanische Ostküste.

Nachdem wir einige Tage durch Boston gestreift waren und Lobster Rolls und Clamchowder gegessen hatten, bis uns die Bäuche wehtaten, waren wir mit einem überdimensionierten Chevy nach Cape Cod gefahren, um von dort mit dem Schiff weiter auf Johns Lieblingsinsel zu reisen. Es war Oktober, und wir fuhren durch wunderschöne Landschaften, in denen die Bäume selbst an den grauesten Tagen in den schönsten Farben leuchteten und strahlten. Foliage: die Zeit der roten und gelben und goldenen Blätter.

Die Vorgärten zu den Holzhäusern entlang der kleinen Straßen waren liebevoll dekoriert mit Spinnenweben und Gespenstern und Hexen. Halloween kündigte sich an, des Amerikaners liebstes Fest. Oder zumindest eines davon. Von Woods Hole aus, einem winzigen Örtchen, welches vor allem für sein ozeanografisches Institut bekannt ist, setzten wir schließlich samt unserem Chevy mit einer uralten Fähre nach Martha's Vineyard über.

Ich stand auf dem alten Stahlboot, der Motor im Rumpf des

Schiffes vibrierte, und mir blies der Wind ins Gesicht in einer Weise, die sich irgendwie klärend anfühlte. Ich weiß noch, wie ich diesen speziellen Wind spürte und dachte: Daher kommt also der Begriff »frischer Wind« … Blitzweiße Möwen kreischten um uns herum und machten sich einen Spaß daraus, das Boot auf seinem Weg zu begleiten. Eine Eskorte aus Möwen, die aussahen, als hätten sie sich extra für diesen Anlass herausgeputzt. Sie waren weißer als bei uns in Deutschland. Ich schaute über den weiten Ozean und atmete die Meeresluft ein, und auf einmal fühlte ich mich wie befreit. Nicht nur die Möwen, alles war lichter und heller. Während dieser Überfahrt fiel ein Teil der Schwere von mir ab, die seit Jahren auf mir lastete.

Ich zeigte in die Wellen und zog John damit auf, wie cool es wäre, wenn aus einer von ihnen jetzt tatsächlich ein weißer Hai auftauchen würde. John war überhaupt nicht begeistert von der Idee und beschwerte sich darüber, dass er nun wieder ein halbes Jahr nicht im Meer schwimmen könne, weil ich ihm diese Flausen in den Kopf gesetzt hätte. Worauf ich ihm antwortete, das seien keine Flausen, der Film sei ja nicht ohne Grund auf dieser Insel gedreht worden, und seit den 70er-Jahren habe sich die Population der weißen Haie in dieser Gegend sehr gut erholt.

Wir konnten endlich wieder Faxen machen. Ich glaube, wir fühlten beide, wie eine zentnerschwere Last von uns abfiel, und als ich nach einer Dreiviertelstunde die Insel betrat, fiel ich fast hin, weil meine Füße plötzlich so leicht waren. Es war, als hätte ich eine Hülle aus Blei auf dem Festland zurückgelassen.

Und John schien es genauso zu gehen. So wie Afrika meine zweite Heimat war, war das hier gewissermaßen seine. Er war schon oft hier gewesen, und nun zeigte er mir mit Begeisterung die Insel.

Auch ich war von der ersten Sekunde an verliebt in den Ort. Die Natur war wunderschön: die uralten Küstenwälder, die Fischerdörfer, die kleinen Cafés und Pubs und ursprünglichen Diner, die immer noch so aussahen wie in den 50er-Jahren, die endlosen Strände, es war wirklich wundervoll.

Alles war ursprünglich, überall standen liebevoll gebaute Häuser aus Holz, kein Beton, kein Stahl, keine Hässlichkeit. Die erfolgreiche Weigerung der Inselbewohner, Ketten wie McDonald's, KFC, Dunkin' Donuts & Co. zuzulassen, hatte ganz sicher einen großen Anteil daran.

Und dieselben Inselbewohner versetzten mich mit ihrer Art zu leben vom ersten Moment an in Begeisterung. Einen derartigen Frieden, solch eine Ruhe und Gelassenheit habe ich nirgendwo sonst je wieder erlebt. Natürlich sind die Menschen in Afrika auch entspannt und stressen sich nicht zu viel, aber sie sind dann eben auch nicht selten arm und leben quasi von der Hand in den Mund. Hier wirkte es so, als hätte die Entspanntheit eine echte Lebensgrundlage.

Wir mieteten uns in einem kleinen Guesthouse in einem der Küstenorte ein. Genau genommen gibt es auf Martha's Vineyard keine Orte, die nicht an der Küste oder zumindest an irgendeinem Meeresarm liegen. Der Eigentümer des Guesthouses war ein Hippie, der die vollkommene Zufriedenheit erreicht zu haben schien und den nichts aus der Ruhe brachte. (Hippie: Jemand, der das Leben in vollen Zügen genießt und Liebe und Fröhlichkeit propagiert.)

Er hatte immer einen Joint in der Hand, was eventuell zu seiner Gelassenheit beitrug, jedoch stellte ich schnell fest, dass dies nicht der einzige Grund sein konnte.

Auf der gesamten Insel schienen alle zufrieden, gelassen und glücklich zu sein. Niemand schloss sein Auto ab, niemand machte sich Sorgen um irgendetwas. Nirgendwo habe ich die Worte »glücklich« und »Fröhlichkeit« so oft gehört und gelesen wie auf Martha's Vineyard.

In jedem Pub, jeder Bar, jedem Diner hingen alte Schilder:

»Glück ist, die Vorstellung davon loszulassen, wie das Leben aussehen sollte, und es stattdessen für all das zu feiern, was es tatsächlich ist.«

»Was immer Deine Seele glücklich macht: Tu das!«

Und auf den Rasenflächen der Vorgärten, die man auf dem Weg in die Pubs, Bars und Diners passierte, standen Schilder mit der Aufschrift:

»Bitte das Gras BETRETEN! Leg Dich hin, roll Dich darin herum, vergiss Deine Pflichten. Iss ein Eis!«

»Wenn Du nicht barfuß bist, bist Du overdressed!«

Die Häuser hatten fast alle Namen, geschrieben mit dicker Farbe auf alten Holzbohlen, die über den Eingangstüren baumelten: »Peacehaven« oder »Serendipity«.

Serendipity. Mein absolutes Lieblingswort in der englischen Sprache. Besonders, weil es keine deutsche Übersetzung gibt. Es meint so etwas wie einen glücklichen Zufall, ist aber viel mehr als das. Es bedeutet im Grunde, unbeabsichtigt, durch einen glücklichen Zufall, etwas Wertvolles zu finden. Eine glückliche Entdeckung zu machen, irgendetwas Gutes zu erleben.

Wenn wir uns an die Bar eines Pubs setzten, stellte uns der Wirt frisch gefangene frittierte Meeresfrüchte und zwei Flaschen Bud light vor die Nase, und wenn er erfuhr, dass wir aus Deutschland kamen, gleich noch ein zweites Bud. Ostküsten-Gastfreundschaft.

Bier, für welches man keinen Flaschenöffner benötigt. Die Drehverschlüsse der amerikanischen Bierflaschen sind eine grandiose Erfindung – ein Jammer, dass es das sonst fast nirgendwo gibt …

Wir genossen die Entspanntheit, den Frieden, die Ruhe, die unverbindliche Freundlichkeit: Alle behandelten uns mit der größten Herzlichkeit, ohne dass daraus irgendwelche Verpflichtungen entstanden wären, die uns belastet hätten.

Unser Leben war auf einmal vollkommen leicht, unbeschwert und glücklich. Niemand verlangte etwas von uns, es gab keinen

Zeitplan oder Termine einzuhalten, ich musste keinerlei Medikamente nehmen oder Spritzen setzen, wir waren FREI.

Ich war vollkommen glücklich. Das ganze Leben schien mir auf einmal einfach und leicht zu sein.

An unserem ersten Morgen auf der Insel, nach einer Nacht, in der wir beide so tief geschlafen hatten wie seit Jahren nicht mehr, machten John und ich einen gemeinsamen Lauf.

Wir liefen die Steilküste entlang, durch Fischerorte und Wälder. Und es war mir, als würden die riesigen, uralten Bäume dort alles Schlechte, jede Negativität aus mir herausziehen. Als wir aus dem Wald herausliefen, fühlte ich mich wie ein neuer Mensch.

Wir liefen fast zwei Stunden, was sehr lang ist für mich, aber ich hätte noch stundenlang weiterlaufen können – zumindest fühlte ich mich so. Ich fühlte mich verjüngt, wie neu, wie ein leichterer, unbeschwerterer, anderer Mensch.

Die unerschütterliche Ausgeglichenheit und Zufriedenheit der Bewohner und die Abwesenheit jeglicher Bedrohung, die das Leben auf dieser Insel auszumachen schienen, gaben mir zum ersten Mal in meinem Leben ein Gefühl von Ruhe.

John und ich genossen jede Minute und schmiedeten Pläne für die Zukunft, und es spielte dabei zum ersten Mal seit Jahren keine Rolle, ob diese Zukunft Kinder beinhaltete oder nicht. Wir begutachteten kleine alte, verfallene Holzhäuser und malten uns aus, wie wir eines von ihnen kaufen und restaurieren würden, aßen Berge von Pancakes mit Ahornsirup und Blaubeeren und waren glücklich.

Vielleicht hätten wir genau dort bleiben sollen. Diese neue Idee verfolgen, ein Holzhaus restaurieren, das Leben genießen.

*

Ich betrachte die Bäume am See, deren Blätter im Wind rauschen. Wir hätten damals aufhören sollen. Die Pause hätte ein Ende sein müssen. Wir haben vergeblich ein weiteres Jahr unseres Lebens verschwendet.

Ich möchte dieses leichte, freie Gefühl zurückbekommen, das ich damals auf der Insel empfunden habe. Ich möchte, dass John und ich (und Henry) endlich wieder glücklich und unbeschwert sein können.

So wie die Labradorin, die gerade mit einem Gesicht voller nasser Erde aus dem Wald auftaucht und freudestrahlend auf uns zugelaufen kommt. Offenbar hat sie bis über die Ohren im Schlamm gesteckt – von Nahem sehe ich, dass auch ihre Augen, Ohren und ihr Hals voller Matsch sind. Es stört sie nicht im Geringsten. Im Gegenteil, sie sieht ausgesprochen zufrieden aus.

Mein Unterleib krampft sich zusammen, der Schmerz schießt durch mich hindurch.

»Freunde, wir müssen umdrehen«, sage ich mit zusammengepressten Zähnen. »Ich glaube, ich verblute.«

Ich schleppe mich zum Haus zurück. Mühsam schließe ich die Tür hinter uns und sinke, von Schmerzen gepeinigt, auf den Hundeplatz. Ich schließe die Augen und falle in einen traumlosen, schwarzen Schlaf.

Als ich aufwache, schaue ich mich benommen um. Henry liegt neben mir, er beobachtet mich. Die Labradorin schläft und schnarcht.

*

In den Wochen nach unserer Rückkehr, der ersten Zeit unserer »Pause«, konzentrierte ich mich voll und ganz auf meine Arbeit. Ich arbeitete wie eine Besessene, und wenn ich nicht unterwegs war, schrieb ich.

Ich weiß nicht, ob das eine gesunde Reaktion war, aber zumindest fühlte es sich so an, als bekäme ich langsam wieder Kontrolle über mein Leben und als hätte ich ein solches. Ein echtes Leben, mit einem echten Job, ein Leben, das nicht ausschließlich aus Spritzen, Behandlungen und Warten bestand. Es tat gut, sich mit anderen Dingen zu beschäftigen, Anerkennung und Dank zu bekommen und etwas zu schaffen.

Eine meiner Kundinnen fragte mich, ob ich jemanden wüsste, der ein offenbar sehr schlecht behandeltes Pferd kaufen würde, es bräuchte dringend ein anderes Zuhause. Ja, dachte ich, ich weiß jemanden. Mich. Das war vielleicht ein Zeichen, eine Serendipity, denn damit wäre mir und dem Pferd geholfen.

John zu überzeugen war ein Leichtes. Er bot sofort an, mit mir hinzufahren und es abzuholen. Ich erklärte ihm lachend, dass das Pferd offenbar in irgendeiner Weise verdorben worden sei, ich gar nichts über es wüsste und ich es mir daher erst einmal nur ansehen würde. Doch diese Einwände überzeugten ihn nicht.

»Wenn es dem Pferd dort nicht gut geht, nehmen wir es mit«, sagte er entschlossen.

Wir einigten uns schließlich darauf, zumindest den Anhänger mitzunehmen. Für alle Fälle.

Einige Tage später fuhren wir hin, und nach einer halben Stunde vor Ort samt Pferd wieder zurück. Es stellte sich heraus, dass das arme Tier mit noch nicht einmal vier Jahren bereits zu Leistungen gezwungen worden war, die es sowohl mental als auch körperlich noch gar nicht erbringen konnte – was dann offenbar als Ungehorsam verstanden und bestraft worden war. Das arme Tier hatte bereits in seinem jugendlichen Alter keinerlei Vertrauen mehr zu Menschen.

Wie so oft waren auch hier der Mangel an Wissen über das Wesen des Pferdes und die ungenügende Ausbildung der Reiter und Pferdebesitzer buchstäblich auf dem Rücken des Pferdes ausgetragen worden.

Ich selbst hatte von meiner Großmutter, welche eine großartige Pferdefrau gewesen war, noch die alten Richtlinien und Werte der Reiterei vorgelebt bekommen. Für mich waren Pferde Freunde und Partner, und mir war schon als kleines Kind klar, dass Pferde freundliche, sanfte und sensible Geschöpfe sind. Ich habe daher nie verstanden, wie man einem Pferd Schmerzen und Zwang zufügen kann. Und wenn ich Zeuge davon wurde, brach es mir das Herz.

Als es nicht half, solche Reiter zornig anzusprechen und sie aufzufordern, augenblicklich vom Pferd zu steigen und sich ein anderes Hobby zu suchen, vor dem sie keine Angst haben (denn die meisten dieser Reiter haben Angst vor dem Pferd und versuchen aus diesem Grund, es mit allen schmerzhaften Mitteln zu kontrollieren), versuchte ich es mit der Frage nach dem Grund, aus dem sie ursprünglich einmal reiten lernen wollten. Wie sie als kleine Mädchen (seltener auch Jungen) fremde Pferde streichelten und davon träumten, einmal ein eigenes Pony zu haben. Wie sie stundenlang Pferde striegelten und Zöpfe flochten und Hufe einfetteten. Wie sie sich zu ihrem Lieblingspferd in die Box schlichen, um sich zu trösten, wenn sie traurig waren. Wie weiche Pferdenasen ihnen sanft in den Nacken bliesen und tröstlich schnaubten. Wie glücklich sie waren, ein Pferd zum Freund zu haben.

Ich erinnerte sie daran, dass es die Liebe zu Pferden war, die sie zu Reitern gemacht hatte. Nicht die Sehnsucht nach Erfolg auf Kosten des Pferdewohles, nicht der Drang, mit dem Pferd Geld zu verdienen, nicht das Ausüben von Macht über das Pferd. Sondern echte, reine Liebe zu diesen freundlichen, sanftmütigen und kraftvollen Geschöpfen.

Doch bei der Besitzerin meines neuen Pferdes und ihrer »Reitlehrerin« hätte nichts davon geholfen. Als ich das Pferd untersuchte, stellte ich fest, dass seine Maulwinkel von innen aufgerissen waren und es eine Entzündung im Rückenmuskel hatte – es musste bei jedem »Reiten« fürchterliche Schmerzen gehabt haben.

Es war sofort klar gewesen, dass wir das Pferd nicht dort lassen würden. Und es stellte sich heraus, dass das in jeder Hinsicht die richtige Entscheidung gewesen war. Ich hatte eine weitere Aufgabe, bei der ich noch dazu jeden Tag von meinem neuen Pferd mit einem winzigen bisschen mehr an Vertrauen belohnt wurde.

Wie überall brauchte es auch hier vor allem eines: Geduld. Es war jedoch eine andere Art von Geduld als jene, die wir mit unserem Kinderwunsch aufbringen mussten.

Bei der Arbeit mit dem Pferd konnte ich jeden Tag kleine Erfolge sehen, es gab immer wieder kleine Fortschritte, ich konnte zusehen, wie es langsam, aber stetig aufblühte und Zutrauen fasste. Und das machte es leicht, geduldig zu sein. Das Gras wächst nicht schneller, wenn man daran zieht. Ganz einfach. Bei unseren Versuchen, schwanger zu werden, gab es hingegen gar keinen Erfolg. Wir waren geduldig, aber wir wurden einfach nie belohnt, und es wurde immer schwieriger, etwas Gutes damit zu verknüpfen.

Nach all den Jahren endlich wieder etwas Positives zu tun, etwas zu schaffen und ein echtes Alltags- und Arbeitsleben ohne Schwangerschaftsanzeichen, Medikamente, Schmerzen, Hoffnungen und Enttäuschungen zu haben war einfach nur herrlich.

Und es endete abrupt.

An einem Morgen, ungefähr zwei Monate nachdem wir aus den USA zurückgekommen waren, saßen wir morgens auf dem Sofa, um unsere E-Mails zu beantworten. Es war endlich alles wieder normal und fröhlich und viel heller. Ich hatte noch Kaffee gekocht, und so war John gerade mit seiner Korrespondenz fertig, als ich anfing, mich um meine zu kümmern.

»Ich sehe schon, geredet wird heute nicht mehr …«, sagte er, halb im Scherz.

»Du hast doch bis eben E-Mails geschrieben!«, entgegnete ich und klappte seufzend meinen Laptop wieder zu. »Also, worüber möchtest du reden?«

»Ach, nichts Besonderes«, druckste er herum. »Aber sag mal, du bist doch nachher noch mal bei der Frauenärztin, was genau wird denn da besprochen?«

Ich spürte, wie sich mein gesamter Körper verkrampfte. »Ist nur eine Routineuntersuchung, warum?«

»Na ja, ich dachte, du könntest vielleicht mit ihr über die eingefrorenen Embryonen reden – die liegen ja immer noch in Österreich rum, irgendwann müssten wir vielleicht einen Transfer versuchen.«

Meine Muskeln verkrampften immer mehr, alles in mir schaltete auf Abwehr. »Ja, wenn es passt, frage ich sie mal.«

»Du klingst nicht so motiviert«, sagte John vorsichtig.

Ich schoss ihm einen viel zu bösen Blick zu. »Nein, ich bin nicht motiviert!«, zischte ich. »Weil ich gerade endlich wieder zumindest den Rest meines Lebens einigermaßen im Griff habe! Wenn ich jetzt wieder anfangen muss, diese ganzen widerlichen Medikamente zu nehmen, die mir alle nur schaden, unter deren Nebenwirkungen ich mich nicht richtig konzentrieren kann und die mich krank machen, dann verliere ich damit auch das winzige bisschen wieder, das im Moment funktioniert.«

Mir traten die Tränen in die Augen, und ich schaute schnell weg.

»Und das Allerschlimmste ist, dass am Ende all dieser Folter und Strapazen wieder nur eine riesige Enttäuschung stehen wird.« Ich war selbst erschrocken über die Heftigkeit meiner Abwehr und die Wut in meiner Stimme.

Ich schluckte und fügte leise hinzu: »Ich weiß einfach nicht, ob ich das noch einmal ertrage. Die Medikamente sind schlimm. Aber diese Enttäuschung, das ist das Schlimmste.«

»Dann hören wir jetzt auf?«, fragte John.

»Das geht ja nicht«, antwortete ich kaum hörbar. »Du weißt, dass das nicht geht.«

Wir wussten es beide. Uns in einigen Jahren vorwerfen zu müssen, wir hätten nicht alles, aber auch wirklich alles versucht, während auch nur noch der Hauch einer Hoffnung bestand – das kam einfach nicht infrage. Nicht nach allem, was wir schon geopfert hatten an Lebenszeit, Lebensqualität, Geld, Kraft, Nerven und Gesundheit.

»Soll ich mitkommen zu dem Termin?«, fragte John vorsichtig.

»Was willst du denn da?«, gab ich zurück. »Du hast außerdem Wichtigeres zu tun.«

»Was denn?«

»Du hast einen Job. Soviel ich weiß gerade einen, in den auch Kinder involviert sind. Lebendige Kinder, also kümmere du dich um die, die lebendig sind. Und real. Reicht ja, wenn ich mich mit den Ungeborenen und Gestorbenen befassen muss.«

Ich wusste, wie gemein ich war, und hätte die Worte am liebsten in dem Moment zurückgenommen, in dem sie aus mir herausbrachen. Aber dieses Gespräch hatte mich wieder an exakt den Tiefpunkt zurückgeworfen, den ich in den letzten Wochen so erfolgreich gemieden hatte, und das ließ mich verzweifeln.

Natürlich war mir klar, dass wir uns irgendwann würden mit dem Thema auseinandersetzen müssen, aber ich hatte einfach gehofft, das noch etwas länger aufschieben zu können.

»Okay, ich habe dich erfolgreich runtergezogen, ich gehe dann jetzt mal duschen«, versuchte John zu scherzen. »Weißt du übrigens, dass unsere Postkarten aus den USA erst jetzt bei meiner Großmutter angekommen sind?«

Ich schüttelte den Kopf. Es war so lieb von ihm: Er wollte das Thema wechseln, mir wieder aus dem Loch heraushelfen, in das ich durch das Gespräch gestürzt war. Aber ich konnte nicht heraus.

»Doch, wirklich! Diese Woche erst!«

»Ist ein weiter Weg«, murmelte ich.

Der Besuch bei der Frauenärztin ergab, was ich schon befürchtet hatte. Man könne die eingefrorenen Embryonen ja nun nicht einfach wegwerfen, ohne ihnen zumindest eine Chance gegeben zu haben, sagte sie. Und ein Kryotransfer sei nicht so schlimm wie eine IFV, die Hormone seien viel geringer dosiert, ich bräuchte keine Narkose und keine echte Operation über mich ergehen zu lassen. Im Vergleich zu einer IVF, sagte sie, sei ein Kryotransfer ein Sonntagsspaziergang.

Ich wollte ihr gerne glauben. Aber im Grunde wusste ich ohnehin, dass es keine Rolle spielte. Es spielte keine Rolle, welche Schmerzen und Nebenwirkungen ich würde über mich ergehen lassen müssen, es spielte keine Rolle, welche Mühen und Opfer ich würde auf mich nehmen müssen. Es gab keine andere Möglichkeit, als es zu versuchen.

Also überschritten wir die nächste Grenze, von der wir nie geglaubt hätten, dass wir sie jemals überschreiten würden, und begannen mit den Vorbereitungen für einen Kryotransfer.

Eingefrorene Embryonen. Was für ein Albtraum.

Aber nun lagen sie dort in Österreich im Stickstoff, und wir hatten überhaupt keine andere Wahl, als ihnen eine Chance zu geben. Sie mussten zumindest die Möglichkeit bekommen, sich in meiner Gebärmutter zu Babys zu entwickeln.

Vier Wochen lang nahm ich hoch dosierte Hormone ein, diesmal in Kombination mit Blutverdünnern. Da bei einem Kryotransfer ja keine Eizellentnahme nötig ist, dürfen selbige eingenommen werden und werden somit auch verabreicht. Was zeigt, wie gefährlich eine IVF in Wahrheit ist, wenn dieselben Hormone in noch viel höheren Dosen gespritzt werden – ohne die Gabe von blutverdünnenden Medikamenten. Erstaunlich, dass nicht viel mehr schiefgeht … Vielleicht hört man bloß nichts davon.

Ich nahm also in der Vorbereitung auf den Transfer wieder vier Wochen lang hoch dosierte Medikamente, welche zu permanenten Kopfschmerzen, Sehstörungen, Erbrechen und Übelkeit, Muskelschmerzen und Wortfindungsstörungen führten, und war regelmäßig bei meiner Hausgynäkologin zur Kontrolle der Schleimhaut, welche die Ergebnisse an den Arzt in Österreich weitergab.

Offenbar war meine Schleimhaut zum Termin des Transfers nicht optimal aufgebaut, dennoch teilte uns der österreichische Arzt mit, wir sollten mal ruhig kommen, er hätte noch ein Spezialmedikament, das würde er mir vor Ort noch zwei, drei Tage lang geben, dann sähe das schon ganz anders aus.

Wir kauften also wieder Flugtickets, bezahlten ein Hotelzimmer und einen Mietwagen, brachten die Hunde unter und flogen nach Österreich.

Wie angekündigt bekam ich dort das weitere Medikament, welches bereits ungefähr dreißig Minuten nach der ersten Dosis schwerste Herzrhythmusstörungen bei mir auslöste, auf meine Gebärmutter jedoch erst einmal keine Auswirkungen zu haben schien, und verbrachten drei Tage damit, auf die eigentlich beabsichtigte Wirkung zu warten.

Währenddessen streiften wir durch Wien. Eine unserer Lieblingsstädte, aber wir konnten es nicht genießen. Das hier war keine Städtereise. Wir waren nur hier, um den eingefrorenen Embryonen eine Chance auf Leben zu geben.

Die Chance auf ein Leben. Dieser Gedanke brachte sofort die ganze Anspannung zurück und die Angst. Die Angst vor einem Misserfolg, die Angst, die Embryonen würden diese Chance nicht nutzen können. Zwei tote Babys mehr.

Auf einem dieser Streifzüge fanden wir eine Apotheke mit dem Namen: »Zum Storchen«. Ein gutes Omen, meinten wir und machten Selfies vor dem Schild. Ja, wir glaubten immer noch an »Zeichen«.

Am Tag des Transfers fuhren wir in die Klinik. Der Arzt machte einen weiteren Ultraschall. Das Ergebnis war ernüchternd: Die Schleimhaut hatte sich nicht etwa verbessert, sie hatte sich im Gegenteil noch weiter abgebaut.

»Naa, da können ma keinen Transfer machen, das geht sich net aus«, erklärte der Arzt salopp. »Da müsst ihr noch amal wiederkommen. Diesmal wird es nix.«

Ich saß da auf dem schrecklichen Stuhl und dachte: Das kann doch wohl alles nicht wahr sein! Was war denn mit dem ach so tollen Wundermedikament, das angeblich in jedem Fall einen Transfer ermöglichen würde? Hatte dieser Arzt uns wirklich für nichts und wieder nichts nach Österreich fliegen lassen? Obwohl er die Daten alle vorliegen hatte? Sollten all die Kosten, die Nebenwirkungen, alles, was ich meinem Körper wieder angetan hatte, tatsächlich für gar nichts gut gewesen sein? Nicht einmal für einen Versuch?

Und dann hatte ich einfach resigniert. Und John auch. Wir waren zum Hotel zurückgefahren, hatten unsere Sachen gepackt, waren nach Hause geflogen und hatten die ganze Zeit nur ein Gefühl gehabt: totale und vollständige Resignation. Es würde einfach niemals klappen. Nie.

*

Henrys Pfote bohrt sich in meinen Arm, und ich spüre mein Bein nicht mehr. Es ist eingeschlafen. Ich habe mich wohl zu lange nicht bewegt.

Immerhin brauche ich ab heute keine Hormone mehr zu nehmen, denke ich. Das ist eine gute Nachricht. Ich muss an den Spruch aus dem Film »Best exotic Marigold Hotel« denken: »Am Ende wird alles gut. Solange nicht alles gut ist, ist es auch nicht das Ende.« Ich hatte ihn damals über unser Bett gehängt, als Motivation. Wie sich herausstellte, galt dieser Spruch nicht für uns.

*

Zwei Monate nach der wochenlangen vergeblichen Hormonbehandlung, der vergeblichen Reise nach Österreich gingen wir es noch einmal an. Die Embryonen lagen ja immer noch im Stickstoff und konnten nichts dafür, dass einfach nie irgendetwas klappte. Also wieder vier Wochen die starken Hormone einnehmen, wieder Flüge buchen, wieder ein Hotel, wieder einen Mietwagen bezahlen. Wieder die Hunde unterbringen.

Diesmal war der österreichische Arzt zufrieden mit den Voraussetzungen. Er hatte einen »Puschel« ausgemacht, an dem die Gebärmutterschleimhaut am dicksten zu sein schien, und genau dorthinein wollte er die zwei besten der Embryonen setzen. So sagte er. Dafür sei es absolut unerlässlich, dass ich mich nicht bewegte, sagte er. Daher wolle er den Transfer unter Vollnarkose durchführen. Ich dachte an die Worte meiner Gynäkologin: so gut wie keine Medikamente bei Kryotransfer, keine Nebenwirkungen und definitiv keine Narkose … Offenbar galt das nicht in meinem Fall.

Später erfuhr ich, dass in der Gebärmutter Strömungen herrschen und es daher ganz unmöglich ist, Embryonen an einem bestimmten Ort zu platzieren, damit sie sich dort einnisten. Aber damals wusste ich das nicht und kam daher auch nicht auf die Idee, dass es vielleicht Ärzte geben könnte, die einfach die Gelegenheit erkennen, mit der verzweifelten letzten Hoffnung ihrer Patienten noch ein paar Hundert Euro mehr abrechnen zu können, und so ließ ich mich wieder in Narkose versetzen.

Als ich wieder aufwachte, saß John an meinem Bett. Wie immer.

»Und? Hat es geklappt?«, fragte ich.

John lächelte. »Ja, alles hat ganz hervorragend geklappt. Der Arzt hat die Embryonen genau dahin gesetzt, wo die Schleimhaut am dicksten war.«

Er reichte mir einen Zettel, den er in der Hand gehalten hatte. »Das ist ein Ultraschallbild von den beiden. Dr. X wollte, dass ich es dir gebe, damit du dir das vorstellen kannst.«

Ich schaute auf das Bild. Man sah zwei weiße Punkte in einem grauen Fleck. Das waren sie wohl. Es war das erste Mal, dass man mir nach einem Transfer ein Ultraschallbild von den Embryonen in meiner Gebärmutter gab, und mein erster Gedanke war: Das ist ja nun wirklich ein bisschen albern.

Aber während ich auf das dünne Papier schaute, stieg ein warmes Gefühl aus Freude, Stolz und Glück in mir auf. Und Hoffnung. Sehr, sehr große Hoffnung.

Auf dem Bild sah man deutlich, dass die beiden Embryos an der dicksten Stelle der Schleimhaut ausgesetzt worden waren. Es sah sehr gemütlich und kuschelig aus. Jetzt mussten sie sich nur noch einnisten, aber warum auch nicht?

Sie waren an der besten Stelle, die Schleimhaut war aufgeplustert, die Embryonen bestens entwickelt und gesund. Einmal abgesehen davon, dass sie bereits tiefgefroren gewesen waren, waren dies vielleicht die besten Voraussetzungen, die wir je gehabt hatten.

Und meine Bedenken, das Einfrieren würde die Embryonen nachhaltig beschädigen, waren vielleicht ganz und gar unbegründet. Vielleicht hatte ich das ganz falsch betrachtet, und jetzt würde es endlich klappen!

Ich sah wieder auf das Ultraschallbild.

»Jetzt kann ich sagen, ich sei schwanger«, lachte ich. »Ich weiß, eigentlich noch nicht richtig, aber nun sind erst mal zwei kleine Lebewesen in meinem Bauch, aus denen zwei stattliche Kinder werden könnten.«

»Vier!«, grinste John.

Ich konnte die Erleichterung in jedem seiner Züge sehen. Erleichterung und Freude. Ich überlegte, wann ich ihn zum letzten Mal so glücklich gesehen hatte.

Die Schwester kam mit einem Korb mit Brötchen und Tee herein. »Na, wie geht es Ihnen? Ich habe hier ein Frühstück für Sie – es ist etwas spät für Frühstück, aber da Sie ja noch nichts gegessen haben, können wir es ruhig so nennen«, sagte sie mit ihrem österreichischen Akzent und lächelte freundlich. »Haben Sie Schmerzen? Was macht der Kreislauf?«

»Mir ist ziemlich schwindelig, aber Schmerzen habe ich überhaupt nicht.« Aus irgendeinem Grund konnte ich nicht aufhören zu lächeln.

»Na, dann essen Sie mal etwas, dann können wir Ihnen danach auch die Infusion entfernen, und Sie können nach Hause gehen.« Die Schwester verließ das Zimmer und schloss die Tür hinter sich.

Ich richtete mich auf und griff nach der Teetasse. »Was möchtest du auf dein Brötchen?«, fragte ich John.

»Die sind für dich!«, entgegnete er.

»Das hier sind vier Brötchen, wie soll ich die denn alle essen? Außerdem teilen wir immer! Also?«

»Na gut, dann Nutella bitte.«

Ich lächelte ihn an. Er würde alles für mich tun und ich für ihn. Wir waren wie Pech und Schwefel. Wie nervenaufreibend und sorgenvoll diese Prozeduren immer wieder auch für ihn sein mussten! Ich war diejenige, die die Hormone spritzen musste, die ganzen Medikamenten nehmen, die Nebenwirkungen ertragen, die Vollnarkosen und die Schmerzen. Aber er musste das alles mitansehen und konnte absolut nichts tun. Er konnte nicht beurteilen, wie schlimm es war, nur aus dem, was ich ihm sagte, Rückschlüsse ziehen. Und die Beipackzettel lesen.

Er musste in permanenter Angst um mich sein. Zusätzlich zu den ständigen enttäuschten Hoffnungen und den finanziellen und seelischen Belastungen. Er tat mir so leid, wie er da neben dem Bett saß. Er sah so erschöpft aus. Erschöpft, aber überglücklich.

»Bitte schön.« Ich lächelte ihn an und reichte ihm das Brötchen. »Ich kann es noch gar nicht fassen, dass es diesmal wirklich geklappt hat!« Ich strich über meinen Bauch. »Wie ist es denn genau gelaufen? Was hat der Arzt gesagt?«

»Na ja«, sagte John, »ich saß ja im Nebenzimmer, aber die Türen waren offen, und ich konnte alles hören. Die Stimmung im OP kam mir sehr professionell vor, alle haben konzentriert gearbeitet, und es hat am Ende gar nicht lange gedauert. Insgesamt ein paar Minuten. Dr. X hat sie genau in diesen ›Puschel‹ platziert, von dem er schon bei der ersten Untersuchung gesprochen hatte, es hat also genau so geklappt, wie es sein sollte.«

Das Strahlen in Johns Gesicht machte mich überglücklich. Und die Tatsache, dass alles so gut gelaufen war – ich war so erleichtert.

»Jetzt müsst ihr beiden nur noch anwachsen«, sagte ich zu meinem Bauch.

Ich schaute wieder auf das Ultraschallbild und stellte mir vor, wie dort statt der zwei weißen Punkte zwei richtige Babys zu sehen sein würden.

Aus dem Augenwinkel sah ich, wie John mich so liebevoll und glücklich ansah, dass mein Herz überquoll vor Liebe und Dankbarkeit. Hoffentlich geht nun alles gut, dachte ich, und mein Herz krampfte sich für einen kurzen Moment wieder zusammen.

»Sie können jetzt nach Hause gehen!« Die Schwester griff nach meinem Arm, um die Kanüle mit der Infusion zu entfernen. »Ist der Schwindel weg? Haben Sie irgendwelche Beschwerden?«

»Nein, alles gut«, lächelte ich.

Und wie gut es war. Ich hatte die beiden besten unserer Embryos in meiner Gebärmutter, und die Chance, dass sie sich dort einnisten würden, war so groß wie seit sechs Jahren nicht mehr. Es waren die besten Voraussetzungen für eine Schwangerschaft, die ich seit sechs Jahren gehabt hatte.

Der Arm, in dessen Vene die Infusion gesteckt hatte, schmerzte, und mir war schwindlig und übel von der Narkose, aber ich wollte schnell zurück ins Hotel und den beiden die besten Möglichkeiten schaffen, sich einzunisten.

»Sehr gut, dann können Sie jetzt gehen. Bitte machen Sie in den nächsten zwei Wochen alles ganz genau so wie sonst auch, sie können das Ergebnis nicht beeinflussen – den Rest muss nun die Natur erledigen.« Die Schwester lächelte uns freundlich zu und verließ den Raum.

»Das werde ich natürlich nicht tun!«, sagte ich zu John. »Ich werde doch nicht die Einnistung gefährden.«

»Nein, das nicht«, entgegnete er. »Aber vielleicht auch nicht übervorsichtig sein.«

Wir hatten den Rückflug extra erst auf einige Tage später gelegt, damit die Einnistung abgeschlossen wäre, wenn wir flogen, und uns diesmal in einem Hotel an einem See auf dem Land eingemietet.

Beim Frühstück am nächsten Morgen verzichtete ich auf den köstlich duftenden, dampfenden Kaffee. Ich verzichtete auf meinen Lieblings-Grapefruitsaft, der schäumend und frisch gepresst in einer großen Kanne vor uns stand. Auch eines der Lebensmittel, von denen ich gelesen hatte, sie könnten sich auf eine Schwangerschaft ungünstig auswirken …

Ich machte nicht alles »wie immer«. Ich achtete ganz genau darauf, nichts zu tun, was den beiden Lebewesen in meinem Bauch in irgendeiner Weise schaden könnte. Auf Basis dessen, was ich gelesen hatte, natürlich. Vielleicht hätte ich besser auf die Schwester hören sollen.

Nach dem Frühstück unternahmen wir einen langen Spaziergang am Seeufer. Die psychische Anspannung musste irgendwohin, und Spaziergänge sind ein gutes Mittel, diese abzubauen, und laut der Ärzte zudem sehr gut für die Förderung der Einnistung.

Es war herrlich. Es war warm, der See war glasklar und glitzerte in der Sonne, die Bäume waren alt und rauschten, und es waren weit und breit keine Menschen unterwegs außer uns. Am liebsten wären wir schwimmen gegangen, aber das durfte ich natürlich nicht, und John tat es aus Loyalität auch nicht.

Immer wieder schauten wir auf das Ultraschallbild und sprachen über die beiden Babys, die sich nun in meinem Bauch heranbilden würden. Es gab keinen Zweifel, dass es diesmal klappen würde.

Die zwei Wochen nach dem Kryotransfer waren wahrscheinlich die schönsten zwei Wochen unserer gesamten Kinderwunschzeit. Die Österreicher hatten noch einmal geklotzt statt gekleckert.

Klar, die Nebenwirkungen dieser Art der Vorbereitung waren hart gewesen, und auch die Hormone nach dem Transfer waren heftig im Vergleich zu den deutschen Medikamenten, aber dafür hatten wir am Tag des Transfers perfekte Voraussetzungen gehabt.

Das Ultraschallbild von den Embryonen, welches ich anfangs für eine etwas alberne Sache gehalten hatte, schuf tatsächlich eine konkrete Vorstellung davon, wie diese beiden Babys sich täglich, stündlich weiterentwickelten und gediehen. Es schuf eine viel, viel engere Verbindung zu den »Babys« in meinem Bauch und ließ den ganzen Vorgang um ein Vielfaches reeller werden. John und ich waren, auch durch dieses Bild, felsenfest davon überzeugt, dass wir nun endlich Eltern werden würden. Wir waren uns sicher, es endlich, endlich geschafft zu haben.

Nach zwei Wochen musste ich zu meiner Hausgynäkologin, um Blut abnehmen zu lassen für den Test. Da wir keinen Zweifel an einem positiven Ergebnis hegten und John einen wichtigen Termin hatte, machte ich mich allein auf den Weg in die Stadt.

Ich war so aufgeregt, dass ich in den Stunden, die bis zum Ergebnis vergingen, wie ein Tiger im Käfig durch die Stadt streifte und alle zwei Minuten auf die Uhr sah.

Als es endlich so weit war, stand ich mit zitternden Händen in einem Park und rief die Praxis an. Gleich würde ich die offizielle Bestätigung bekommen, dass ich endlich schwanger war!!! Vor Freude wurde mir ganz schwindelig.

»Einen Moment, ich sehe eben nach …«, sagte die Sprechstundenhilfe.

Minuten vergingen, Warteschleife.

»Also, ja, hier haben wir es ja … Es tut mir leid, Frau von Bismarck, aber der Test ist leider negativ.«

Nein. Nein, nein, nein. Das konnte nicht sein!

Wie konnte das passieren? Wie konnte der Test negativ sein, wenn doch diesmal wirklich die absolut besten Voraussetzungen bestanden hatten? Wie konnte der Test negativ sein nach einem gezielten Einsetzen der Embryos unter Vollnarkose in die puschelige Schleimhaut? Den Embryonen bester Qualität mit den besten Voraussetzungen zur Entwicklung?

In meinem Kopf begannen die Gedanken durchzudrehen. Sie drehten sich so schnell, dass mir schwarz vor Augen wurde.

»Okay, danke«, presste ich hervor und legte auf. Ich schwankte.

Eine Frau mit Kinderwagen blieb neben mir stehen. »Sind Sie okay?«, fragte sie besorgt. »Sie sind ja kreideweiß! Setzen Sie sich lieber einen Moment.« Und damit führte sie mich mütterlich zu einer einige Meter entfernt stehenden Bank.

Ich wollte mir keine Schwäche anmerken lassen, setzte mich aber, weil meine Beine nachzugeben drohten.

»Alles in Ordnung!« Ich lächelte sie an und versuchte, vergnügt auszusehen. »Nur ein kleiner Schwächeanfall, ich habe wohl vergessen, etwas zu essen.«

»O nein, Sie Arme! Hier!«

Aus einer geräumigen Tasche, die am Griff des Kinderwagens hing, zog sie zielstrebig einen Schokoladenriegel heraus und drückte ihn mir in die Hand.

»Essen Sie das. Soll ich lieber noch hierbleiben? Sind Sie wirklich okay?«

Der Instinkt einer Mutter.

»Nein, wirklich, alles in Ordnung«, sagte ich. »Vielen Dank für die Schokolade, damit bin ich sicherlich gleich wieder ganz obenauf!«

»Okay, dann gehe ich jetzt weiter. Gute Besserung!« Sie setzte sich zögernd in Bewegung und warf mir über die Schulter mehrfach besorgte Blicke zu, bis sie hinter einer Biegung verschwand.

Ich legte den Schokoladenriegel neben mich auf die Bank und begann zu weinen. Ich weinte und weinte, es war wie damals, als unser Kind gestorben war. Ich war absolut überzeugt davon gewesen, mit Zwillingen schwanger zu sein. Zwei Punkte + optimale Voraussetzungen = gesunde Zwillinge.

Ich hatte mir so oft das Bild angesehen in den letzten zwei Wochen, war in Gedanken so oft bei den beiden Wundern in meinem Bauch gewesen, hatte mir vorgestellt, wie sie wachsen und gedeihen würden, dass ich einfach überhaupt keinen Platz für den Gedanken hatte, es könnte vielleicht nicht geklappt haben.

Dieser negative Test löste so viel mehr Trauer in mir aus als die unzähligen negativen Ergebnisse davor, es war erschreckend. Sonst waren meine vorherrschenden Gefühle vor allem Enttäuschung und Verzweiflung gewesen, diesmal war es echte Trauer. Als wäre jemand gestorben, den ich sehr gut gekannt hatte.

Und dann dämmerte es mir: Abgesehen von den üblichen Versicherungen, dass es diesmal die perfekten Voraussetzungen für eine Schwangerschaft gegeben hatte, hatte ich durch dieses verhängnisvolle Ultraschallbild unbewusst eine so intensive Beziehung zu den Embryonen aufgebaut, dass es sich wirklich so anfühlte, als hätte ich gerade zwei Babys verloren.

War es wirklich nötig, derartige Hoffnungen zu schüren und damit ein negatives Ergebnis um so vieles schlimmer zu machen?

Und damals, kalkweiß, auf der Parkbank neben meinem mütterlich geschenkten Schokoladenriegel, suchte ich verzweifelt nach Gründen, weshalb es nicht geklappt hatte, und gab wieder mir die Schuld.

Sicher lag es daran, dass wir an dem einen Tag diesen langen Spaziergang gemacht hatten! Wenn wir nur nicht so weit gegangen wären damals! Möglicherweise hatte dieser Spaziergang die Einnistung verhindert … Ich hatte mich nicht mütterlich verhalten. Ich hätte mich hinlegen sollen.

Oder lag es vielleicht doch daran, dass ich den Rat der Schwester aus der Kinderwunschklinik nicht befolgt hatte? Hätte ich vielleicht doch alles machen sollen wie immer? Nicht auf den Grapefruitsaft und den Kaffee verzichten? Sport machen? Alles essen?

Als ich mich einigermaßen gefangen hatte, rief ich John an und berichtete ihm von dem negativen Ergebnis und meinen Erklärungsversuchen, warum es wohl nicht geklappt haben könnte.

Er schien nicht überrascht und in Gedanken versunken zu sein und sagte nur: »Mit dem Spaziergang hatte es ganz sicher nichts zu tun.«

Was auch immer es war – wieder hatten alle Strapazen, alle Qualen, all das Geld zu gar nichts geführt außer zu noch mehr Verzweiflung, Trauer und Hoffnungslosigkeit.

Nach dem negativen Ergebnis hatte der österreichische Arzt uns noch einmal am Telefon darüber belehrt, dass so etwas ganz normal sei, dass natürlich auch nicht jede Frau mit besten Voraussetzungen schwanger würde. Was so klang, als seien die Voraussetzungen bei mir eventuell doch nicht so perfekt gewesen.

Er hatte noch einmal versucht, das Thema Leihmutter anzusprechen. »In Kalifornien ist das ganz normal«, sagte er, »denkts mal darüber nach, bevor wir hier all eure schönen Embryos vergeblich transferieren.«

Auf unsere Frage, ob das bedeute, er sei der Meinung, dass meine Gebärmutterschleimhaut eventuell doch der Grund für unsere Kinderlosigkeit sein könnte, antwortete er: »Naa, aber sein kann's natürlich scho.«

Wieder eine Aussage, mit der wir wirklich nichts anfangen konnten. So war es immer. Es war absolut unmöglich, einen Kinderwunscharzt zu einer verbindlichen Aussage über Chancen und Risiken zu bewegen.

Alles war immer superpositiv und toll. Nebenwirkungen? Gibt es nicht! Eizellentnahme? Merken Sie gar nicht! Hochdosierte Hormone? Überhaupt nicht schlimm, wird seit Jahrzehnten so gemacht! Zweifel an den Voraussetzungen? Bei Ihnen ist alles top, Sie sind kerngesund! Lassen Sie uns einfach noch zwanzig IVFs machen!

Nur: Wenn es alles so toll war, warum klappte es dann nicht?

*

Ich schlinge meine Arme um Henry und drücke ihn an mich. Das mag er auch nicht, aber heute lässt er sich alles gefallen. Es muss wirklich schlimm um mich stehen …

Ich fühle mich immer kraftloser. Wahrscheinlich sollte ich noch mehr Flüssigkeit zu mir nehmen. Ich richte mich stöhnend auf und schleppe mich zum Wasserhahn.

Nach drei Gläsern kalten Wassers fühle ich mich etwas besser. Kaltes Wasser ist wirklich ein wunderbares Heilmittel. Gegen Durst, um Schlechtes wegzuwaschen, um eine Schwellung zu verhindern, um streitende Hunde zu trennen oder einen Betrunkenen auszunüchtern.

Kaltes Wasser holt jeden augenblicklich in die Gegenwart zurück. Es ist ein Schock. Deswegen funktioniert es.

Ich wanke zurück zu Henry. Stehen scheint heute nicht möglich zu sein. Es ist egal. Bei meinem alten Gefährten ist es ohnehin am sichersten.

Ich rolle mich neben ihm zusammen, und er legt seine dicke Pranke über meinen Körper. Eine Geste, die mir sofort wieder die Tränen in die Augen treibt.

*

Nach dem Desaster in Österreich – denn das war es aus meiner Sicht gewesen – beschlossen wir, uns eine letzte weitere Meinung einzuholen. Ich hatte viele positive Erfahrungsberichte über einen

Professor gelesen, der als Koryphäe in der Kinderwunschbehandlung galt (wie so viele andere auch). Etliche dieser Berichte handelten davon, dass er Paaren geholfen hatte, die zuvor jahrelang durch verschiedene Kinderwunschpraxen getrudelt waren. So wie wir. Vielleicht, so meine Hoffnung, würde dieser Professor daher auch für uns noch andere Alternativen, eine andere Idee haben.

Nichts unversucht lassen.

Der Besuch entpuppte sich als einigermaßen schockierendes Erlebnis. Der Professor saß an seinem Schreibtisch, überflog die Befunde aus meinen diversen Operationen und sagte, als er seine flüchtige Lektüre beendet hatte, ohne eine einzige Frage gestellt oder mich gar untersucht zu haben: »Für Sie ist es vollkommen unerheblich, ob sie eine IVF oder ICSI oder IUI machen, Sie können es genauso gut auf natürlichem Wege versuchen. Wenn man es sehr positiv betrachtet, haben Sie vielleicht eine zehnprozentige Chance, schwanger zu werden. Auf Lebenszeit.«

John und ich starrten ihn ungläubig an.

»Müssten Sie nicht mindestens eine Untersuchung durchführen, um das beurteilen zu können?«, fragte John.

»Nein. Das geht aus den Befunden hervor. Ihre Gebärmutter wurde nachhaltig beschädigt. Die Schleimhaut erreicht nicht mehr die Qualität, die für die Versorgung eines Embryos notwendig wäre.« Er hielt den Bericht aus dem pathologischen Labor in die Luft. »Steht alles hier drin. In Ihrer Gebärmutter haben die Embryonen keine Chance zu überleben.«

»Aber zumindest eine IVF werden Sie doch wohl versuchen, oder nicht? Damit verdienen Sie doch Ihr Geld?« John konnte es nicht fassen.

»Nein«, sagte der Arzt, »das mache ich nicht. Ich verderbe mir nicht mit Patienten die Quote, bei denen ich vorher schon weiß, dass es nichts wird.«

»Aber«, wandte ich ein, »diese Befunde haben auch alle anderen Kinderwunschärzte von uns erhalten – die haben alle IVFs durchgeführt?!?«

»Dazu kann ich nichts sagen. Ich weiß nicht, was die Kollegen dazu veranlasst hat. Ich mache es nicht. Alles Gute für Sie.«

Damit war er aufgestanden und hatte uns unsere Papiere zurückgegeben.

Wir waren fassungslos aus der Praxis gestolpert und hatten uns erst einmal in ein Café gesetzt.

Was war das denn gewesen? Alle anderen Spezialisten wurden doch seit Jahren nicht müde, uns zu versichern, welch hervorragende Chancen wir hätten? Obwohl sie dieselben Befunde vorliegen hatten? Beides konnte nun einmal nicht stimmen, was bedeutete, dass eine Fraktion log. Wir hofften natürlich, dass es der letzte Arzt war.

»Sicher hat der das nur gesagt, weil die Wahrscheinlichkeit in unserem Alter geringer ist«, versuchte John uns zu beruhigen. »Das mit der Quote ist wohl so eine Sache bei Kinderwunschpraxen. Danach suchen natürlich viele Patienten aus. Die Praxis mit der besten Erfolgsquote gewinnt.«

Es klang logisch. Aber was, wenn es nicht dieser letzte Arzt war, der log, sondern alle anderen? All die Ärzte, denen wir in den letzten Jahren unser Vertrauen geschenkt und unser Geld in den Rachen geworfen hatten?

Das durften wir gar nicht denken, und wir konnten uns auch beim besten Willen nicht vorstellen, dass uns der nette Herr Dr. Z und der so bemühte Herr Dr. P und die Frau Dr. M und all die anderen »Koryphäen« nicht nach bestem Wissen und Gewissen behandelt hatten.

Trotzdem blieben die Worte des Arztes haften. Und da uns die gesamte Österreich-Erfahrung so irrsinnig viel Geld gekostet hatte und uns die Aussage, wir könnten es ebenso gut auf natürlichem Wege versuchen, noch in den Ohren klang, verordneten wir uns erneut eine »Pause«. Einfach einmal nicht mehr daran denken, es auf uns zukommen lassen.

Es war ja richtig: Wir hatten so sehr und mit buchstäblich allen Mitteln versucht, ein Kind zu bekommen, und es hatte zu gar nichts geführt. Unsere erste Pause war vielleicht einfach nicht lang genug gewesen …

Der guten Ordnung halber mussten wir es noch einmal so probieren. Denn: Vielleicht hatten die Leute ja recht, die sagten, es sei der ständige Gedanke an den Kinderwunsch, der eine Schwangerschaft verhindere, man müsse das ganze »locker angehen«, dürfe nicht daran denken, sich keinen Druck machen …

Ich konnte mir nicht vorstellen, wie das klappen sollte, aber einen Versuch war es wert. Es würde uns nichts kosten, wir hatten nichts mehr zu verlieren und nach all den Erfahrungen mit Ärzten und Spezialisten der Kinderwunschindustrie ohnehin jeden Glauben an die vielen Versprechungen verloren.

Für das Geld, das wir bereits in die Kinderwunschindustrie und die Pharmakonzerne gesteckt hatten, hätten wir eine Schule in Afrika bauen können, dachte ich. Nein, ein Dorf. Mit einer Schule und einer Universität und einer Bibliothek.

Und da wir ohnehin gerade kurz vor dem Abflug nach Afrika standen, entschieden wir, es locker anzugehen, den Druck rauszunehmen, es auf uns zukommen zu lassen. In Afrika würde es uns definitiv leichter fallen, nicht an den Kinderwunsch zu denken und loszulassen, als in Deutschland, wo inzwischen alles in irgendeiner Weise an die vielen Enttäuschungen und die Vergeblichkeit unserer Mühen erinnerte.

12. Kapitel

Wie ich es John damals hatte versprechen müssen, als wir zum ersten Mal an dem endlosen Strand standen, fuhren wir auch dieses Mal in unser Lieblingsdorf.

Es war der perfekte Platz zum Abschalten, denn die Einwohner dort setzten sich in erster Linie aus Surfern und einigen Althippies zusammen, waren alle entspannt und fröhlich und positiv. Kein Stress. Wenn die Wellen gut waren, ging man eben surfen und nicht arbeiten, es gab überall hervorragenden Kaffee in den kleinen Cafés im Ort und gutes Essen und natürlich alle nur erdenklichen Weine aus den südafrikanischen Winelands.

Das Beste aber waren der unendliche Strand, der sich über fast siebzig Kilometer erstreckte, und die Tatsache, dass zwischen der Küste, an der wir dort immer wohnten, und dem Südpol einfach gar nichts mehr ist – außer Wasser. Wir freuten uns darauf, in diesem Dorf eine unbeschwerte Zeit zu verbringen, in der es uns leichtfallen würde, nicht an Kinder zu denken, denn Kinder spielten dort unserer Erfahrung nach keine übermäßig große Rolle. Wie auch, sie störten beim Surfen – und Bier tranken sie auch nicht.

Aber wir hatten die Rechnung ohne das Schicksal gemacht, welches uns offenbar immer noch im Visier hatte. Waren Ort und Strand bisher stets nur von Hippies und Surfern bevölkert gewesen, so war diesmal auf unserer »Nicht an Kinder denken«-Reise alles voller junger und alter Väter und Mütter mit kleinen Kindern. Es war wie verhext.

Die Verzweiflung über mein inzwischen fast sieben Jahre anhaltendes Versagen war umgehend wieder da und wurde mit jedem

Tag gesteigert durch den stummen Vorwurf, den ich in der Art und Weise zu sehen glaubte, mit der John die Väter und ihre Kinder betrachtete.

Es waren so viel Trauer, Verlangen und Sehnsucht in seinen Blicken, dass mein Herz vor Kummer auf die Größe einer Rosine zusammenschrumpfte. Er hätte einer der stolzen Väter sein sollen, die hier ihre glücklichen, braun gebrannten, salzwasserüberzogenen, barfüßigen kleinen Strandkinder auf den Schultern durch die Straßen trugen. Es war meine Schuld, dass er nicht dazugehörte.

So viel dazu, nicht mehr an den Kinderwunsch zu denken, dachte ich. Wie denn, wenn es mir das Herz bricht? Wie denn, wenn mich jedes Kind, das ich sehe, daran erinnert, dass ich selbst keines habe? Wie soll man eine »Pause« machen von dem einen großen Wunsch, wenn man jeden Tag vor Augen geführt bekommt, warum man es sich so sehnlichst wünscht? Wie soll man keinen Druck verspüren, es wieder zu versuchen, wenn um einen herum die glücklichsten Familien ihr Leben genießen?

Wie soll man nicht fassungslos sein angesichts der Ungerechtigkeit der Welt, welche Menschen Eltern werden lässt, die kein Interesse an ihren Kindern haben, und uns nicht?

Eines Tages standen John und ich am Strand und beobachteten zwei Jungs, die in den riesigen Wellen großartige Kunststücke vollführten und sich fast den Hals brachen, um die Aufmerksamkeit und den Stolz ihrer offenbar sehr beschäftigten Eltern auf sich zu ziehen. Diese standen vollkommen regungslos ein paar Meter entfernt, jeder ein Smartphone und ein iPad in der Hand, wortlos abwechselnd auf die Displays starrend. Ihre Kinder nahmen sie überhaupt nicht wahr.

»Wenn jetzt ein Hai käme«, sagte John, »und beide Kinder fräße, würden diese Eltern es erst bemerken, wenn sie auf ihren Devices auf ihrer Shark-Alert-App einen Alarm bekommen, dass es hier einen Haiangriff gegeben hat. Dann würden sie sehen, dass ihre Kinder weg sind, und sie würden sich gegenseitig vorwerfen, dass der jeweils andere nicht aufgepasst hat …«

»Per E-Mail«, fügte ich hinzu.

John verzog das Gesicht. »Kann ich nicht nachvollziehen, so etwas.«

Ich konnte es ihm nicht verdenken. Auch hier, an dem Platz, der bisher unser Auszeitort gewesen, holte es uns nun wieder ein. Auch hier war es nun so weit gekommen, dass wir mit Neid auf all die Eltern schauten, die fröhlich mit ihren Kindern spielten und Wut empfanden über jene Eltern, die sich in unseren Augen nicht genug um ihre Kinder kümmerten. Momentaufnahmen, die sich Minuten später ganz anders darstellen konnten, die Minuten vorher ganz anders ausgesehen haben mochten. – Wir sahen immer nur den Moment und hatten sofort ein wertendes Gefühl dazu.

Es war einfach nur schrecklich.

Am Abend desselben Tages saßen wir auf der Terrasse am Strand, tranken südafrikanischen Wein und sahen zu, wie die brechenden Wellenkämme und das Weißwasser im schwindenden Abendlicht immer weißer wurden.

Ich liebe diese kurze Zeit nach Sonnenuntergang, wenn das Licht erst rot und dann blau wird und alles in eine unwirkliche Märchenwelt verwandelt. Selbst riesige Großstädte oder Industriegebiete scheinen dann plötzlich aus einem Elfenreich zu stammen, wie eine Illusion. Die Härte der Wirklichkeit verschwindet. Alles sieht für ein paar Minuten vollkommen anders aus.

Auch der Ozean. Im Dämmerlicht hatten die Wellen nun etwas Geisterhaftes, Unwirkliches. Das Weiß der Wellenkämme gegen den noch nicht ganz schwarzen Ozean, ein Licht zwischen Traum und Wirklichkeit, in dem die Wirkung der Wellen noch viel hypnotischer wirkte als im hellen Sonnenschein.

»Vielleicht«, sagte John in das Rauschen des Meeres hinein, »vielleicht sollten wir es wirklich einfach gut sein lassen und endlich das Leben genießen, anstatt einem Traum hinterherzulaufen, der sich nicht erfüllt.«

Ich wandte den Blick nicht von den Wellenkämmen. »Oder vielleicht an Träumen arbeiten, die in Erfüllung gehen«, murmelte ich. »Sieben Jahre unseres Lebens haben wir ja nun schon auf diese Weise verschwendet.«

John trank einen Schluck Wein und sah nachdenklich erst in sein Glas und dann auf den Ozean. »Das ist vielleicht ein bisschen zu krass formuliert. Wir haben uns eben so sehr ein Kind gewünscht. Verschwendet war die Zeit daher wohl nicht. Aber vielleicht müssen wir irgendwann einsehen, dass es nicht sein soll.«

»Ja, kann sein«, sagte ich.

»Warum machen wir aus der Pause nicht einen Schlussstrich?«, fragte John vorsichtig. »Wenn es dann plötzlich auf natürlichem Wege klappen sollte, ist es natürlich toll, aber das wäre dann eine Nebensache in unserem Hauptleben, welches wieder aus Dingen bestehen könnte, die uns wirklich Spaß machen und uns erfüllen.«

»Das wäre eine große Erleichterung«, sagte ich.

»So richtig überzeugt klingst du aber nicht«, stellte John fest.

Ich lachte ein etwas zynisches Lachen. »Ich glaube einfach nicht, dass es so einfach funktioniert. Nachdem wir all die Jahre alles dafür getan haben, ein Kind zu bekommen, glaubst du wirklich, dass uns der Anblick anderer glücklicher Familien und niedlicher Kinder plötzlich einfach nichts mehr ausmacht? Dass der Wunsch nach einem Kind sich einfach so abstellen lässt? Es wäre wunderbar, unser Leben zurückzubekommen und es endlich wieder mit dem füllen zu können, was uns wirklich glücklich macht – anstatt mit Schmerzen, Leiden, Verzweiflung, Trauer und Hoffnungslosigkeit. Ich wüsste auch jede Menge bessere Arten, unser mühselig verdientes Geld auszugeben …«

»Für ein Haus hier, zum Beispiel!«, unterbrach mich John.

»Zum Beispiel«, bestätigte ich. »Ich befürchte jedoch, es wird nicht so einfach gehen. Davor habe ich Angst. Was, wenn wir es nie mehr schaffen, den Kinderwunsch hinter uns zu lassen?«

Es war jetzt vollständig dunkel geworden. Die weißen Schaumkronen hoben sich immer noch deutlich ab gegen den inzwischen pechschwarzen Ozean. Aber wie das Brausen der brechenden Wellen, wie alles auf der Welt wirkten sie im Dunkeln plötzlich bedrohlich.

John sagte nichts.

Am nächsten Morgen schien die Sonne von einem strahlend blauen Himmel, ein leichter Wind wehte vom Landesinnern herüber und brachte den Geruch der staubigen Savanne Afrikas zu uns an den Strand. Es war ein absolut perfekter Tag.

Nach einem langen Lauf, barfuß am Strand und einem Bad in den tosenden Wellen des Ozeans, saßen wir mit einer dampfenden Tasse Kaffee beim Frühstück. Es war nichts mehr übrig von den bedrohlichen Gedanken der Nacht, alles war klar und hell und licht.

»Ich habe während des Laufens noch einmal darüber nachgedacht: Ich glaube immer mehr, dass das der richtige Weg ist«, sagte John. »Uns von dem vergeblichen Wunsch verabschieden, an unserem Traum vom eigenen Haus hier arbeiten, Dinge tun, die uns Freude bereiten und uns guttun.«

Ich nahm einen Schluck von dem köstlichen Kaffee und schaute auf den kristallklaren, glitzernden Ozean, auf dem heute Morgen einige Surfanfänger die morgendlichen kleineren Wellen zu reiten versuchten. Ich fühlte mich frisch, ausgeruht und voller neuer Energie.

»So machen wir es«, sagte ich fest. »Wir lassen unser Leben von jetzt an wieder von schönen Dingen bestimmen. Ab sofort: nur noch Positives!«

»Hervorragend«, strahlte John, gab mir einen glücklichen Kuss und ging sich eine weitere Tasse Kaffee holen.

Ich lehnte mich entspannt, glücklich und befreit zurück und beobachtete einen der Surfer vor mir im Wasser. Er hatte nicht die beste Balance und stürzte jedes Mal in dem Moment, in dem er sich hinzustellen versuchte. Aber er versuchte es wieder und wieder und wieder. Er gab nicht auf.

Ich wusste aus eigener Erfahrung, wie furchtbar anstrengend es ist, immer wieder gegen die Wellen hinauszupaddeln, um einen neuen Versuch in einer weiteren Welle zu unternehmen. Selbst wenn man richtig fit ist, hat man nach einigen Versuchen erst einmal keine Kraft mehr. Die Muskeln streiken. Es ist sinnlos, es in diesem Zustand weiter zu probieren. Man schafft es dann einfach nicht mehr, eine Welle erfolgreich zu reiten, und die Gefahr sich zu verletzen, ist relativ hoch.

Das habe nicht nur ich erlebt, denn natürlich wollte auch ich nicht hören, als man mir sagte, ich solle eine Verschnaufpause einlegen. Aber wenn das Schwert des Surfboards dann einmal im Bein gesteckt hat oder die nächste Welle einen derartig auf den Boden schmettert, dass einem die Schulter auskugelt oder ein paar Rippen brechen, merkt man es sich doch.

Gebannt schaute ich zu dem hartnäckigen Anfänger, der auf die nächste Welle zu warten schien, und hoffte, er würde eine Pause machen.

Jemand paddelte auf ihn zu. Wahrscheinlich sein Lehrer. Er gab ihm zu verstehen, er solle an Land gehen und eine Pause machen. Das konnte sogar ich von meiner Terrasse aus an den Handzeichen ablesen, die er machte. Auch seine Kumpel, die bereits aus dem Wasser gekommen waren, winkten ihm zu und machten Zeichen, er solle es gut sein lassen. Aber der Surfer schüttelte energisch den Kopf und begann stattdessen, die nächste Welle anzupaddeln.

O nein, dachte ich, jetzt passiert es. Er hatte sich ausgerechnet die größte Welle des Morgens ausgesucht, und da er die kleineren schon nicht hatte bewältigen können und vollkommen erschöpft sein musste, rechnete ich mit dem Schlimmsten.

Er paddelte die Welle an, richtete sich auf – gleich würde er fallen, und diese Welle würde ihn in einer Weise treffen, wie er es wohl noch nicht erlebt hatte …

Ich konnte nicht hinsehen. Als ich wieder hinschaute, stand er. Das erste Mal an diesem Morgen stand er richtig auf seinem Board und schaffte es, die Welle zu reiten, bis er im Weißwasser war. Unglaublich!

Ich beobachtete, wie der Mentor die Arme hochriss und seinen Schüler feierte, den er vernünftigerweise gerade noch aus dem Wasser hatte bugsieren wollen, und wie besagter Schüler sich und sein Board mit dem stolzesten und glücklichsten Lächeln im Gesicht gerade noch an den Strand schleppte und dann einfach in den Sand fiel und liegen blieb. Das musste das letzte bisschen Kraftreserve gewesen sein, das er für den Ritt mobilisiert hatte.

Kopfschüttelnd und ungläubig lachend wandte ich mich wieder dem Frühstück zu und freute mich für den Surfer. Was für ein Durchhaltevermögen, alle Achtung!

Und plötzlich, aus dem Nichts, obgleich ich bester Dinge war und nichts weiter wollte, als mich für den Surfer zu freuen und diesen wunderschönen Tag und mein Frühstück zu genießen, tauchte der Gedankenbohrer wieder auf und bohrte sich durch mein Innerstes, eine Spur der Zerstörung hinterlassend: Siehst du, man darf nie aufgeben. Das war seine letzte Welle, alle haben ihm gesagt, er soll es sein lassen, aber er hat es geschafft! Man darf nicht aufgeben! Egal, wie erschöpft man ist! Es kann immer klappen. Auch auf der letzten Welle. Er hat nicht aufgegeben und es geschafft. Du kannst nicht aufhören. Wer weiß, vielleicht wäre der nächste Versuch genau der, in dem du schwanger wirst?

Ich versuchte, die Gedanken abzustellen, sie zu vertreiben, aber ich konnte nichts dagegen tun. Es hörte einfach nicht auf.

Er hätte sich genauso gut den Hals brechen können, hielt ich schließlich müde entgegen.

Hat er aber nicht. Kam es zurück. Er hat es geschafft. Das Argument, auf das es keine Antwort gibt.

Und plötzlich war der Tag nicht mehr licht und strahlend und perfekt. Die ganze Absurdität meines Lebens in den letzten sieben Jahren trat in diesem einen Augenblick klar zum Vorschein: Etwas derart Positives wie das Erfolgserlebnis des Surfanfängers, das ich beobachtet hatte, meine Freude über seinen Triumph, schlug augenblicklich in etwas Schlechtes, Negatives um.

Ganz gleich, was für schöne, positive Dinge passierten, immer kam der Kinderwunsch dazwischen und fand etwas Schlechtes daran und machte alle Freude und alles Schöne kaputt.

Als John, immer noch glücklich, mit seiner frischen Tasse Kaffee zurückkam, war er verwundert, mich so niedergeschlagen zu sehen.

»Ist etwas passiert?«, fragte er besorgt. »Alles okay?«

Ich setzte mein inzwischen perfektioniertes Fake-Lächeln auf. »Alles bestens!«, rief ich fröhlich. »Ich war nur in Gedanken.«

Ich bin mir sicher, John konnte den Unterschied erkennen zwischen meinem echten und meinem Fake-Lächeln. Aber manchmal will man nicht noch einmal nachfragen, manchmal ist man einfach erleichtert über eine harmlose Antwort und lässt es gut sein.

Wenig später zeigte sich, dass es auch John nicht möglich war, einfach nicht mehr an den Kinderwunsch zu denken, keinen Gedanken mehr an das eine Thema zu verschwenden, welches die letzten sieben Jahre unseres Lebens diktiert hatte. Mich wunderte das nicht.

Wir verbrachten den Tag in den Wellen mit bodyboarden, surfen und schwimmen, und dann lagen wir in einem der kleinen Becken mit flachem Wasser, die durch eine Art Sandbank von den Wellen verschont blieben, und John malte sich begeistert aus, wie unsere Kinder darin schwimmen lernen könnten.

»Wenn wir hier erst mal unser Haus haben, können unsere Kinder am Strand aufwachsen. Am Indischen Ozean. Überleg mal, was das für eine tolle Kindheit ist!«

»Ich dachte, wir haben einen Schlussstrich gezogen«, sagte ich.

»Ja, eben! Deshalb ja!«, erklärte John. »Wenn die Leute recht haben, dass man nur nicht mehr krampfhaft versuchen soll, ein Kind zu bekommen, und schon klappt es ganz von allein, dann wird es ja jetzt doch noch was, wo wir offiziell entschieden haben, es nicht mehr zu versuchen!«

Ich nahm sein sonnenwarmes, meerwassernasses Gesicht zwischen meine Hände. »Ich wünschte, es wäre so. Wirklich. Allerdings befürchte ich, was sie damit meinen, ist: wirklich überhaupt nicht mehr daran zu denken. Mir scheint, davon sind wir beide meilenweit entfernt …«

John nahm mich in den Arm und sagte leise: »Das könnte sein.«

Es war nie weg. Selbst an diesem Ort, an dem wir eigentlich so glücklich und entspannt waren, an dem wir mit unseren südafrikanischen Freunden feierten und surften und Wein tranken und alle fünfe gerade sein ließen, wo wir nicht unter Beobachtung standen und niemand fragte, wie es denn nun mit Nachwuchs aussähe bei uns, selbst an diesem Ort kehrten die Gedanken bei jeder noch so absurden Gelegenheit zum Kinderwunsch zurück.

Wenn wir samstags über den Farmers Market schlenderten, um unsere Vorräte an frischem Gemüse, Obst und Fleisch aufzufüllen, mit einem Kaffee in der Hand, in Flip-Flops und Shorts und entspannt. Wenn wir mit unserem Freund an seinem Stand geplaudert hatten, an dem er Hängematten, Surfwear und ein Lebensgefühl verkaufte, und von dort, ohne zu überlegen, weiterschlenderten, fanden wir uns nach wenigen Metern vor den Ständen mit Babybodys und Lätzchen wieder, auf denen die coolsten südafrikanischen Flaggen und Tiere abgedruckt waren.

Und dann war unsere ganze Entspannung mit einem Schlag dahin, die Erinnerung an die letzten sieben Jahre kam zurück und zog uns hinab in den Strudel aus negativen Gedanken.

Wir mussten also schließlich auch hier darauf achten, welche Wege wir einschlugen und welche wir mieden. Denn, sosehr wir »einen Schlussstrich gezogen hatten«: Wir hatten in den letzten Jahren einfach zu oft vor Babybodys gestanden und voller Hoffnung und lachend darüber gesprochen, welche wir unserem Baby kaufen würden.

Oder wir grillten abends mit unseren Freunden am Strand, und einer von ihnen zeigte Bilder von seinem Sohn, der acht war und inzwischen richtig gut surfte – eine durch und durch positive und freudige Angelegenheit. Eigentlich.

Wir sahen die Bilder und dachten: Wow! Cooles Kind! Alle Achtung! Wir wollten uns darüber freuen wie ganz normale Menschen.

Aber sofort kam der Gedankenbohrer und machte alles Positive zunichte, indem er den einen Gedanken in uns kreiseln ließ: Das werden wir niemals haben. Das werden wir niemals haben. Das werden wir niemals haben. Und augenblicklich war alles grau und traurig und leer und sinnlos. Es ist ein ziemlich beängstigendes Lebensgefühl, wenn jeder positive Anblick, jedes positive Gefühl umgehend mit etwas Schlechtem verknüpft wird …

Unser Experiment von dem »Schlussstrich ziehen«, zeigte genau das, was ich befürchtet hatte: Der Kinderwunsch ließ sich nicht abschütteln ebenso wenig wie der Gedanke daran. Es wurde uns nur noch einmal in vollem Umfang vor Augen geführt, in welch perfider Art und Weise er alle unsere Gedanken durchsetzte. Gegen unseren Willen. Ein echter Albtraum.

Wir versuchten auf dieser Reise mit allen Mitteln, ihn loszuwerden. Versuchten es mit völlig übertriebenen Sporteinheiten, die nur dazu führten, dass wir uns am nächsten Tag nicht rühren konnten, und völlig übertriebenem Weinkonsum, was denselben Effekt hatte. Bücherlesen half. Aber auch nur, wenn man sicher sein konnte, dass nichts mit Kindern, Schwangerschaften oder Ähnlichem darin vorkam. Und: Wir begannen damit, Häuser und Anwesen zu besichtigen.

Wir hatten zwar kein Geld mehr, aber irgendwo mussten wir ja anfangen mit der Umsetzung unseres Plans, die Kontrolle über unser Leben zurückzugewinnen und daran zu arbeiten, dass es mit schönen Dingen angefüllt wurde. Denn so viel war klar: Selbst wenn der Kinderwunsch sich nicht ausschalten ließ, er durfte nicht mehr ausschließlich unser Leben bestimmen.

Und so arbeiteten wir an der Erfüllung unseres zweiten Traumes: ein Haus am Strand in unserem Lieblingsort. Das war eine gute Ablenkung.

Auch wenn Gedanken wie »welcher Raum eignet sich als Kinderzimmer« kurz auftauchten, ließen sie sich stets schnell wieder verdrängen, es gab so viele andere Dinge zu bedenken. Die Rechtslage in Südafrika musste geprüft werden ebenso wie die Möglichkeiten, ein permanentes Visum zu erhalten; wir mussten uns darüber informieren, welche Preise auf dem Immobilienmarkt herrschten und wie ein solcher Hauskauf in Südafrika abgewickelt werden würde.

Es war eine echte Erleichterung, sich intensiv mit einem vollkommen anderen Thema zu befassen.

Natürlich kauften wir kein Haus auf dieser Reise, aber immerhin hatten wir uns einen Eindruck von dem Prozedere verschafft und eine Idee bekommen, wie wir an der Umsetzung arbeiten konnten, damit zumindest dieser Wunsch sich erfüllte. Wir waren mit anderen, positiven Dingen beschäftigt. Wir hatten etwas gefunden, das die Gedanken an den Kinderwunsch einigermaßen zuverlässig zurückdrängen konnte.

So waren wir erholt und fit, als wir Afrika wieder verließen. Aber der »Schlussstrich« war nur eine optische Täuschung gewesen, ein Hologramm. Die Projektion unserer Sehnsucht nach einem Ende dieses unerträglich kräftezehrenden Zustandes.

*

Henry steht auf und geht mit eingezogenen Krallen zum Wassernapf. Ich weiß nicht, wie er das macht, aber er kann ohne Krallen gehen, wie eine Katze.

John und ich haben ja schon lange den Verdacht, dass vielleicht noch etwas anderes in ihm steckt als Hund. Er trinkt und schleicht wie eine Katze und leckt sich das Fell wie eine solche. Und er sieht aus und macht Geräusche wie ein Weltraumbär. Eine komische Mischung.

Aber er ist mit Abstand der beste Hund, den ich jemals kennengelernt habe. Oder eben nicht Hund. Der beste Gefährte. Ich weiß wirklich nicht, was ich ohne ihn machen würde.

*

Zurück in Deutschland stürzten wir uns beide in die Arbeit. Wir vermieden es, über irgendetwas zu sprechen, das nur im Entferntesten mit dem Thema zu tun hatte, das wir so dringend loswerden wollten. Wir taten so, als ginge es uns einfach überhaupt nichts mehr an. Weder der Kinderwunsch noch die letzten Jahre unseres Lebens. Aber in Wirklichkeit schielten wir beide wieder auf meinen Zyklus und die fruchtbaren Tage, so wie wir es zu den Zeiten des GVNP getan hatten. Keiner von uns gestand sich das ein, keiner von uns gestand sich ein, wie groß die Enttäuschung war, wenn wieder meine Blutung einsetzte.

Ohne viel darüber zu sprechen, heimlich, schleichend, war aus unserem Schlussstrich wieder eine Pause geworden, in der wir es einfach »darauf ankommen« ließen. Von wegen ...

Nach einigen Wochen begann ich damit, alternative Methoden hinzuzuziehen, noch viel mehr als je zuvor. Solche alternativen Verfahren dienten ja ohnehin immer nur zur Unterstützung, also waren sie kein Bruch der unausgesprochenen Vereinbarung, es »ohne Druck zu versuchen«, sagte ich mir.

Neben den schon genannten Osteopathen suchte ich nun auch Kräuterhexen auf, welche mir widerliche Tees verkauften und mir erklärten, wie ich diese bei abnehmendem Mond über einer Quelle – sollte ich keine Quelle in der Nähe haben, täte es auch eine Schale mit klarem Wasser – anrühren müsse, und zwar dreimal gegen den Uhrzeigersinn und fünfmal mit dem Uhrzeigersinn. Mit einem Holzlöffel aus Buchenholz, und es durfte sich kein männliches Wesen im Umkreis von hundert Metern aufhalten.

Ich gebe zu, dass ich die Methoden der Kräuterhexen nicht befolgte. Vielleicht war das ja der Fehler.

Dann war ich bei einer »Geistheilerin«, die sagte, sie könne mit der geistigen Welt in Kontakt treten, und es habe mich wohl ein böser Geist besetzt, der verhindere, dass ich schwanger würde. Gegen die Zahlung eines kleinen Beitrags zur Förderung der Kommunikation mit dem Jenseits könne dieser vertrieben werden, und dann würde einem Baby nichts mehr im Wege stehen.

Entweder hat der Geist das nicht richtig verstanden, oder mein Geld wurde dann doch in andere Dinge als die »Kommunikation mit dem Jenseits« investiert – schwanger wurde ich jedenfalls nicht.

Ich trank literweise andere Tees, die in Apotheken und dem Internet erhältlich waren und angeblich die Fruchtbarkeit erhöhten (unter anderem den Kotztee, den ich heute mit den Hunden im Wald verstreut habe), nahm Hunderte Globuli und suchte Akupunkteure auf, von denen einer das Maß schließlich vollmachte, indem er die Nadeln in meinem Leib unter Strom setzte.

Wirklich. Er schloss Elektroden an die Nadeln an und drehte die Stromzufuhr auf. Wer schon einmal eine »normale« Akupunktur über sich ergehen lassen hat, weiß, wie schmerzhaft das sein kann. Das war keine Therapie. Das war Folter.

Nachdem wir auf diese Weise ein halbes Jahr einen »Schlussstrich« gezogen beziehungsweise es »ohne Druck, ganz locker« versucht hatten, erkundigte ich mich bei meiner Hausgynäkologin, wie lange ich ihrer Meinung nach noch versuchen sollte, schwanger zu werden.

Sie sah mich fest an und sagte, ohne zu zögern: »Na, bis zur letzten Eizelle.«

Ich war verwundert über die Bestimmtheit, mit der sie das sagte. Sie schien mein Erstaunen zu bemerken, denn nach kurzem Zögern erzählte sie mir, dass es sieben Jahre gedauert hatte, bis sie endlich ihre Tochter bekam.

Ich wusste nicht, dass sie so etwas selbst erlebt hatte; sie war eine ganz normale Gynäkologin, keine Spezialistin für Kinderwunsch, es gab nichts, was darauf hingedeutet hätte, dass sie mit dem Thema vertraut war. Bei ihrer buchstäblich letzten IVF sei sie schwanger geworden, berichtete sie mir.

Ich musste sofort an den Morgen in Afrika denken und den Surfanfänger mit der Welle. Nach exakt derselben Zeit, die wir es jetzt versuchten, nach ebenso vielen Versuchen mit IVFs war sie schwanger geworden!

Natürlich hatte ich auch das wieder als Zeichen gedeutet: Wenn es bei meiner (durch reinen Zufall!) aus hundert Frauenärztinnen im Internet herausgesuchten Gynäkologin so gewesen war, dann war das natürlich ein Zeichen! Umso mehr, da es bei ihr genau dieselbe Zeit gedauert und in ihrer letzten IVF, als alles schon verloren schien, geklappt hatte! Bis zur letzten Eizelle, dachte ich, na gut.

Als ich John davon erzählte, lachte er. »Das ist die richtige Einstellung! Das gefällt mir! Man gibt erst auf, wenn wirklich nichts mehr da ist, wofür man kämpfen kann!«

»Also meinst du, wir sollten jetzt noch einmal einen richtigen Versuch unternehmen? Noch eine IVF machen?«

»Absolut. Und zwar die mit den besten Erfolgsaussichten.«

Und so begann ich noch einmal eine IVF im langen Protokoll. Einen Monat lang unterdrückte ich die Produktion in den Eierstöcken mit Hormonen, dann begann ich mit anderen Hormonen, sie wieder zu stimulieren.

Zum wiederholten Male dachte ich darüber nach, wie brutal das für den Körper sein musste. Mein Zyklus war in den Monaten zuvor – während unserer »Pause« –, in denen er keinen Hormonen ausgesetzt gewesen war, blitzschnell wieder auf den Tag genau zuverlässig geworden. Ich war so stolz auf meinen Körper gewesen. Es tat mir leid und ich hatte ein schlechtes Gewissen, ihn nun wieder derartig aus der Bahn zu werfen und zu manipulieren. Aber es half ja nichts: bis zur letzten Eizelle.

Der Kinderwunscharzt hatte beschlossen, nach österreichischer Manier zu stimulieren, also mit sehr hohen Hormondosen. Nach den ersten fünf Tagen der Stimulation konnte ich bereits wieder nicht mehr aufrecht gehen, und die notwendigen Ultraschallkontrollen waren eine echte Tortur.

Aber immerhin hatte ich die Prozedur diesmal ohne eine Überstimulation zu Ende gebracht. Die Operation hatte zehn gesunde Eizellen ergeben, und fünf Tage später waren mir drei eins a Blastozysten zurückgesetzt worden.

»Die Qualität Ihrer Embryonen ist wirklich bemerkenswert!«,

hatte der Kinderwunscharzt gesagt. »Zumal, wenn man bedenkt, wie alt Sie schon sind!«

Ich hatte ihm müde für das »Kompliment« gedankt.

*

Wie oft ich das gehört habe in den letzten Jahren. Gebracht hat es uns gar nichts. Und ja, über dem verzweifelten Versuch, ein Kind zu bekommen, sind wir tatsächlich alt geworden.

Unser Kind wäre jetzt fast acht. Es wäre bereits in der Schule. Wir sollten Eltern eines Schulkindes sein. Vielleicht sind wir inzwischen wirklich zu alt für ein neugeborenes Baby. Wir haben alles versucht.

Henrys Ohr steht hoch. Das ist bestimmt unangenehm. Ich strecke müde die Hand aus und klappe es um.

*

Obwohl ich in diesem letzten Zyklus schon so abgeklärt war, setzten mit dem Transfer auch wieder die Schwangerschaftsanzeichen ein. Und obwohl ich bewusst versuchte, jede aufkeimende Hoffnung zu unterdrücken, gab es immer wieder Momente, in denen ich mich dabei ertappte, wie ich mir den Bauch hielt und Zwiegespräche mit den »Babys« führte.

Ganz gleich, wie sehr ich mir sagte, dass ich sicher schon wieder nur scheinschwanger sei und mich bloß nicht in etwas hineinsteigern dürfe, wuchs die Hoffnung mit jedem Ziehen und Ziepen und jedem Unwohlsein, jedem Kopfschmerz, jeder durchwachten Nacht. Wie in all den Jahren zuvor riefen Schmerzen und Einschränkungen meines Wohlbefindens in mir Hoffnung hervor. Eine weitere Absurdität, die in meinem Leben normal geworden war.

Seit Jahren schöpfte ich Hoffnung aus bohrenden Kopf-, Rücken- und Unterleibsschmerzen, aus ziehenden Brüsten und Übelkeit, aus Schlaflosigkeit und permanenter bleierner Müdigkeit.

Und das, obwohl ich nach den vielen Versuchen wusste, dass all das ebenso gut nur den Hormonen geschuldet sein könnte, die ich mir morgens und abends in den Bauch spritzte.

Allein dieser Zustand, zwischen durch Schmerzen geschürter Hoffnung und unsäglicher Angst vor dem Tag des Schwangerschaftstests, allein dieses ständige Zerrissensein zwischen »Es könnte die schönste Nachricht meines Lebens werden« und »Es war vielleicht wieder alles umsonst« ist so unerträglich anstrengend, dass ich mich in diesem letzten Versuch fragte, wie ich, wie wir das eigentlich so lange ausgehalten hatten.

All diese psychischen und physischen Anstrengungen schufen das Mandala. Dieses letzte. Wochenlang hatten John und ich noch einmal daran gearbeitet. Hatten das Geld aufgebracht für die Medikamente und die Behandlung selbst, waren alle paar Tage in der Kinderwunschklinik gewesen, hatten uns Blut abnehmen lassen – ja, auch der Mann muss sich Blut abnehmen lassen vor einer IVF, um Krankheiten wie HIV und Hepatitis auszuschließen. Erneut hatte ich zahllose Male auf dem grässlichen Stuhl gesessen und Ultraschalluntersuchungen über mich ergehen lassen.

John hatte mir in den Arm gekniffen, jeden Morgen und jeden Abend, wenn ich die Spritzen mit den potenziell tödlichen Hormonen in meinen Bauch jagte, den potenziell tödlichen Hormonen, die Leben schaffen sollten. Er hatte mir in den Arm gekniffen und zugesehen, wie ich meinen Körper zerstörte, wie sich mein Gesicht verzog, wenn das Medikament sich wie Feuer brennend unter meiner Haut verteilte, hatte die riesigen roten Quaddeln gesehen, die im Anschluss meinen Bauch zierten.

Wir hatten darauf gewartet, dass sich genügend Follikel auf meinen Eierstöcken bildeten, hatten mitten in der Nacht die Spritze zum Auslösen des Eisprunges verabreicht, eineinhalb Tage darauf hatte John seinen Becher in die bekannte Luke gestellt, während ich in Narkose versetzt und operiert worden war, John auf dem Flur wartete, angespannt und hilflos, hoffend, dass mir nichts passieren würde.

Dann hatten wir wieder auf den Anruf gewartet, ob sich aus der Operation Embryonen ergeben hatten, und dann wiederum auf jenen, ob diese an Tag fünf noch am Leben waren.

Ich hatte mir die Embryonen schließlich durch einen Schlauch in die Gebärmutter spülen lassen, danach hatte ich wieder eine halbe Stunde auf der Eierfarm gelegen und darauf gewartet, dass alles an Ort und Stelle war, dann waren wir »mit unseren Kindern«, wie man sich in der Kinderwunschklinik ausdrückte, nach Hause gefahren und warteten seitdem auf den Tag der Wahrheit, den Tag des Ergebnisses.

Warteten auf den Tag, an dem sich herausstellen würde, ob unser Mandala ein Gemälde an einer Tempelwand oder eben doch wieder nur ein vergängliches Sandbild geworden war.

In den letzten Tagen hatte John kaum noch geschlafen. Ich wusste das, weil ich unter den Hormonen der zweiten Zyklushälfte eigentlich nie schlafen konnte. Drei, vier Stunden pro Nacht waren schon Luxus.

Durchwachte Nächte, in denen ich den kreisenden Gedanken zu entfliehen suchte, in denen ich mich drehte: rechte Seite, Bauch, linke Seite, Rücken, rechte Seite, Bauch, linke Seite, Rücken ... Die ganze Nacht lang.

Und während ich mir so die Stunden vertrieb, konnte ich natürlich ganz genau feststellen, ob John neben mir ruhig und friedlich atmete und schlief oder sich ebenfalls wälzte. In den letzten vier Nächten hatte er sich gewälzt. Auch wenn er es morgens nicht zugab.

Wir beantworteten die Frage: »Wie hast du geschlafen?« in schwierigen Zeiten immer positiv.

»Ausgezeichnet! Wie ein Stein!«

Was meistens gelogen war, aber zur Beruhigung des jeweils anderen beitragen sollte. Wir beide waren nervlich am Ende. Ich auch körperlich.

*

Im Grunde bin ich froh, dass die Blutung diesmal vor dem Bluttest gekommen ist. Es ist das erste Mal, dass ich unter den Hormonen eine Blutung bekommen habe, fällt mir auf, so massiv wie sie ist, ist es wohl tatsächlich ein »Abgang«, wie die Ärzte so frühe Fehlgeburten nennen. Oder ein Zeichen. Jedenfalls bin ich froh. Denn noch einmal auf den Anruf aus der Kinderwunschklinik zu warten und wieder ein: »Es tut uns leid, Frau von Bismarck, aber diesmal hat es leider noch nicht geklappt …« zu hören – »diesmal«, als wäre es sicher, dass diese Versuche unendlich weitergehen würden –, wäre noch viel, viel schlimmer gewesen. Und so muss ich John dem nicht aussetzen. Dem Anruf in der Praxis, dem Warten auf das Urteil … Dieses Mal ist mein Körper dem Gericht zuvorgekommen.

Gestern Abend haben wir wieder darüber gesprochen, wie wir mit unserem Plan, ein Haus in Afrika zu kaufen, weitermachen sollen. Darüber, dass es gut wäre, noch an etwas anderem zu bauen in unserem Leben als an unserem Wunsch nach einem Kind.

Es gibt ein afrikanisches Sprichwort, das in etwa sagt: Wenn du ein Haus baust und ein Nagel geht kaputt, hörst du dann auf, das Haus zu bauen, oder tauschst du den Nagel aus?

Zweimal war ich schon an dem Punkt, an dem ich mein Leben zurückhaben wollte; das erste Mal vor mehr als einem Jahr. Vielleicht wäre damals schon der richtige Zeitpunkt gewesen, aufzugeben. Vielleicht haben wir ein Jahr zu viel geopfert. Oder sieben Jahre.

Wir können uns nicht vorwerfen, nicht alles versucht zu haben, was in unserer Macht stand. Wir haben knapp überlebt und unsere Beziehung gerettet, doch dafür waren eine erbarmungslose Kraftanstrengung und Disziplin bis zur Selbstaufgabe notwendig, und es hätte genauso gut schiefgehen können. Wir sollten froh sein, uns gerettet zu haben, und nicht noch mehr riskieren. Wir sollten uns abfinden und es gut sein lassen. Uns nie wieder mit dem Thema Kinderwunsch auseinandersetzen.

So, wie wir es damals, an dem lichten, strahlenden Morgen vor etwa einem halben Jahr in Afrika beschlossen hatten. An dem Morgen, an dem der Surfanfänger Glück hatte, dass er seine Welle stand und sie ihm nicht stattdessen alle Knochen brach. Jede Welle hätte die eine sein können für uns. Aber jede Welle hätte mir, hätte uns auch das Ende bringen können.

Es gibt dieses bestimmte Gefühl, es ist so etwas wie ein Instinkt. Eine vage Vorahnung von etwas Schlimmem. Eine Ahnung davon, dass etwas Schlimmes passieren wird, wenn man etwas nicht unterlässt.

Dieses Gefühl habe ich heute. Ich habe Angst, die nächste Welle könnte meine letzte sein.

Bis zur letzten Eizelle – das könnten noch weitere 24 Monate sein. Oder 120. Ich glaube nicht, dass ich das überstehe. Wir beide nicht. Und was für eine Art Leben hätten wir dann geführt? Diese letzten sieben Jahre waren schon sieben Jahre zu viel.

Wir müssen uns nach all der Zeit wieder für unser Leben entscheiden. Es mit Freude und Glück und Freunden und Dingen füllen, die uns glücklich machen. Den Nagel austauschen.

Ich muss an einen Satz denken, den ausgerechnet Alice Walker einmal gesagt hat: »Schau dir die Gegenwart an, die du dir aufbaust: Sie sollte so aussehen wie die Zukunft, die du dir erträumst.«

Ausgerechnet Alice Walker, die als Kind beim Spielen von ihrem Bruder versehentlich mit einer Kugel aus seinem Luftgewehr ins Auge getroffen wurde, auf dem Auge erblindete und einen grauen Star bekam. Eine äußerliche Entstellung, unter der sie fast sieben Jahre ihres Lebens litt, deretwegen sie von ihren Mitschülern gehänselt und ausgeschlossen wurde, sodass sie sich schließlich vollständig zurückzog. Erst als sie vierzehn Jahre alt war, wurde das Auge operiert, was zwar nicht die Sehkraft wiederherstellen, aber zumindest die sichtbare Trübung beseitigen konnte. Daraufhin blühte sie auf, ging wieder gerne zur Schule und schloss schließlich sogar als Klassenbeste ab.

Unsere Gegenwart sieht zweifellos nicht so aus, wie wir uns

unsere Zukunft erträumen. Wenn wir den Kinderwunsch aufgäben, könnten wir das vielleicht ändern. Zumindest hätten wir wieder Platz für Positives in unserem Leben und könnten endlich wieder Einfluss darauf nehmen, was geschieht.

Vielleicht wären wir auch nicht mehr so isoliert. Vielleicht könnten wir nicht die Unbeschwertheit, die wir vor dem Tag hatten, der unser Leben für immer veränderte, zurückbekommen, aber vielleicht könnten wir zumindest den schweren Schleier aus Trauer und Verzweiflung, der immer wieder über unser Leben fällt, beseitigen.

Nur, wie soll ich das John verständlich machen? Wie soll ich ihm sagen, dass ich wirklich nicht mehr kann?

Ich muss wieder zur Toilette, muss prüfen, ob die Blutung nachlässt.

Tut sie nicht. Innerhalb von Sekunden zeichnet mein Blut wieder ein hellrotes Muster in das klare Wasser. Fasziniert beobachte ich, wie lange sich die Linien aus Blut halten, ehe sie verschwimmen. Es muss etwas mit der Dichte der Materie zu tun haben. In meinem Zustand wirken die verlaufenden, wechselnden Muster hypnotisch. Wie brechende Wellen und Feuer. Ich kann nicht aufhören, hinzusehen. Wenn es nicht so traurig wäre, könnte es meditativ wirken.

Ich muss an den buddhistischen Professor denken, der mir einmal erklärte, Mandalas hätten bei den Mönchen zwei Bedeutungen: Zum einen geht es um die Meditation während des Erschaffens, des wochenlangen Schabens auf den Werkzeugen, aus deren feinen Rinnen der Sand auf das Bild rieselt und es so entstehen lässt. Die immer gleiche Bewegung, während deren sich langsam ein Gemälde aus Sand formt, mit Hunderten Farben und Mustern, welche alle auf eine Mitte ausgerichtet sind. Das Zentrum von allem, die Erleuchtung.

Zum anderen sei das Ritual des anschließenden Wegwischens von entscheidender Bedeutung bei diesen Sandmandalas, das Zerstören der in der wochenlangen Arbeit entstandenen Werke. Die

Vergänglichkeit des Lebens und das Ideal der Entbindung von der materiellen Welt solle dabei symbolisch vollzogen werden.

Vielleicht, denke ich, gilt das nicht nur für die materielle Welt, sondern auch für Wünsche und Träume. Vielleicht ist es auch ein Symbol dafür, Träume und Ziele loszulassen.

Und während ich den wechselnden Formen des Blutes zusehe, wächst in mir das Gefühl, dieses könnte mein letztes Mandala gewesen sein. Als raubte diese Blutung meine letzte Lebenskraft und meinen letzten Willen, den Verlust wieder abzuschütteln und es wieder zu versuchen. Es fühlt sich an, als sei es endgültig vorbei.

Eine riesige Wehmut überkommt mich bei diesem Gedanken. Und Panik. Was sind das für Gedanken, ich muss es doch weiter versuchen! Bis zur letzten Eizelle, wie die Frauenärztin gesagt hat. Ich kann doch jetzt nicht aufgeben, nicht nach allem, was wir schon unternommen haben!

Nüchtern betrachtet muss ich allerdings zugeben, dass wir wohl tatsächlich alles versucht haben. Wir haben nichts ausgelassen. Wir haben Jahre unseres Lebens geopfert. Ich bin nicht wieder schwanger geworden. Welchen Sinn macht es, unser Leben weiterhin einer Sache zu unterwerfen, die es vielleicht gar nicht gibt?

Vielleicht ist es wirklich an der Zeit, sich den Tatsachen zu stellen und aufzugeben. Vielleicht ist tatsächlich der Punkt erreicht, an dem wir nichts mehr tun können. Der Patient ist tot. Es ist Zeit, die Maschinen abzustellen, die es so wirken lassen, als sei er noch am Leben. Loslassen.

Die roten Muster sehen jetzt aus wie ein Gehirn. Wie passend, denke ich und greife nach der Spülung – aber ich kann es nicht. Ich kann mich nicht von dem Wunsch nach einem Kind verabschieden. Ich kann nicht aufgeben. Ich kann nicht loslassen. Ich kann nicht akzeptieren, dass es jetzt einfach vorbei sein soll.

Der übliche Einwand schiebt sich in meine Gedanken: Was, wenn es im nächsten Versuch klappt? Die nächste Welle könnte diejenige sein …

Und was, wenn nicht?, entgegne ich. Was, wenn mir diese Welle stattdessen den Hals bricht? Ich denke an all die Embryonen, die lebendig in meine Gebärmutter gesetzt wurden und als totes Gewebe wieder herauskamen.

Das Blut in der Toilette sieht jetzt nicht mehr aus wie ein Gehirn, es ist zu einer Lache verschwommen. Es ist nur noch ein Tatort, die Spur eines Mordes oder Selbstmordes. Ich betätige die Spülung.

Ich bin kreideweiß im Gesicht, aber die Schmerzen in meinem Bauch haben etwas nachgelassen. Ich schleiche zurück ins Wohnzimmer und lege mich behutsam neben Henry.

Henry, den schwarzen Bären mit den traurigen Knopfaugen, der nicht Hund, nicht Mensch, nicht Katze und nicht Weltraumbär zu sein scheint. Aber der beste Freund ist, den ich habe. Ich fange schon wieder an zu weinen.

Ich fühle mich, als ob wir seit dem Tod unseres Kindes auf einer brüchigen Brücke lebten. Einer bröckligen, brüchigen Brücke über einem reißenden Fluss. Wir können die Brücke weder in die eine noch in die andere Richtung verlassen. Zurück geht es nicht, das ist für alle Zeiten vorbei, dort klafft bereits ein riesiges Loch, welches all die vergeblichen Versuche in das Holz gerissen haben. Und nach vorne geht es nicht, weil wir versuchen müssen, die Bruchstücke zusammenzuhalten, um nicht in den Fluss zu stürzen.

Wie begrenzt und eng unser Leben auf dieser Brücke geworden ist. Und wie zerbrechlich. Eine permanente Gefahr, in der wir schweben.

Ich denke an die letzten vier eingefrorenen Embryonen, die im Stickstoff in Österreich von unseren Anstrengungen übrig geblieben sind und frieren. Vielleicht soll es einfach nicht sein. Vielleicht sollen wir das Schicksal nicht weiter herausfordern.

Wir müssen den Kinderwunsch loslassen, das ist der einzige Weg, die Brücke zu verlassen und weiterzugehen. Träume und Wünsche loslassen, nicht an Dingen festhalten, die wir nicht beeinflussen können.

Draußen ist der Himmel aufgeklart, und die Sonne kommt durch. Hier und da fallen lange Sonnenstrahlen durch die Bäume.

Vielleicht war dieses Mandala heute tatsächlich das Letzte in einer Reihe von 84. Es kommt mir so vor, als würden sich die 84 kleinen Bilder nun zu einem einzigen großen zusammensetzen. Eine schier endlose Geduldsarbeit, aus der ein riesiges Gebilde entstanden ist, mit Tausenden Farben und Linien und Gestalten darin.

Mir ist, als entstünde es vor meinem inneren Auge: ein unüberschaubares, rundes Bild, in dem sich Dreiecke, Kreise und Rechtecke überschneiden. Jede Form ist mit einer Farbe ausgefüllt, und hinter jeder Farbe scheint ein Erlebnis, eine Erinnerung hindurch. Die Schwangerschaft, der Tod unseres Kindes, der unvorstellbare Schmerz, Afrika, all unsere Reisen, unsere vielen Gespräche, die Hoffnung, die Enttäuschung, die Verzweiflung, die Dunkelheit, die Trauer, die Anstrengung, die Liebe, der Kampf – alles.

Mit Schaudern denke ich daran, welche Kraftanstrengungen nötig waren, um das Bild auch mit positiven Farben und Erlebnissen zu füllen. Es ändert nichts daran, dass die Linien alle schwarz und die meisten Erlebnisse schrecklich sind. Ich versuche zu verstehen, was dieses Bild bedeutet, was es für mich bedeutet, für John.

Heißt es, dass wir all diese Jahre wirklich verschwendet haben? Oder sind es einfach nur die Spuren, die wir in dieser Zeit hinterlassen haben?

Und dann denke ich, dass der eigentliche Sinn eines Mandalas ja nicht in seinen Formen und Mustern und Farben liegt, sondern darin, dass es durch mühselige und sorgsame Arbeit erschaffen wurde, welche am Ende zerstört wird. Um die Vergänglichkeit von allem sichtbar zu machen. Es ist nichts weiter als ein Symbol.

Wenn mit dem 84. Mandala tatsächlich das große Bild vollendet worden ist, dann ist es wohl an der Zeit, nun auch das Gesamtbildnis zusammenzufegen.

Vor dem Fenster ist die Sonne im See versunken und hat einen warmen roten Widerschein an den Sommerwolken zurückgelassen. Es ist friedlich und still.

Eine trügerische Ruhe. Jeden Moment wird John nach Hause kommen und mich hier finden, und dann werde ich ihm sagen müssen, dass ich auch diesmal nicht schwanger geworden bin. Und dass ich nicht mehr kann. Er wird es nicht verstehen, nicht nach allem, was wir aufgegeben und durchgemacht haben.

Henry spitzt die Ohren. Ein leises Knurren dringt aus seiner Kehle. In der Ferne höre ich ein Auto kommen.

John kommt, denke ich, und in dem Moment stürzen die Hunde bellend zur Tür, um ihr geliebtes Herrchen zu begrüßen. Ich bleibe liegen. Die Leere hat jetzt alles in mir übernommen.

Henry läuft aufgeregt zwischen der Tür und seinem Platz im Wohnzimmer hin und her, er scheint erleichtert zu sein, dass John endlich da ist, und er versucht mit allen Mitteln, ihn zu mir zu treiben. Ein besorgter Weltraumbären-Hütehund.

Ich kneife die Augen zusammen und wünschte, ich wäre nicht hier. Ich möchte nicht wieder diese Nachricht überbringen müssen. Ich kann es nicht mehr.

So bemerke ich nicht, wie John den Raum betritt. Ich höre nur seine Stimme, als er mich weinend und zusammengekauert auf dem Hundeplatz liegen sieht.

»Das war's«, sagt er ruhig. »Es reicht.«

Epilog

Fünf Jahre später sitze ich hier, vor unserem kleinen Strandhaus in Afrika.

Ich schaue auf den glasklaren Ozean. Ein paar Meter vor mir spielt ein kleines, braun gebranntes, blond gelocktes Mädchen mit einer schwarzen Labradorin in der seichten Brandung.

In der Art und Weise, wie sie mit dem Hund spricht, als sei er ein Mensch, in jeder ihrer Gesten dem Tier gegenüber, sehe ich mein Spiegelbild. Eine kleine Fassung meiner selbst.

Ihre Liebe zu den Tieren und zum Wasser, das muss sie einfach von mir geerbt haben, ich habe es ihr nicht beigebracht.

Neben mir im Schatten liegt mein treuer, inzwischen uralter Freund Henry. Er sieht glücklich aus und friedvoll.

Ich kraule seinen dicken Bärenkopf und sehe meiner Tochter dabei zu, wie sie die braunen Gelege der Sandhaie aus dem Wasser fischt und sie dem Labrador zuwirft, welcher diese mit Begeisterung fängt und verspeist.

Unsere Tochter, die nur durch die Hilfe einer anderen Frau auf die Welt kommen konnte, einer Frau, deren Gebärmutter noch intakt war. Einer Mutter von zwei Kindern, die einer Frau wie mir, die die Funktionsfähigkeit ihrer Gebärmutter an eine Fehlgeburt verloren hatte, zu ihrem Kind verhelfen wollte. Sie war eine Heldin, wie so viele andere Frauen in Kalifornien und auf der ganzen Welt.

Wir hatten unsere Autos verkauft und unser Haus. Unser Zuhause, wo wir geheiratet hatten und eine Eiche gepflanzt und Rosen und Beerensträucher und Narzissen und Tulpen, die jedes Frühjahr an denselben Stellen wieder blühten. Wir hatten uns von all dem verabschiedet und waren in eine kleine Mietwohnung gezogen, um diese allerletzte Möglichkeit annähernd finanzieren zu können, und dann trotzdem wie die Irren gearbeitet, um die dennoch fehlenden Mittel auch noch irgendwie aufzubringen.

Wir hatten alles geopfert und die allerletzte Grenze überschritten.

Ich lächle Henry zu, der seine Pfote auf meinen Arm gelegt hat, wie er es sein ganzes Leben lang getan hat, wenn er eine Wolke über meinem Kopf bemerkte.

»Aber das, mein alter Freund«, sage ich zu ihm, »ist eine Geschichte für ein anderes Buch.«

Ich spüre Johns Anwesenheit und drehe mich um. Aus dem kleinen weißen Strandcottage hinter mir kommt er zum Meer hinunter, freundlich lächelnd, braun und ausgeruht und glücklich, in jeder Hand einen dampfenden Becher Kaffee.

Unser neues Zuhause, an unserem Lieblingsort, den wir nur gefunden haben, weil wir vor der Trauer über den Tod unseres Kindes nach Afrika geflohen waren. Damals. So schließt sich der Kreis …

»Na, sollten die nicht langsam mal aus dem Wasser kommen?«, fragt er belustigt und gibt mir einen Kuss.

»Das darfst du gerne versuchen«, entgegne ich, nehme ihm einen der Becher ab und trinke einen Schluck.

John lacht. Das erste Mal seit Jahren ist er vollkommen gelöst und glücklich. Genau wie ich.

Ich sehe John nach, wie er hinunter zum Wasser geht, wo umgehend eine hitzige Diskussion zwischen ihm, dem kleinen Mädchen und ihrem Labrador darüber entbrennt, ob es wohl an der Zeit ist, mal für ein paar Minuten aus dem Wasser zu kommen.

Weder der Hund noch das Kind scheinen seine Argumente für stichhaltig zu halten.

Ich schaue lächelnd auf das Bild, das sich mir bietet: der große, starke Mann, das winzige blonde Kind, das nun die Hände in die Seiten gestemmt hat und sehr ernst zu diskutieren scheint und sich dabei zwischendurch am Kinn zupft, genau so, wie ich es tue und wie mein Vater es tut, wenn wir ernsthaft nachdenken, und der Hund, der sich vorsichtshalber mit angeklappten Ohren neben dem Kind ins Wasser gesetzt hat, wohl nicht ganz sicher, ob es Ärger gibt.

In mir steigt ein so großes Glücksgefühl auf, dass mein Herz beinahe zerspringt.

Meine Tochter gestikuliert wild in Richtung des offenen Meeres, wo hinter Tausenden Kilometern von Wasser nur noch der Südpol liegt, zieht eine beleidigte Grimasse und kommt energisch durch den Sand auf mich zugestapft.

Sie bewegt sich dabei ganz genau so wie ihr Vater, wie John, wenn ihm etwas wirklich wichtig ist.

»Mummy! Daddy sagt, Mabel und ich müssen aus dem Wasser kommen, sag ihm, dass wir noch schwimmen dürfen«, erklärt sie mir bestimmt.

Der Hund steht neben ihr und legt den Kopf schief. Ich muss lachen.

John erscheint hinter den beiden, ich sehe nur seine braunen Beine.

Als ich zu ihm hochschaue, sehe ich, dass er auch lacht. Es ist unmöglich, ernst zu bleiben bei dem Anblick unserer kleinen, blauäugigen Tochter mit den blonden Locken, die inzwischen genauso aussieht, wie ich in ihrem Alter aussah, und ihrem Hund, der ungefähr genauso so groß ist wie sie selbst.

Ich grinse John an und sage dann zu ihr: »Also meinetwegen dürft ihr noch weiter schwimmen gehen.«

Sie fällt mir um den Hals, drückt mir einen Kleinkindkuss auf die Wange und läuft in großen Sätzen zum Wasser zurück, und der Labrador springt begeistert um sie herum.

Meine Tochter.

»Ich wollte auch mal die Gute sein«, sage ich entschuldigend zu John, der sich schmunzelnd neben mir in den Sand fallen lässt.

Er schaut versonnen auf sein Kind und den Hund, die schon

wieder in den Wellen herumtoben, und sagt: »Das haben wir nun davon.«

Wir sehen uns an und tauschen in diesem einen Blick das Wissen um all die Herausforderungen aus, die wir gemeinsam überstanden haben.

All das Leiden, die Verzweiflung, die übermenschlichen Anstrengungen. Genau für diesen Moment. Ohne den anderen hätten wir das alles nicht geschafft. Nichts davon.

Es ist nur unserer besonderen Beziehung, unserer tiefen Liebe zu verdanken, dass wir heute hier sind. Wir wissen genau, wo wir hergekommen sind.

»Ja«, sage ich. »Das haben wir nun davon. Es war eine weite Reise.«

»Einmal um die Welt«, entgegnet John. Und dann, nach kurzem Zögern, fügt er hinzu: »Weißt du noch, was du damals an die Wand neben unserem Bett geschrieben hast, als wir noch nicht einmal verheiratet waren?«

Ich ziehe die Augenbrauen hoch und sehe ihn fragend an.

»Du hast geschrieben: Wenn wir alleine träumen, ist es nur ein Traum. Wenn wir gemeinsam träumen, ist es der Anfang der Wirklichkeit.«

»Na ja«, murmele ich in meinen Kaffee, »wenn wir lediglich geträumt hätten, wären wir heute nicht hier.«

John lacht. »Du weißt, was ich meine. Gemeinsam alles dafür zu tun, einen Traum zur Wirklichkeit werden zu lassen. Ja, es war eine wirklich unmenschliche Anstrengung. Aber«, er schaut lächelnd auf unsere Tochter und den Labrador, »es war alle Strapazen und Opfer und Kämpfe wert.«

Es gibt ein Sprichwort in Afrika, das sagt: Gib niemals einen Traum auf, nur weil es Zeit braucht, ihn zu verwirklichen. Die Zeit geht immer vorbei, aber deine Träume bleiben bestehen.

Man darf nicht aufgeben.

Niemals.

Ein einzigartiger Einblick in das Leben einer jüdisch-orthodoxen Familie

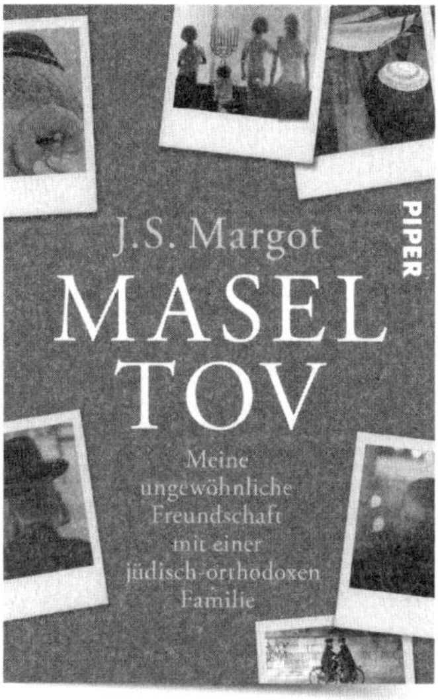

*Cover- und Preisänderungen vorbehalten

J. S. Margot
Masel tov
Meine ungewöhnliche Freundschaft mit einer jüdisch-orthodoxen Familie

von Christiane Burkhardt
Piper Paperback, 336 Seiten
€ 15,00 [D], € 15,50 [A]*
ISBN 978-3-492-06151-3

Sechs Jahre lang begleitet die Studentin Margot die Kinder der jüdisch-orthodoxen Familie Schneider: Sie gibt Nachhilfestunden und Radfahrunterricht, tröstet in Krisensituationen und hat stets ein offenes Ohr. Besonders durch den engen Kontakt zu Tochter Elzira und Sohn Jakov bekommt Margot so immer tiefere Einblicke in eine verschlossene Welt, deren strenge Gebote und jahrhundertealte Traditionen sie faszinieren und zugleich befremden. Auch als die Kinder das Elternhaus verlassen, bleibt sie der Familie tief verbunden. In diesem Buch erzählt Margot die Geschichte dieser besonderen und manchmal auch schwierigen Verbindung – und liefert ein bewegendes Plädoyer für Offenheit und Toleranz.

Leseproben, E-Books und mehr unter www.piper.de